漫说杏林

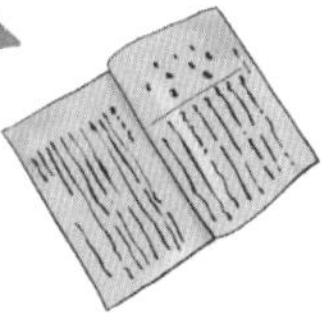

小郎中养成记

名誉主编　田润平
主　　编　陈静漪　宋　萌　曾滟棱

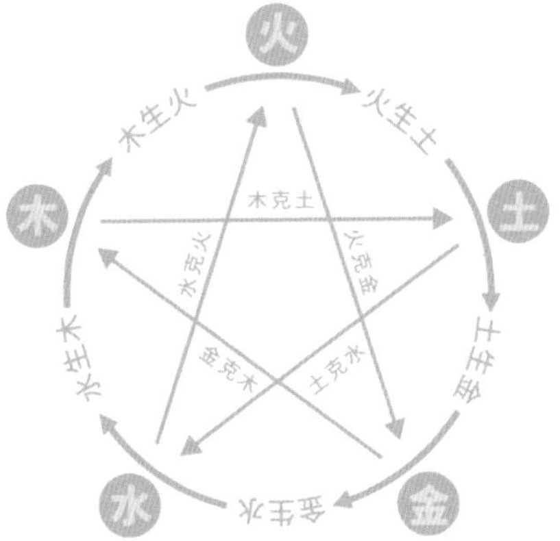

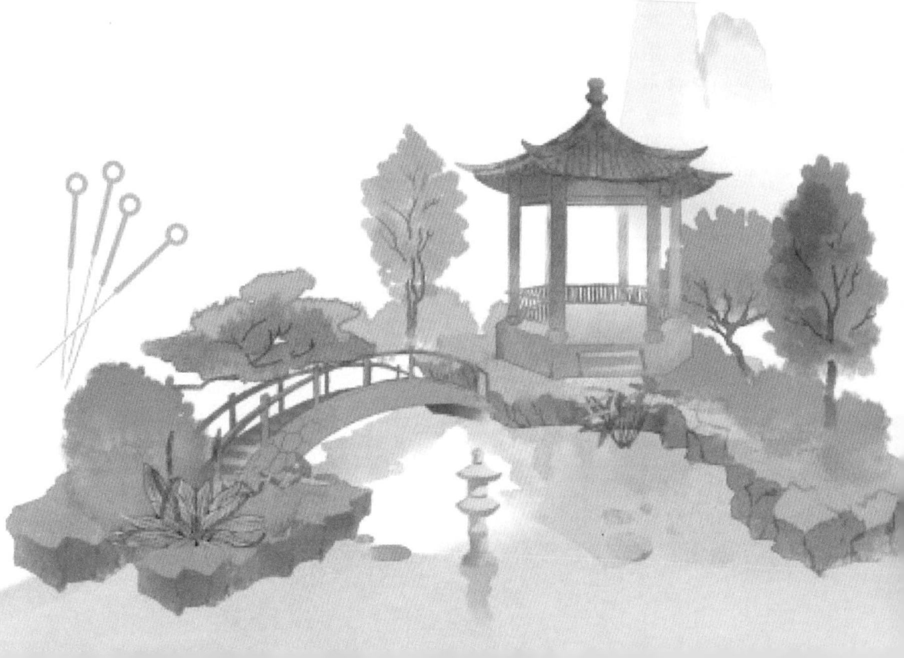

中国科学技术出版社
·北　京·

图书在版编目（CIP）数据

漫说杏林：小郎中养成记 / 陈静漪，宋萌，曾滟棱主编. — 北京：中国科学技术出版社，2024.5

ISBN 978-7-5236-0654-4

Ⅰ. ①漫… Ⅱ. ①陈… ②宋… ③曾… Ⅲ. ①中医诊断学－普及读物 Ⅳ. ① R241-49

中国国家版本馆 CIP 数据核字 (2024) 第 076624 号

策划编辑 靳 婷 延 锦
责任编辑 靳 婷
文字编辑 卢兴苗
装帧设计 佳木水轩
责任印制 徐 飞

出　　版 中国科学技术出版社
发　　行 中国科学技术出版社有限公司发行部
地　　址 北京市海淀区中关村南大街 16 号
邮　　编 100081
发行电话 010-62173865
传　　真 010-62179148
网　　址 http://www.cspbooks.com.cn

开　　本 889mm × 1194mm 1/24
字　　数 108 千字
印　　张 7.5
版　　次 2024 年 5 月第 1 版
印　　次 2024 年 5 月第 1 次印刷
印　　刷 北京盛通印刷股份有限公司
书　　号 ISBN 978-7-5236-0654-4/R · 3248
定　　价 49.00 元

编者名单

名誉主编　田润平

主　　编　陈静漪　宋　萌　曾滟棱

副 主 编　姜会梨　徐博函　夏　晶

编　　者　谢梓瑜　刘日荷　魏语涵　徐梦瑶

黄玥琳　江青云　刘天翼　令狐文静

麻瑞莹　颉佳欣　赵予昕　马佳媛

齐　珺　夏奕雅

你或许见过一根小小银针治愈顽瘴痼疾，
你或许见过中医功法用以强身健体，
你或许见过昏黄斑驳医籍点燃重生希冀、
诉说华佗扁鹊的大医诚心。
你是否被这门古老又青春的学问吸引？
人类的身体血脉相通，自然的世界阡陌纵横。
你是否对连接生命气象的本草充满好奇？
破瘟疫、除绝症、挽垂危。
青蒿素在千锤百炼中赋予世界新生。
你是否震惊于中医药这一伟大的宝库？
如若你的答案是肯定的，
那么本书将是一份不容错过的礼物，
接下来请你将它缓缓打开，
跟随真真、娜娜、琪琪、康康的脚步，
一同遨游这寥廓神秘的中医世界吧！

内容提要

《漫说杏林：小郎中养成记》是一部轻松幽默的中医科普绘本，围绕四位原创漫画人物真真、娜娜、琪琪和康康充满中医药色彩的学习生涯展开，讲述四位主人公在学习中医药过程中不断成长的故事。他们从初识中医药理论、体悟中医药适宜技术，到逐步运用中医药知识去辨证论治生活中的常见疾病。编者通过主人公的成长故事向广大读者科普中医药的基础理论和常见疾病的防治方法，用轻松幽默的语言传递中医药文化，以贴近生活的方式讲述中医药智慧，带领读者走进神秘的中医药世界。

全书共 12 篇，从基础的中医理论出发，逐步深入至生活中的常见疾病及其中医治疗方法，将理论知识渗透到一个个妙趣横生的故事之中，并通过故事中的角色探讨引发思考，寓学于乐。同时，本书也关注了很多影响中学生健康的问题，如失眠、感冒、目倦、肥胖、痤疮、痛经、颈椎病。编者用生活化的漫画场景引入保健知识，包含各种简单易懂的医学术语解释，以及实用可行的自我保健方法，配以趣味性的漫画情节和深入浅出的文字解说，将晦涩难懂的中医药理论融入其中，让读者能够更直观地理解中医药知识。

书中的人物形象生动活泼，故事内容贴近生活，可帮助普通大众了解中医药知识。作为入门科普绘本，本书致力于满足读者的精神需求和健康需求，希望借助中医药这把钥匙帮助青少年开启传统文化的宝库，让大家享受阅读快乐，提高文化自信。

前　言

尊敬的读者朋友们，你们现在手中的这本书叫《漫说杏林：小郎中养成记》，是一部面向广大青少年读者，用漫画形式展现中华瑰宝——中医药文化的科普绘本。我们希望通过轻松有趣的故事和生动活泼的漫画，让更多青少年接触并了解这一古老而又充满智慧的医学体系。

书中四位主人公是对中医药有着浓厚兴趣的高三学生，他们分别是真真、娜娜、琪琪和康康，因热爱而踏入中医药世界，并在探索过程中考入中医药大学，成长为一名合格的小郎中。

本书由北京中医药大学的师生团队共同创作完成。书中不仅介绍了中医的基本概念、诊断方法及治疗手段等基础理论知识，还对生活中的常见病证进行了深入浅出的讲解，让读者们了解如何防治日常生活中的常见病。

我们相信，中医不仅是一种治病救人的方式，也是一种生活哲学，一种关于生命智慧的理解。因此，我们希望借由本书让更多人了解中医药的魅力，认识中医药的价值，并在日常生活中实践起来。

在接下来的时间里，请跟随我们四位主人公一起走进神奇的中医药世界，感受这份传承千年的医学魅力吧！期待您的每一次翻阅都能收获新的启示和乐趣！

让我们一起，漫说杏林，成为小郎中！

《漫说杏林：小郎中养成记》创作团队

目 录

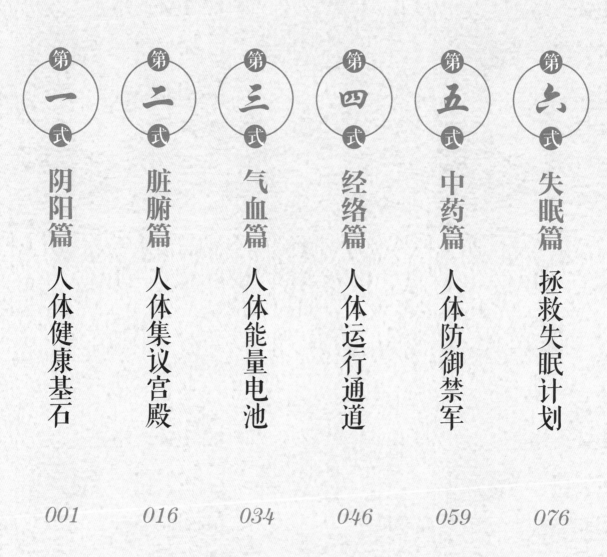

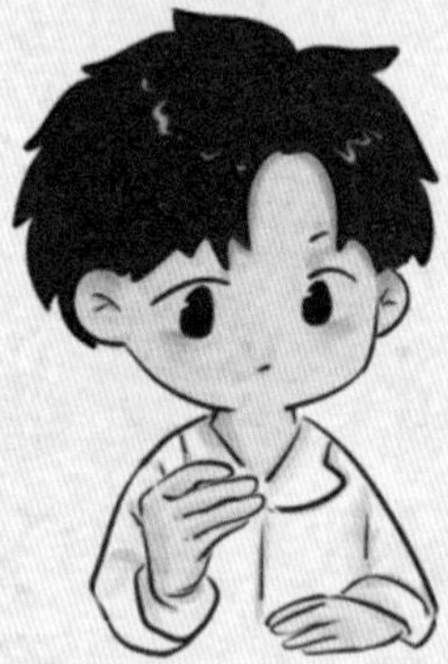

真真（男）

性格特点：沉稳严谨，德才兼备

学习技能： ★★★★★

经典储备： ★★★

社交能力： ★★

领导能力： ★★

简介：出身中医世家，从小浸润在中医药的世界里，打下了坚实基础，知识的活学活用使他备受青睐，人送外号“杏林小锦囊”。

梦想：成为一名中医，延续爷爷的中医之路。

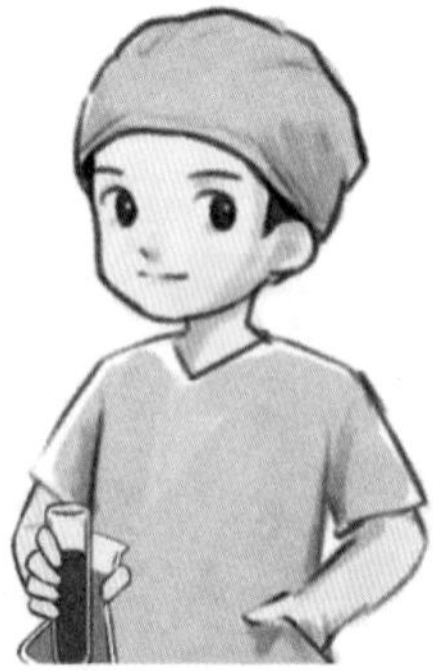

康康（男）

性格特点：敏锐聪颖，专注自律

学习技能： ★★★★★

经典储备： ★★★

社交能力： ★★★

领导能力： ★★★★

简介：从小爱问“为什么”，对中医药文化抱有极大的求知欲，读过不少经典，喜欢科学研究，同时也开朗幽默，名副其实的“全能高手”。

梦想：守正创新，投身科研，不断探寻中医药宝库的秘密。

娜娜（女）

性格特点：活泼开朗，古灵精怪

学习技能：★★★

经典储备：★★★

社交能力：★★★★★

领导能力：★★★★

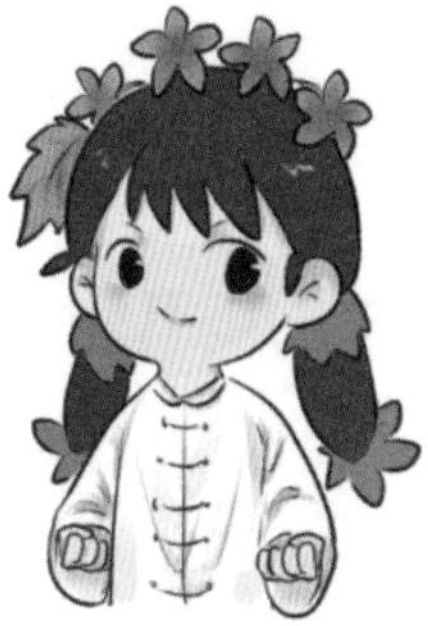

简介：芍药花环是她最喜欢的头饰，活泼开朗的性格使她更容易和同学们打成一片，勤学好问的习惯令她进步飞速。

梦想：利用自身所学帮助他人，成长为一名合格的小郎中！

琪琪（女）

性格特点：乐天开朗，幽默伶俐

学习技能：★★★★

经典储备：★★★★★

社交能力：★★★★★

领导能力：★★★

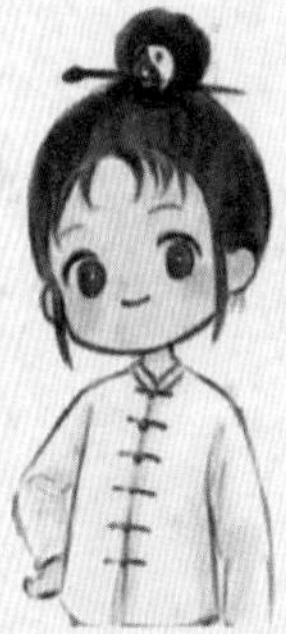

简介：从小受“气功大师”爷爷的影响，热爱中医，并习得一身“好武功”，各类经典信手拈来，乐天派的性格令人心生好感。

梦想：成为一名全能小大夫，努力救治好每一位病人！

第一式

阴阳篇

人体健康基石

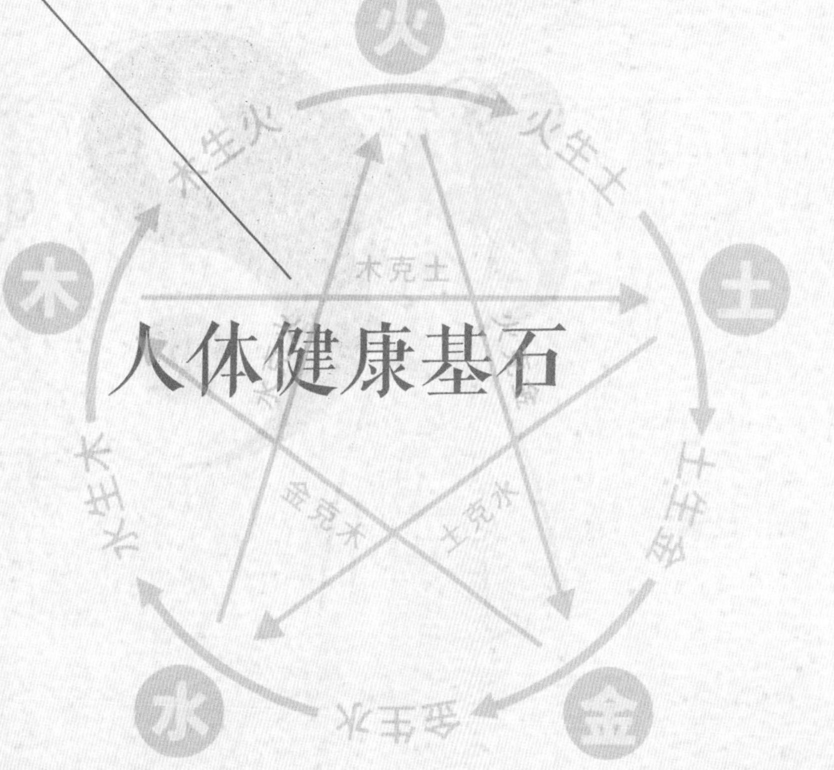

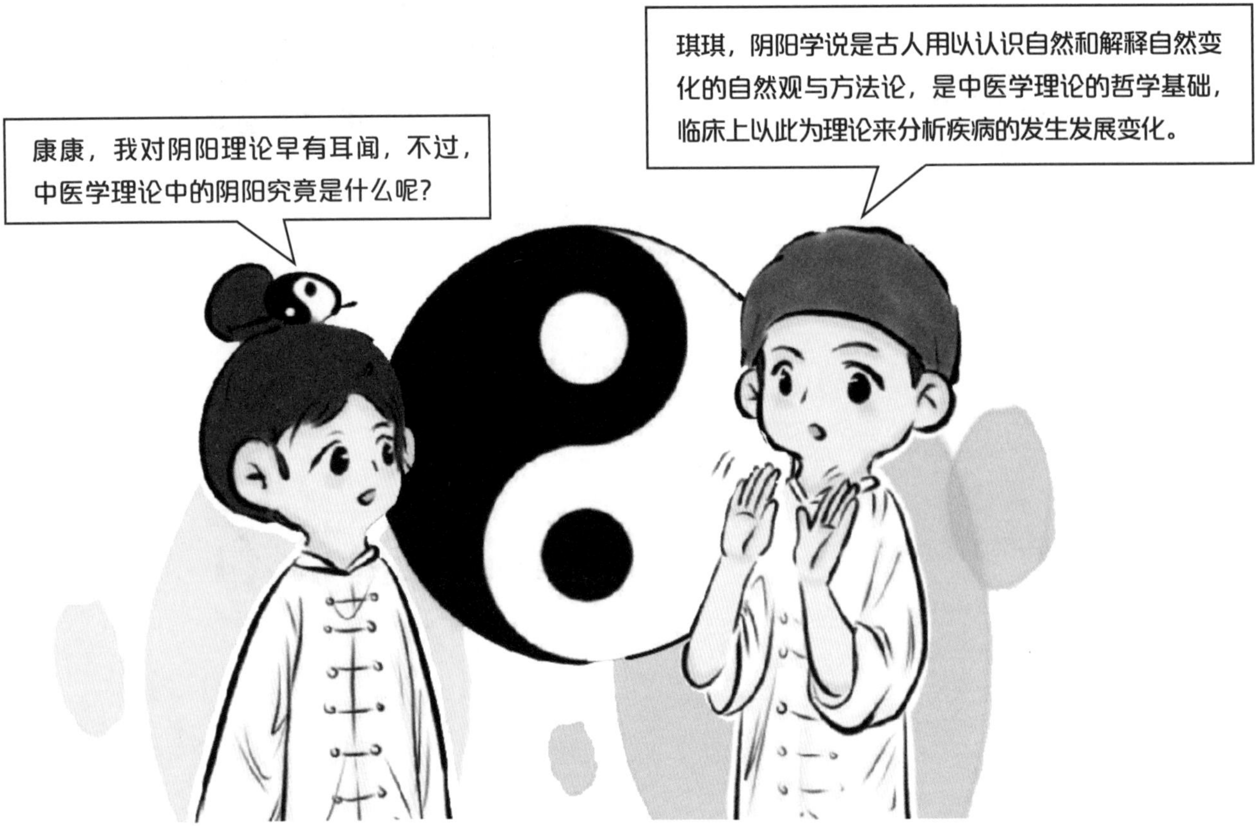
康康，我对阴阳理论早有耳闻，不过，中医学理论中的阴阳究竟是什么呢？
琪琪，阴阳学说是古人用以认识自然和解释自然变化的自然观与方法论，是中医学理论的哲学基础，临床上以此为理论来分析疾病的发生发展变化。

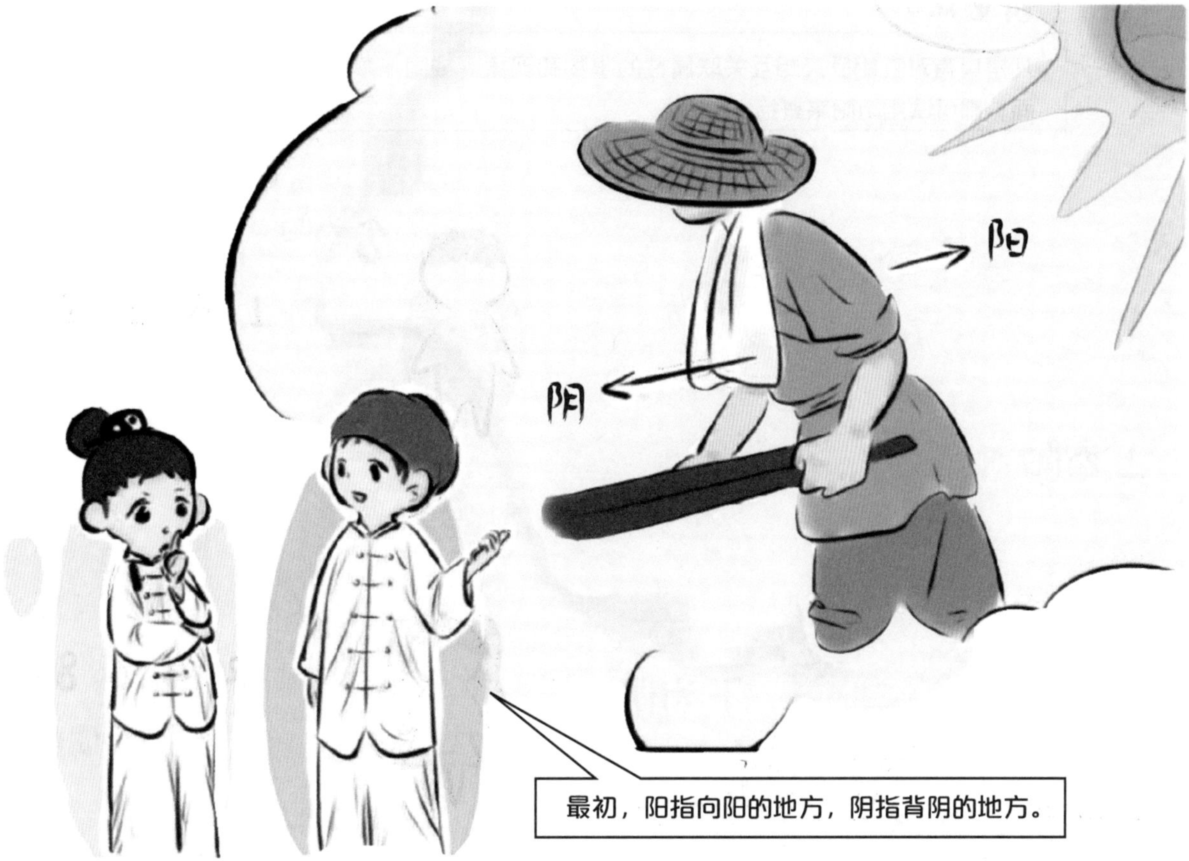
阳
阴
最初，阳指向阳的地方，阴指背阴的地方。

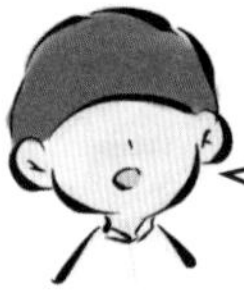

划重点！

凡是具有对立相反又相互关联属性的事物和现象，或同一事物内相互对立的两个方面，都可以用阴阳来概括。

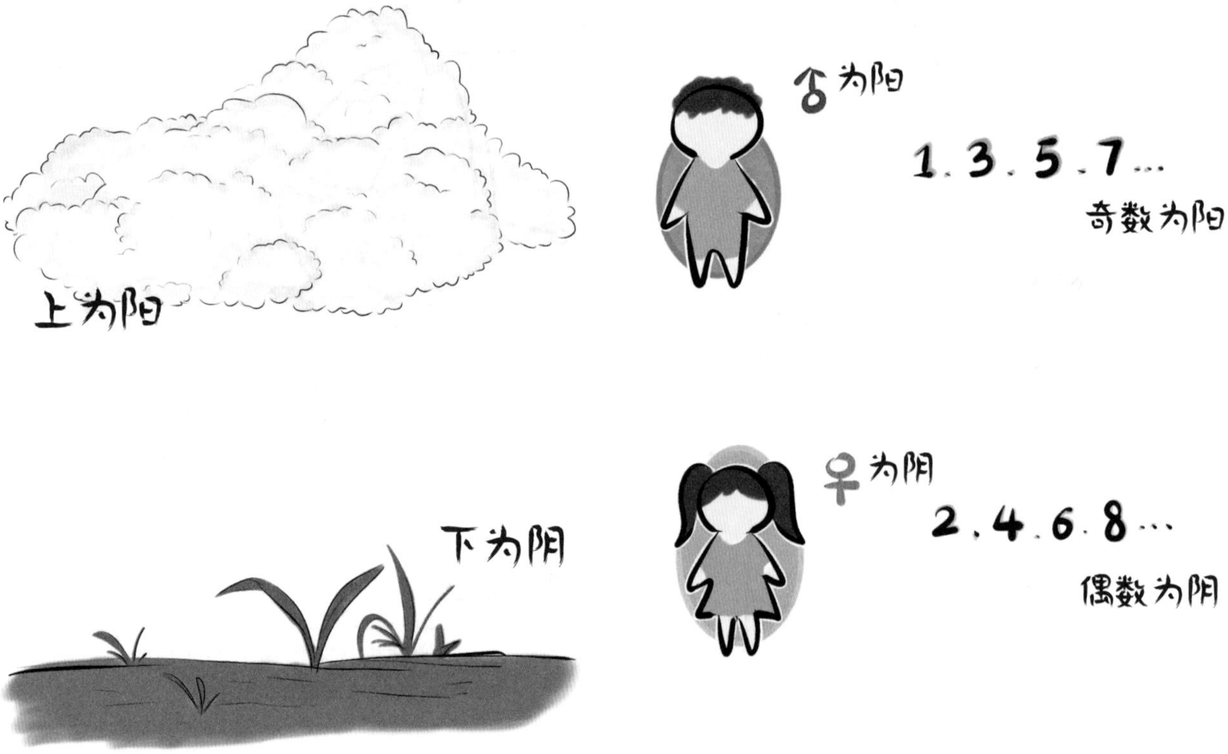

♂为阳
1.3.5.7…
奇数为阳
上为阳
♀为阴
2.4.6.8…
偶数为阴
下为阴

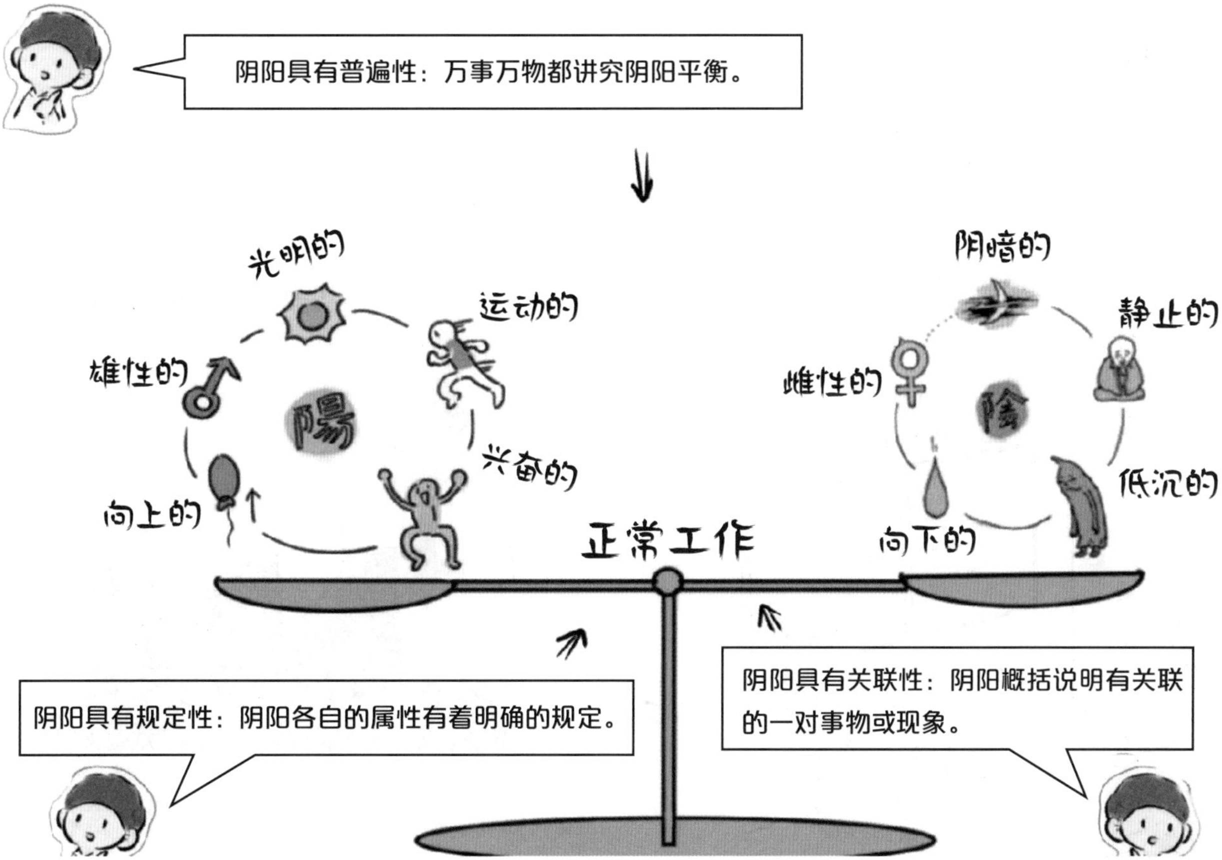
阴阳具有普遍性：万事万物都讲究阴阳平衡。
光明的
运动的
兴奋的
向上的
雄性的
陽
阴暗的
静止的
低沉的
向下的
雌性的
陰
正常工作
阴阳具有规定性：阴阳各自的属性有着明确的规定。
阴阳具有关联性：阴阳概括说明有关联的一对事物或现象。

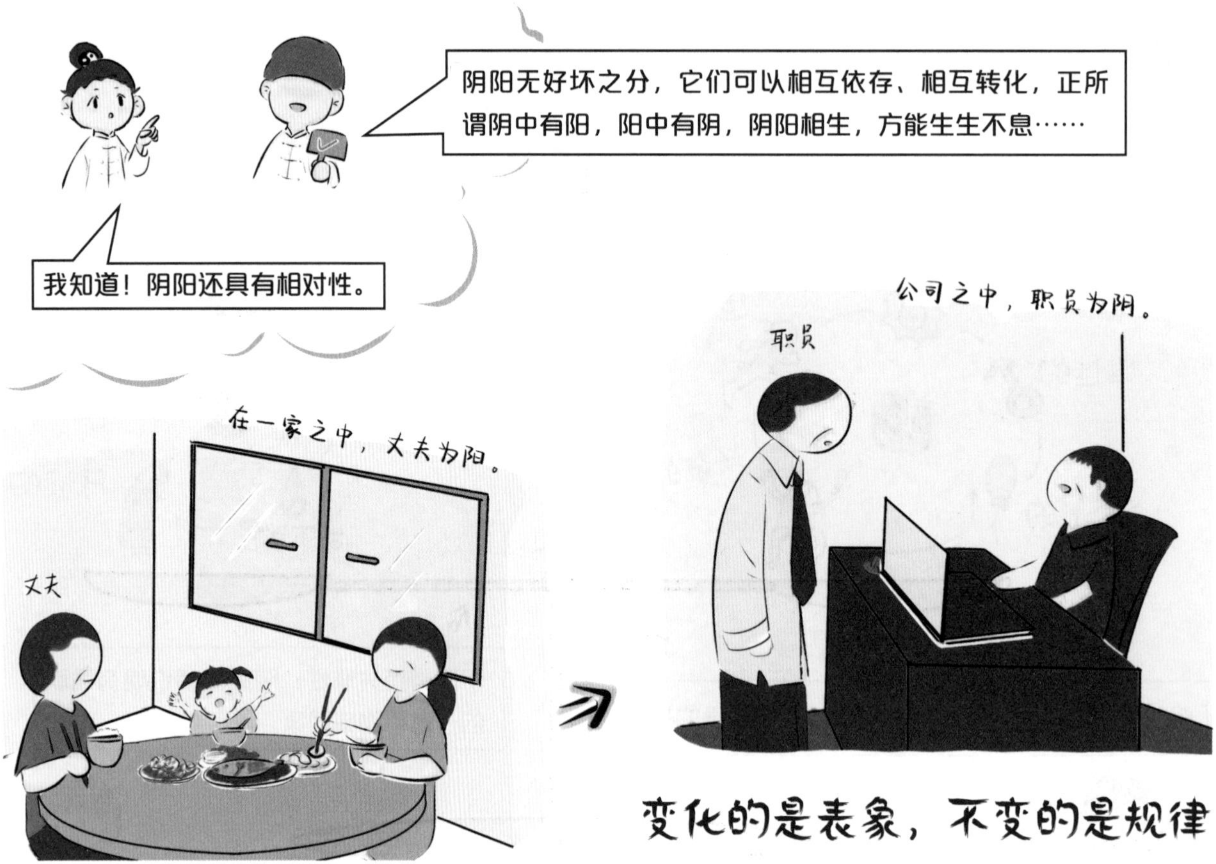
阴阳无好坏之分，它们可以相互依存、相互转化，正所谓阴中有阳，阳中有阴，阴阳相生，方能生生不息……
我知道！阴阳还具有相对性。
在一家之中，丈夫为阳。
丈夫
公司之中，职员为阴。
职员
变化的是表象，不变的是规律

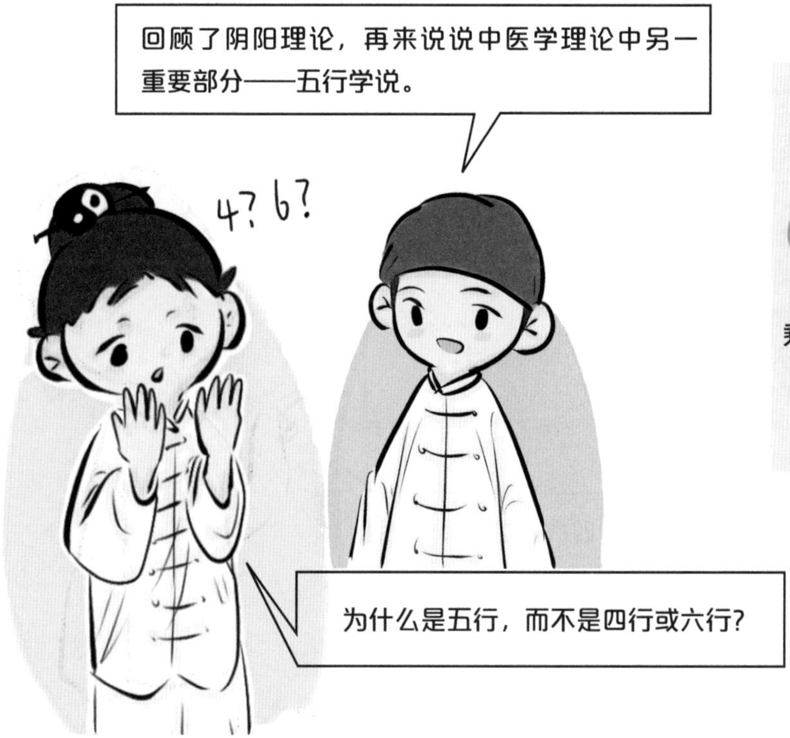
回顾了阴阳理论，再来说说中医学理论中另一重要部分——五行学说。
4? 6?
为什么是五行，而不是四行或六行?

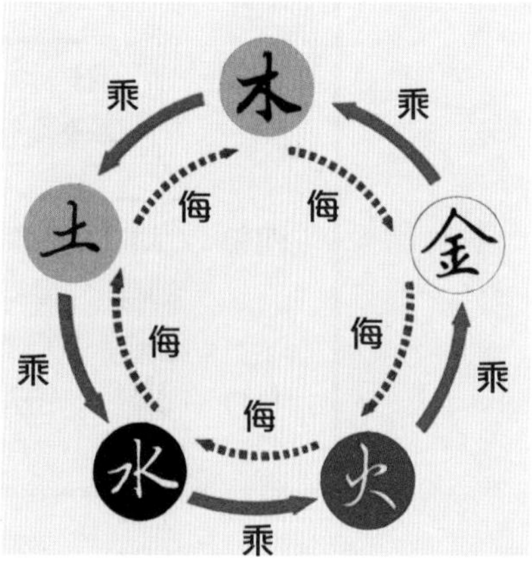
木
金
火
水
土
乘
侮

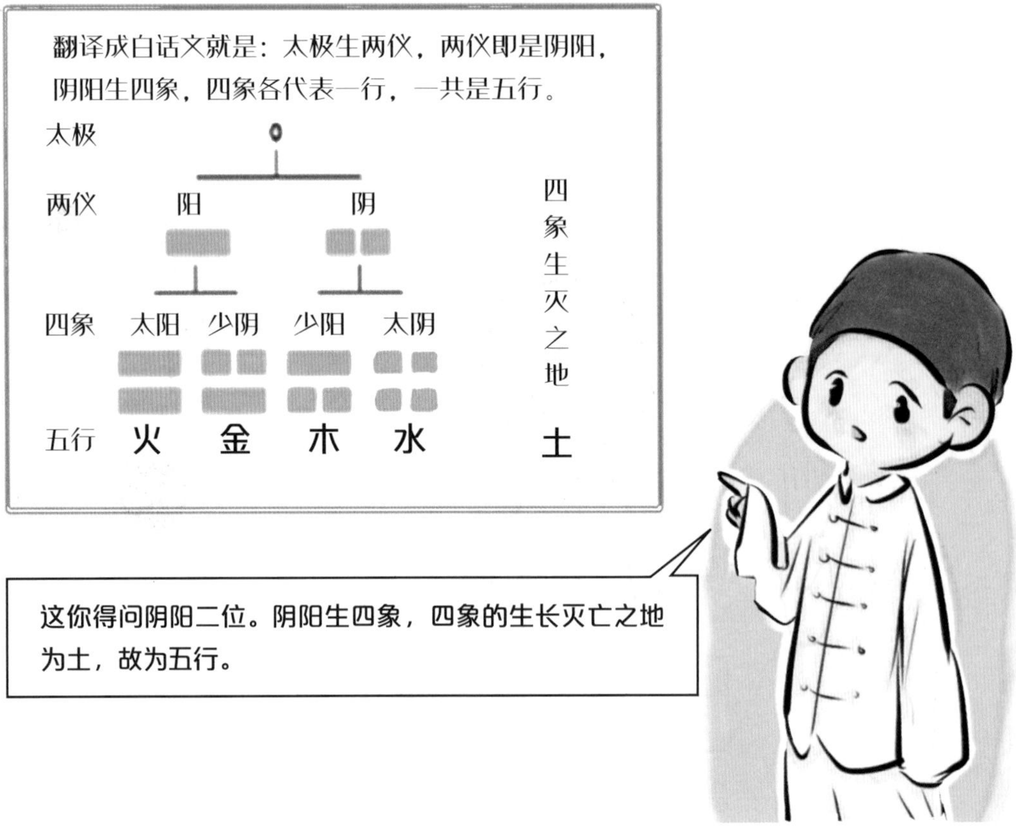
翻译成白话文就是：太极生两仪，两仪即是阴阳，阴阳生四象，四象各代表一行，一共是五行。
太极
两仪
阳
阴
四象
太阳
少阴
少阳
太阴
五行
火
金
木
水
四象生灭之地
土
这你得问阴阳二位。阴阳生四象，四象的生长灭亡之地为土，故为五行。

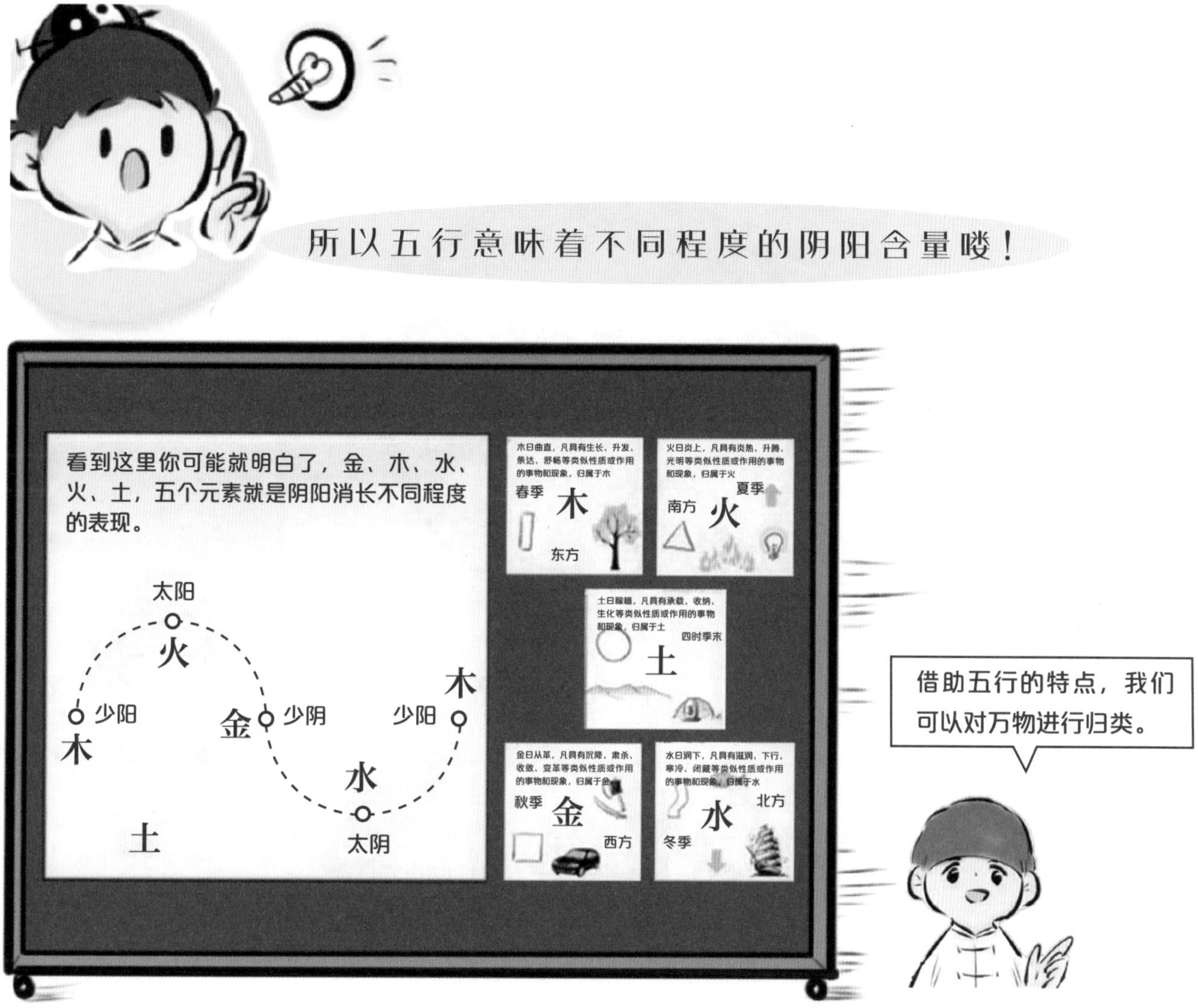
所以五行意味着不同程度的阴阳含量喽！
看到这里你可能就明白了，金、木、水、火、土，五个元素就是阴阳消长不同程度的表现。
太阳
火
少阳
木
金
少阴
水
少阳
木
太阴
土
木曰曲直，凡具有生长、升发、条达、舒畅等类似性质或作用的事物和现象，归属于木
春季
木
东方
火曰炎上，凡具有炎热、升腾、光明等类似性质或作用的事物和现象，归属于火
夏季
南方
火
土曰稼穑，凡具有承载、收纳、生化等类似性质或作用的事物和现象，归属于土
四时季末
土
金曰从革，凡具有沉降、肃杀、收敛、变革等类似性质或作用的事物和现象，归属于金
秋季
金
西方
水曰润下，凡具有滋润、下行、寒冷、闭藏等类似性质或作用的事物和现象，归属于水
北方
水
冬季
借助五行的特点，我们可以对万物进行归类。

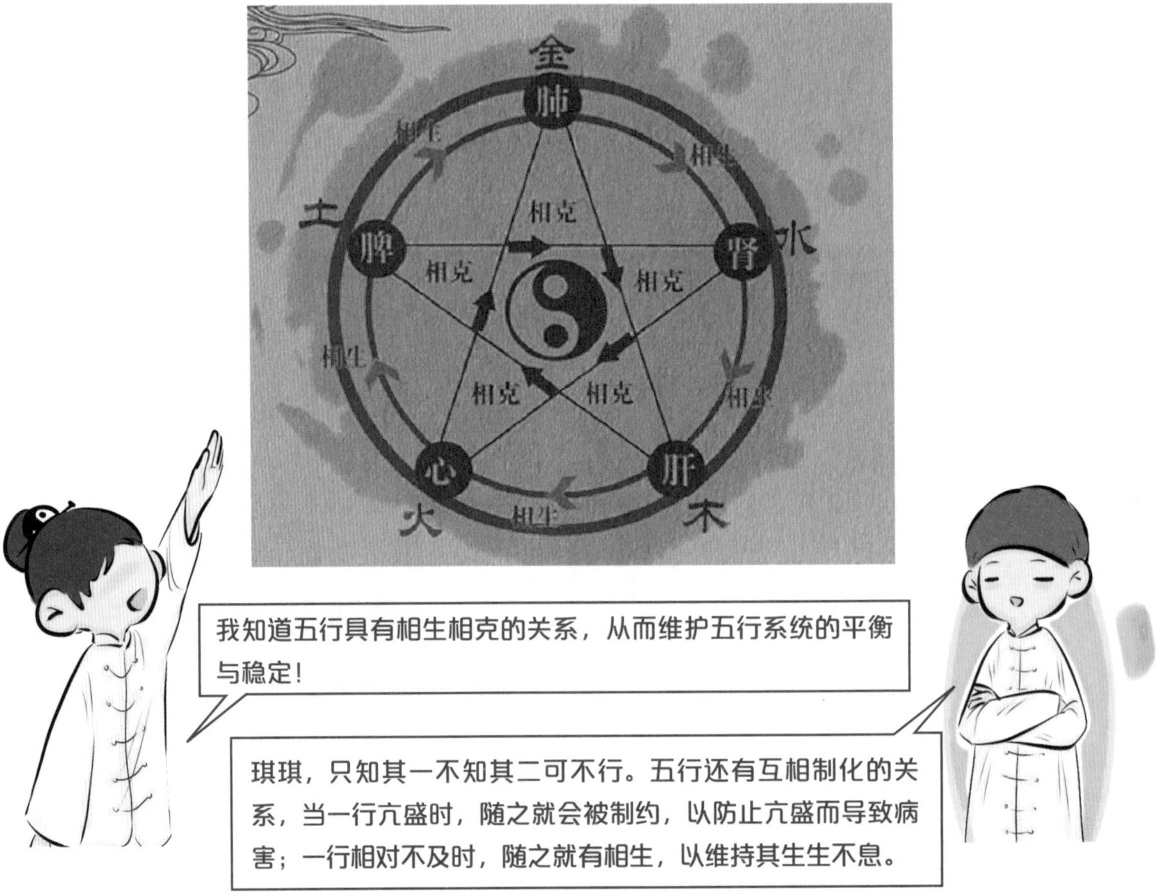

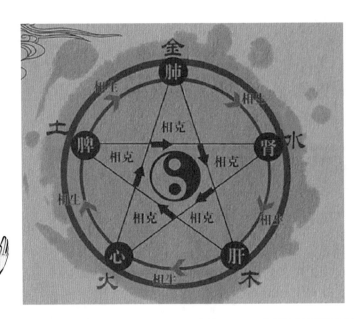
金
肺
相生
相生
土
脾
相克
肾
水
相克
相克
相生
相克
相克
心
肝
火
相生
木
我知道五行具有相生相克的关系，从而维护五行系统的平衡与稳定！
琪琪，只知其一不知其二可不行。五行还有互相制化的关系，当一行亢盛时，随之就会被制约，以防止亢盛而导致病害；一行相对不及时，随之就有相生，以维持其生生不息。

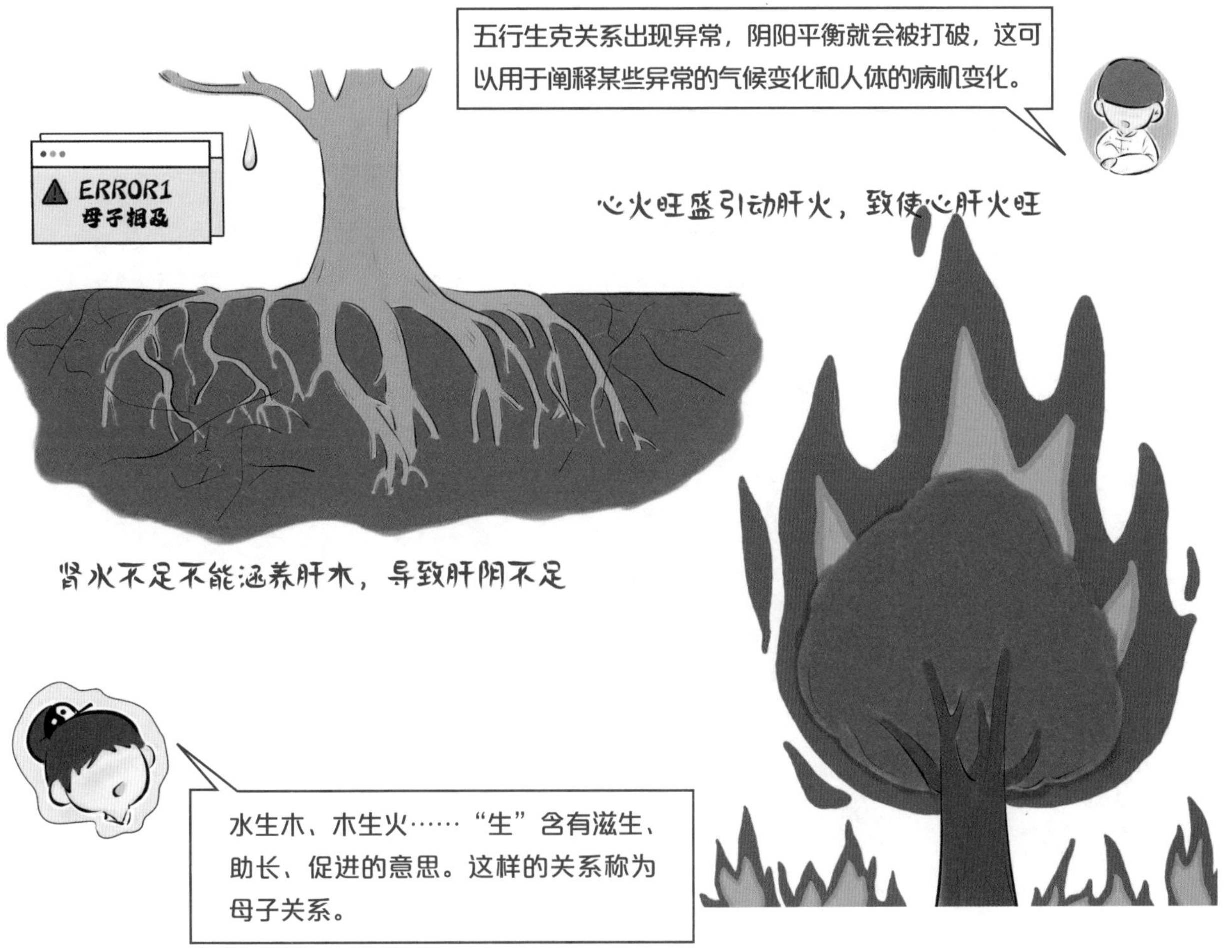
五行生克关系出现异常，阴阳平衡就会被打破，这可以用于阐释某些异常的气候变化和人体的病机变化。
ERROR1
母子相及
心火旺盛引动肝火，致使心肝火旺
肾水不足不能涵养肝木，导致肝阴不足
水生木、木生火……“生”含有滋生、助长、促进的意思。这样的关系称为母子关系。

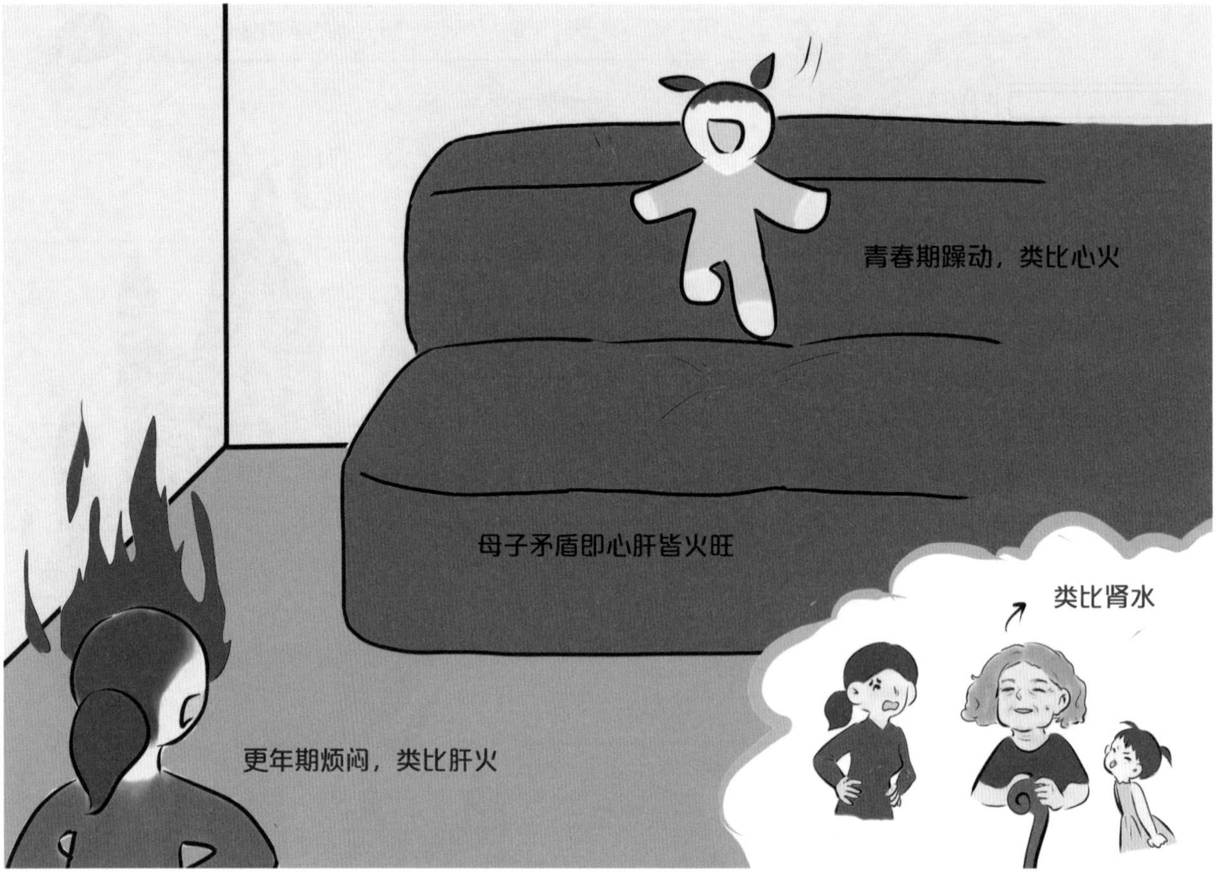
青春期躁动，类比心火
母子矛盾即心肝皆火旺
类比肾水
更年期烦闷，类比肝火

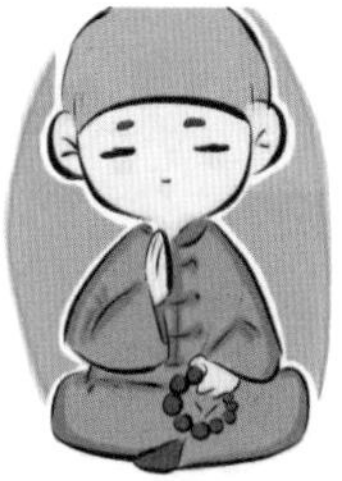

相乘相侮属于阴阳失衡，相乘就是倍克，加倍克制的意思，目的是“乘人之危”，是进攻，相乘的顺序跟相克一致。相侮就是反克，反过来克制的意思，目的是“反客为主”，是防守，相侮的顺序跟相克相反。

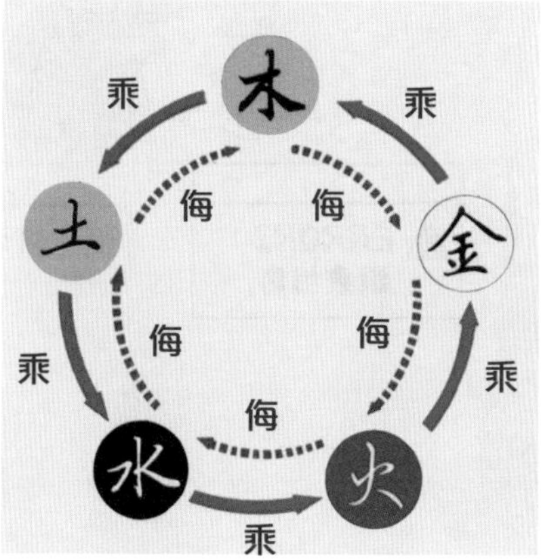

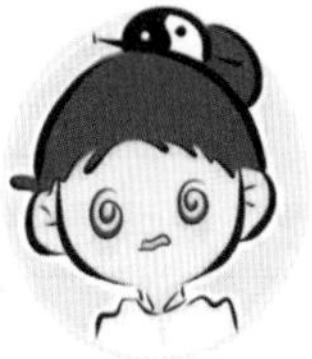

听起来有些难理解呢，有更形象的比喻吗？

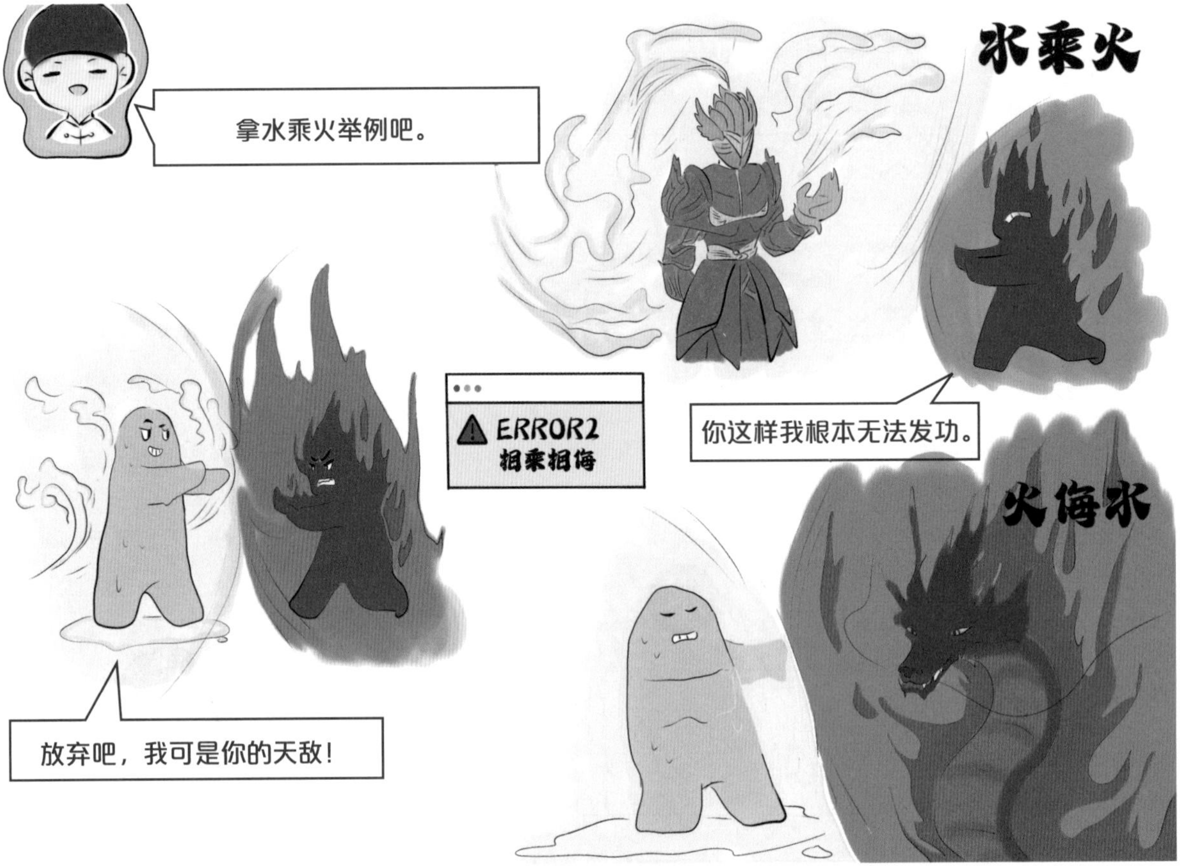
拿水乘火举例吧。
水乘火
你这样我根本无法发功。
ERROR2
相乘相侮
放弃吧，我可是你的天敌！
火侮水

中医知识小课堂

五　行：木、火、土、金、水

五　脏：肝、心、脾、肺、肾

五　神：魂、神、意、魄、志

五　体：筋、脉、肉、皮、骨

五　官：目、舌、口、鼻、耳

五　液：泪、汗、涎、涕、唾

五　志：怒、喜、思、悲、恐

五　音：角、徵、宫、商、羽

五　谷：麦（小麦）、黍（黄米）、稷（小米）、稻（水稻）、菽（大豆）

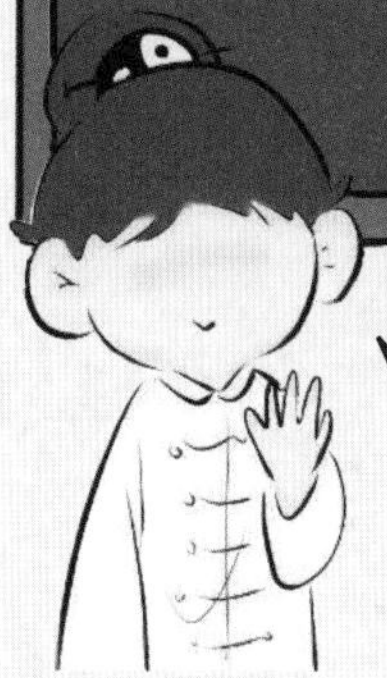

中医文化中有很多带数字的词语，如五脏六腑、七情六欲、四诊八纲。这些数字可不是虚指，每个词背后都有深刻的含义哦。

今天就给大家盘一盘中医文化中那些带有“五”的词。

第二式

脏腑篇

人体集议宫殿

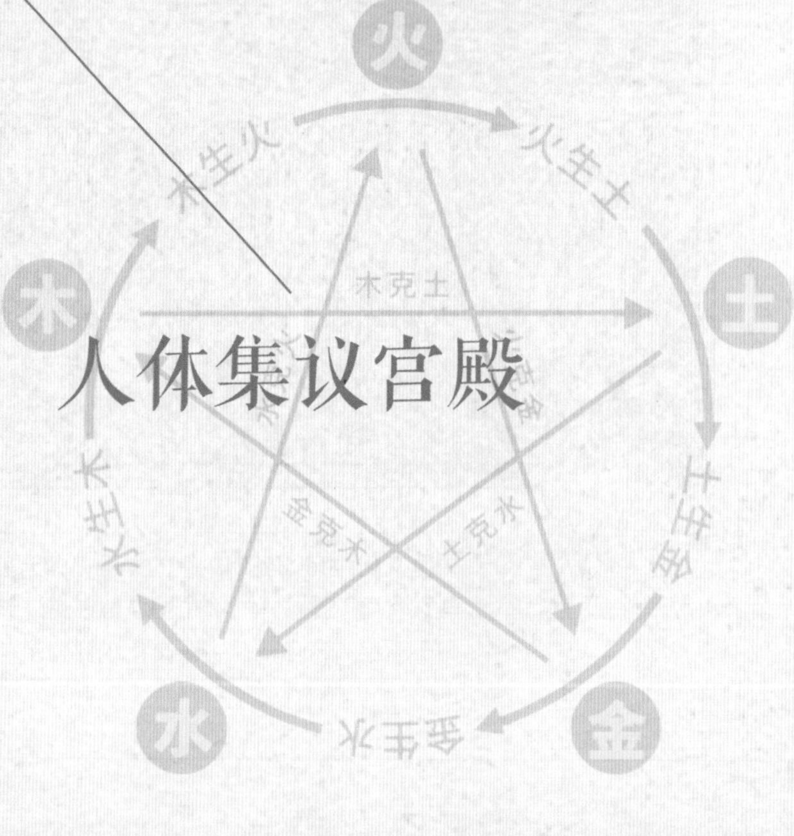

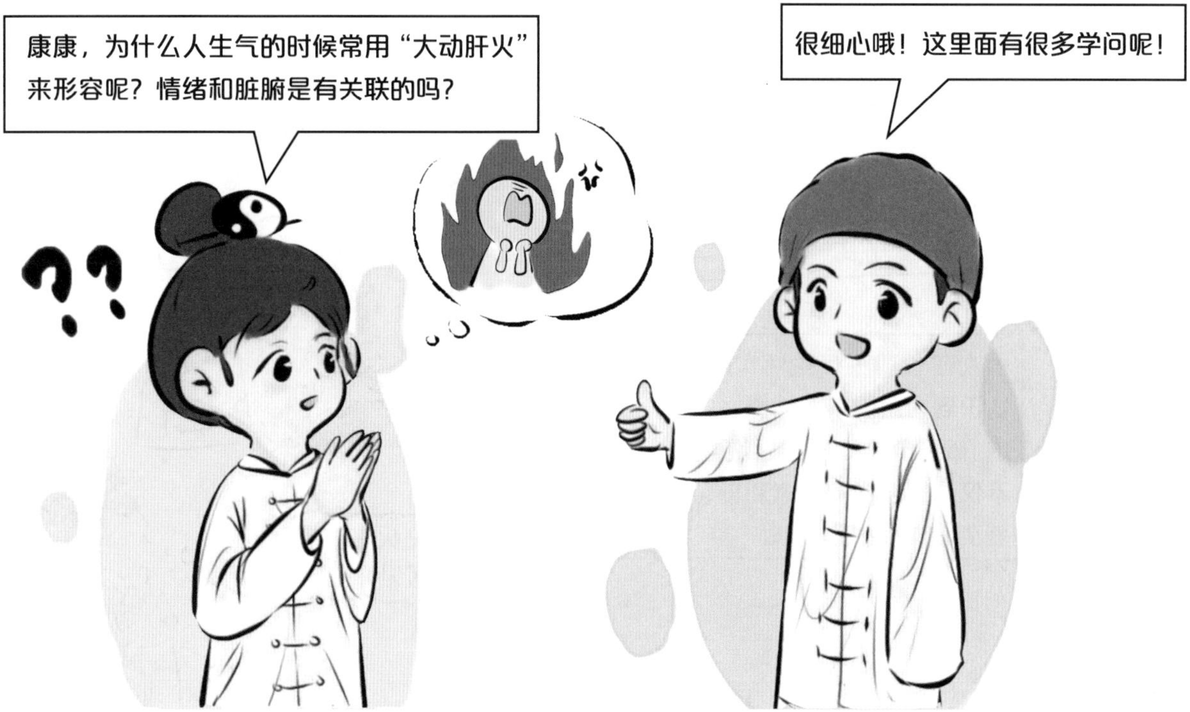
康康，为什么人生气的时候常用“大动肝火”来形容呢？情绪和脏腑是有关联的吗？
很细心哦！这里面有很多学问呢！

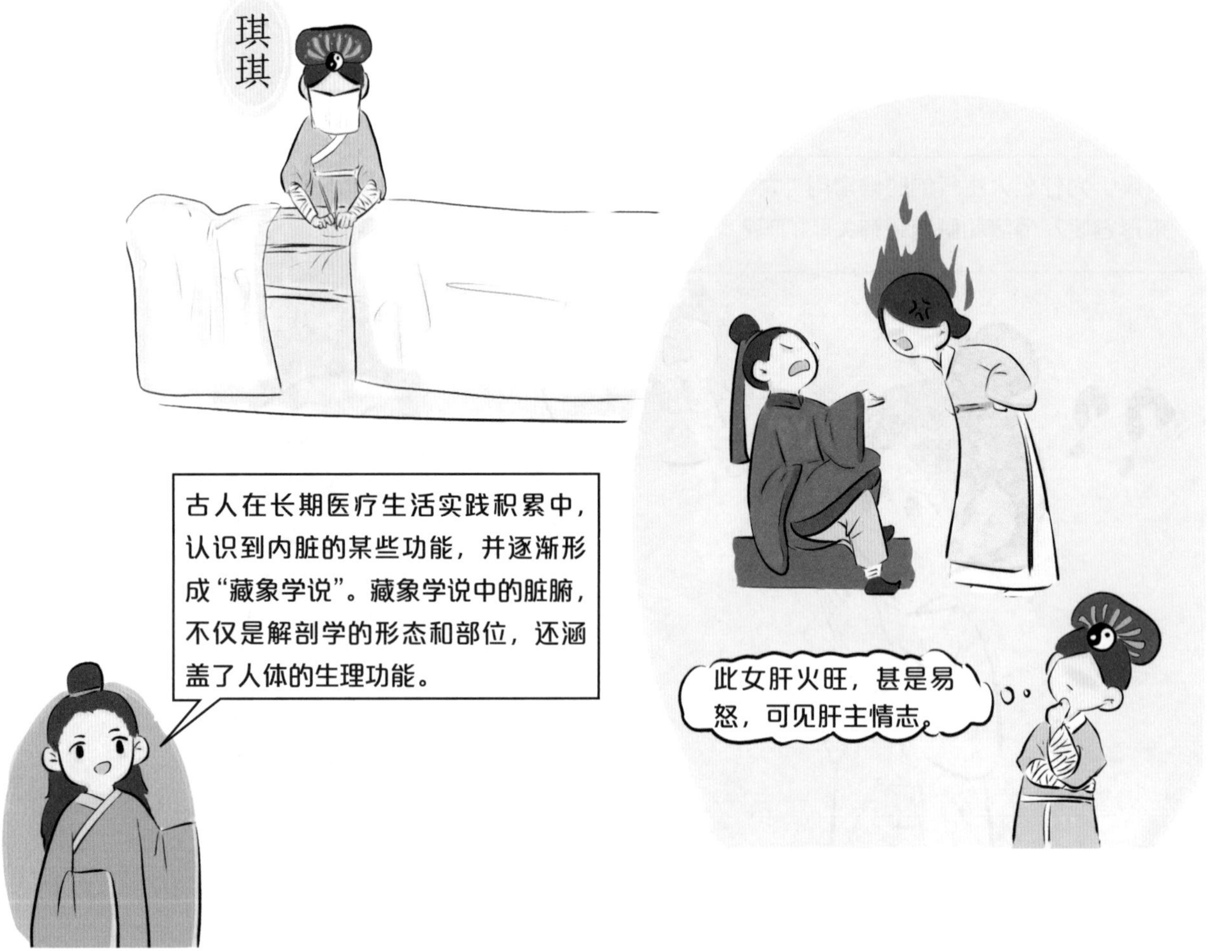
琪琪
古人在长期医疗生活实践积累中，认识到内脏的某些功能，并逐渐形成“藏象学说”。藏象学说中的脏腑，不仅是解剖学的形态和部位，还涵盖了人体的生理功能。
此女肝火旺，甚是易怒，可见肝主情志。

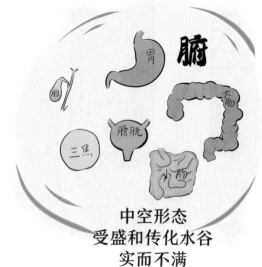

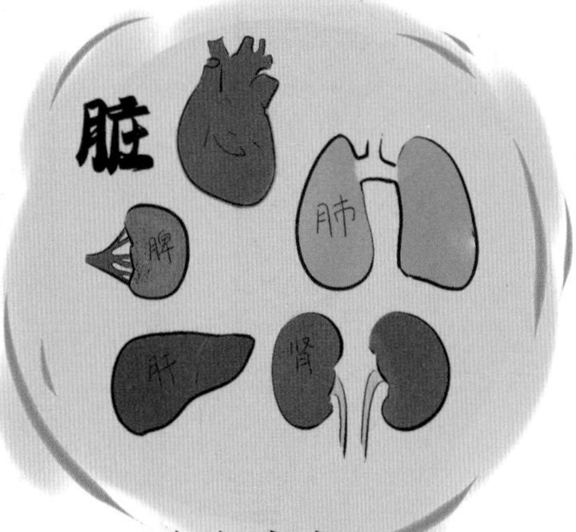

组织充实
化生和贮藏精气
满而不实

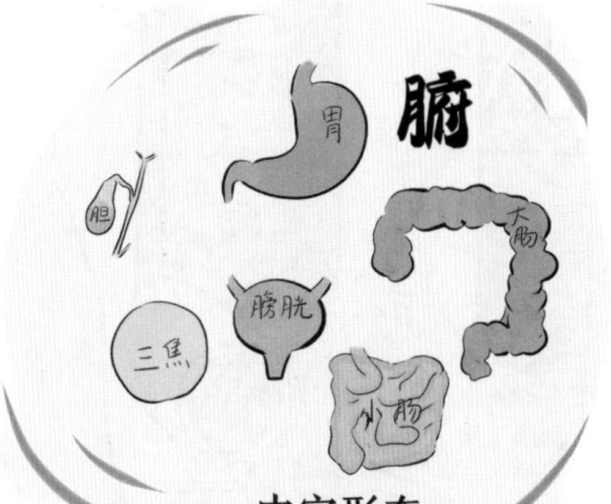

中空形态
受盛和传化水谷
实而不满

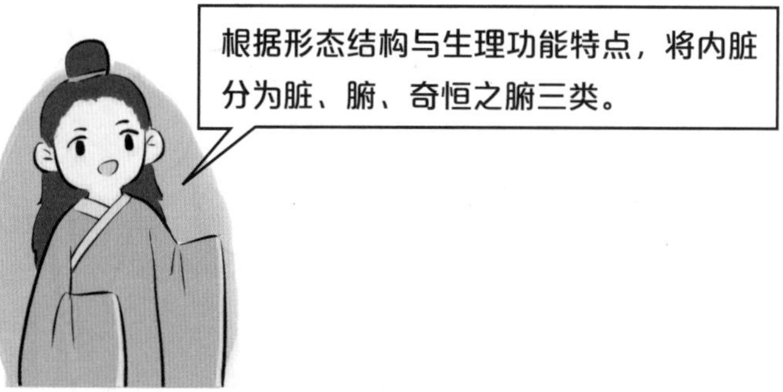

根据形态结构与生理功能特点，将内脏分为脏、腑、奇恒之腑三类。

按照阴阳，表为阳，里为阴
按照内外，表为外，里为内
按照脏腑，表为脏，里为腑

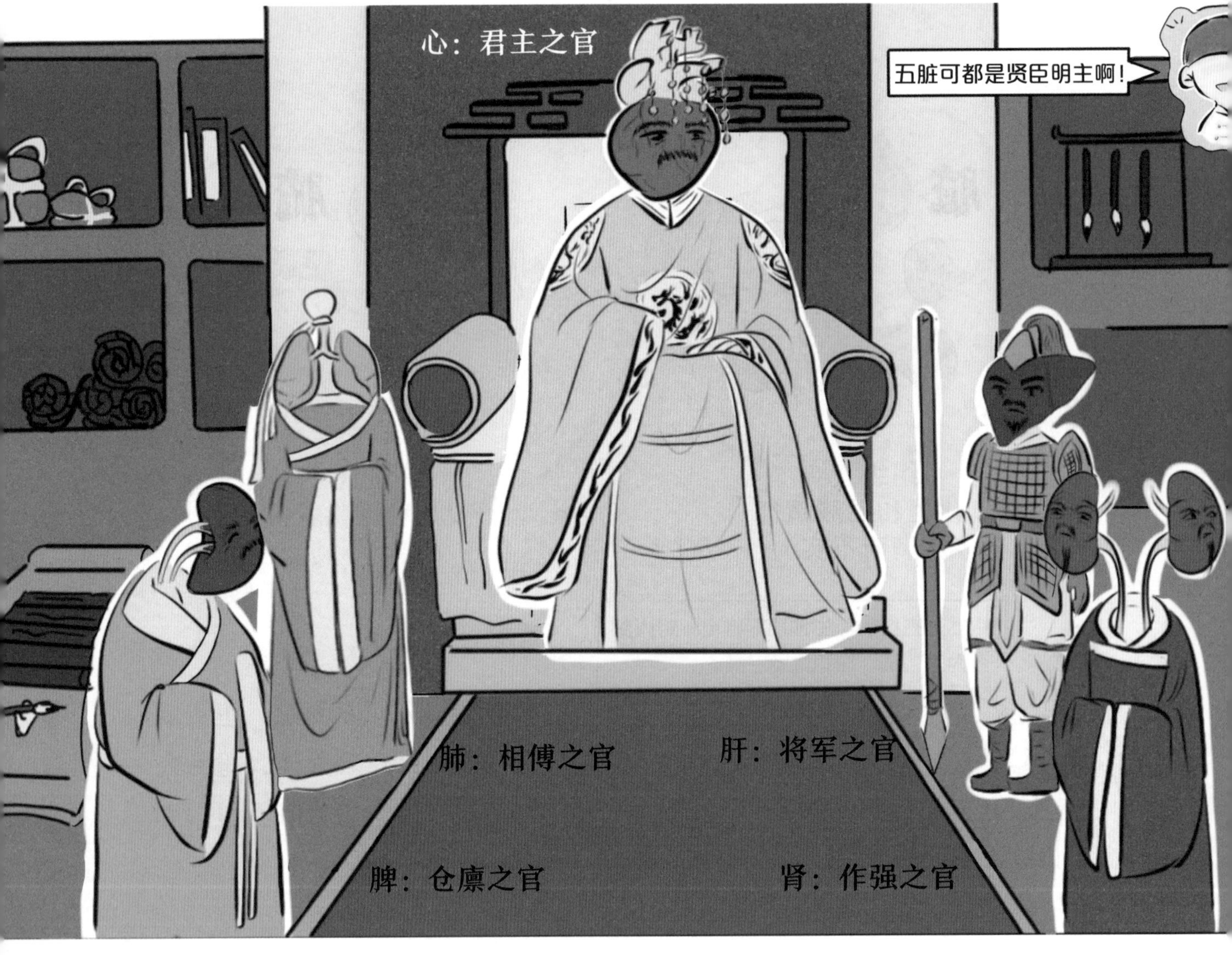
心：君主之官
五脏可都是贤臣明主啊！
肺：相傅之官
肝：将军之官
脾：仓廪之官
肾：作强之官

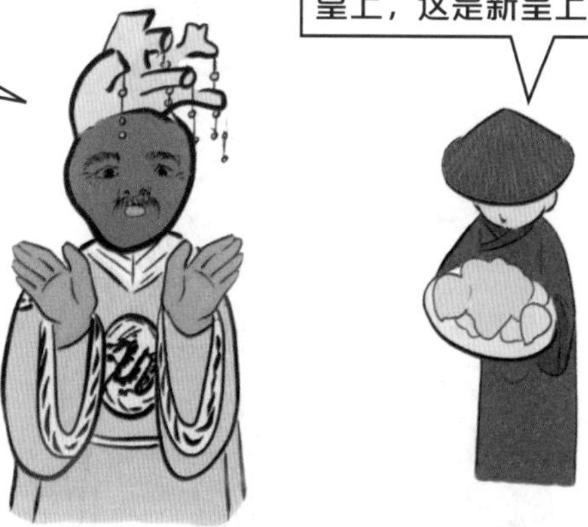

往里倒，就算是皇帝也要亲力亲为啊，不然如何统率这五脏六腑和精神意识？
皇上，这是新呈上来的水谷精微。

心对应五行之火，位于人体上部，心火容易亢盛，要适当降火。

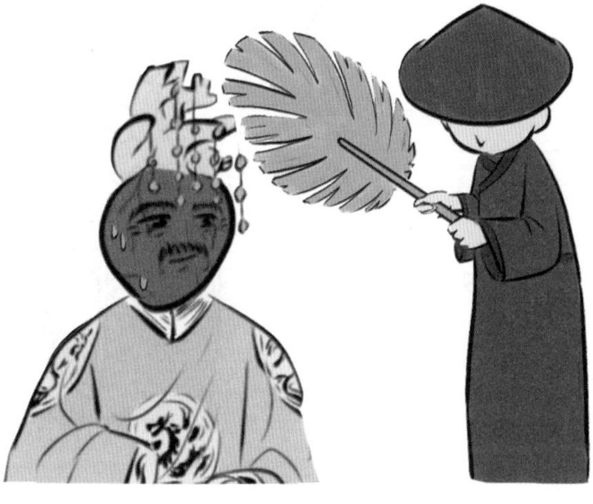

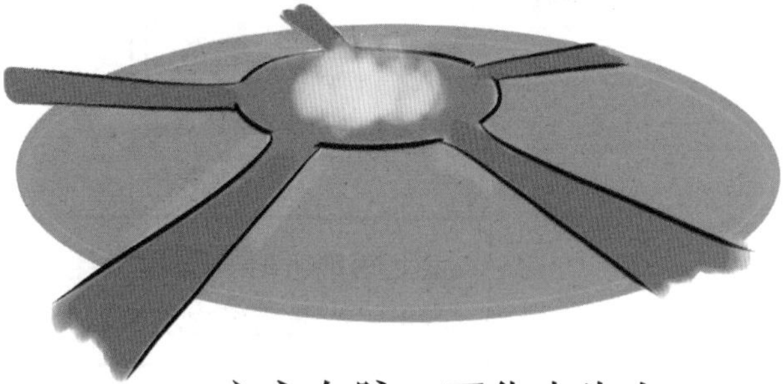

心主血脉，可化赤为血，推动血液在脉中运行。

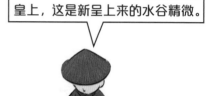

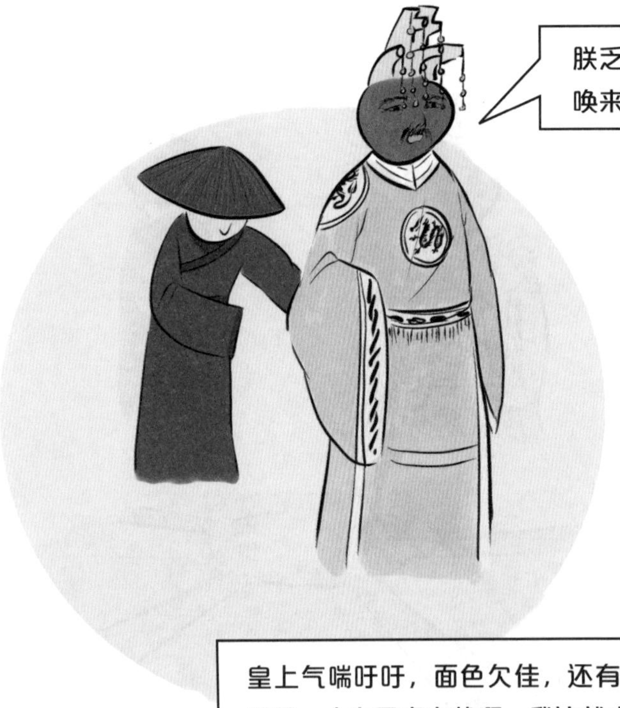

朕乏了，都要喘不上气了，快把朕的好兄弟小肠唤来。

心与小肠相表里

相表里，是中医学用来描述脏腑关系的术语。按照阴阳，表为阳，里为阴。按照内外，表为外，里为内。按照脏腑，表为脏，里为腑。

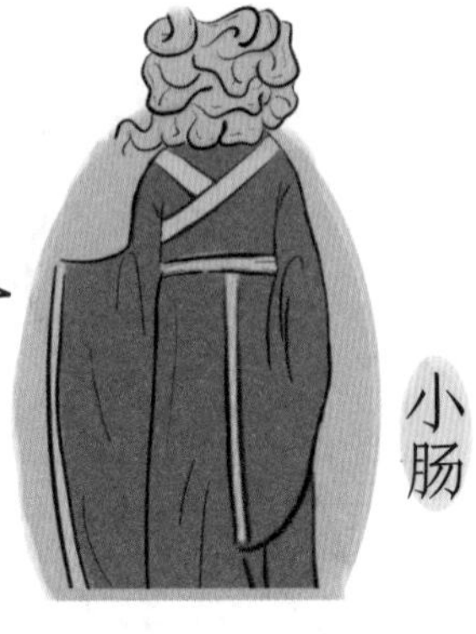

皇上气喘吁吁，面色欠佳，还有些烦躁，正是心气不足、心血亏虚之状啊。我这就去陪陪他！
小肠

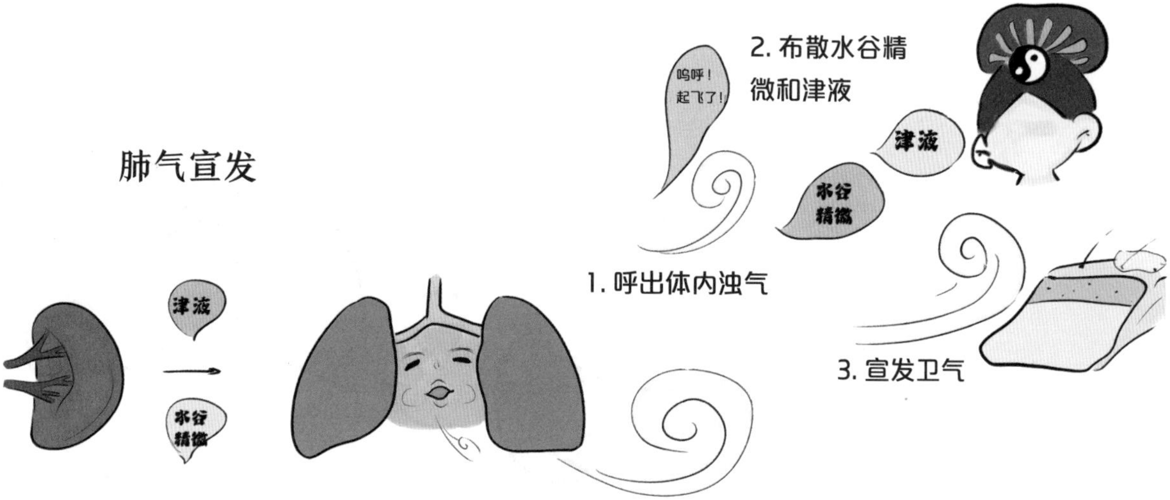
肺气宣发
呜呼！
起飞了！
2. 布散水谷精
微和津液
津液
水谷
精微
1. 呼出体内浊气
津液
水谷
精微
3. 宣发卫气

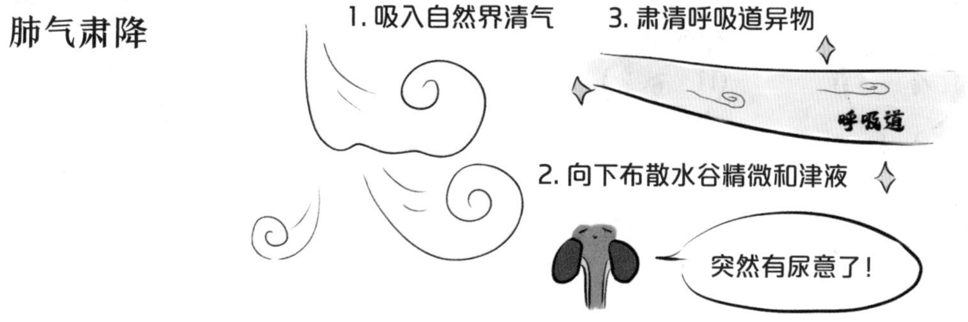
肺气肃降
1. 吸入自然界清气
3. 肃清呼吸道异物
呼吸道
2. 向下布散水谷精微和津液
突然有尿意了！

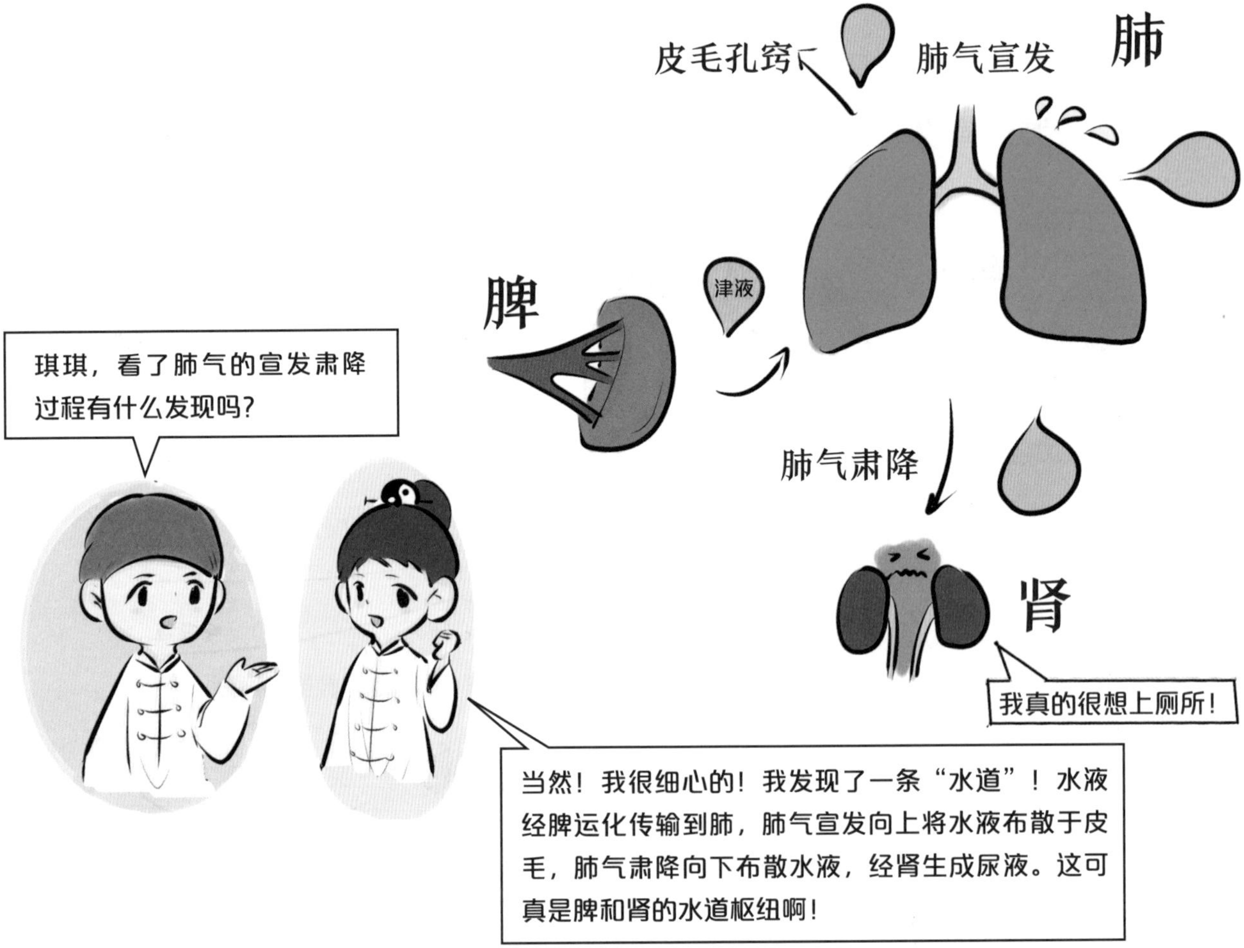
皮毛孔窍
肺气宣发
肺
脾
津液
肺气肃降
肾
我真的很想上厕所！
琪琪，看了肺气的宣发肃降过程有什么发现吗？
当然！我很细心的！我发现了一条“水道”！水液经脾运化传输到肺，肺气宣发向上将水液布散于皮毛，肺气肃降向下布散水液，经肾生成尿液。这可真是脾和肾的水道枢纽啊！

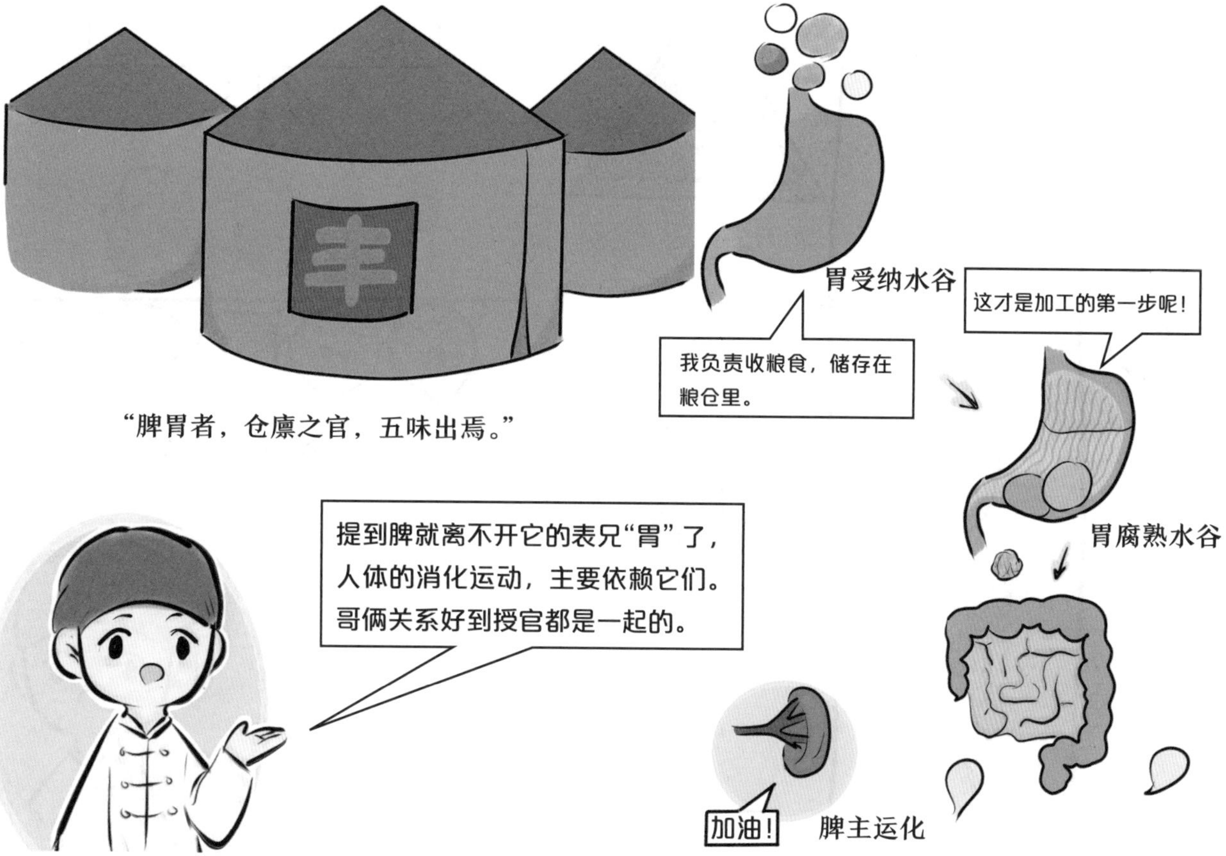
“脾胃者，仓廪之官，五味出焉。”
胃受纳水谷
我负责收粮食，储存在粮仓里。
这才是加工的第一步呢！
胃腐熟水谷
提到脾就离不开它的表兄“胃”了，人体的消化运动，主要依赖它们。哥俩关系好到授官都是一起的。
加油！
脾主运化

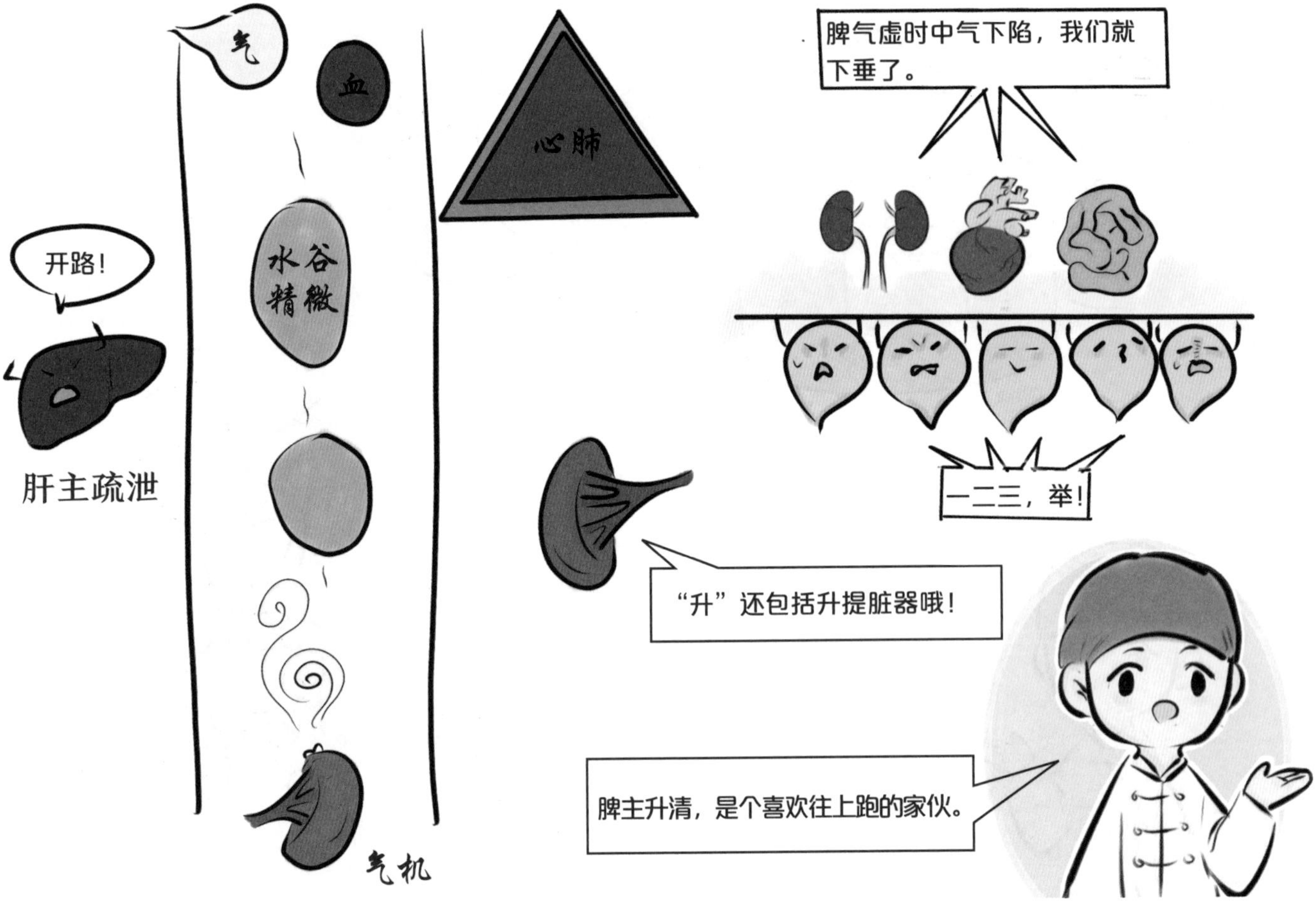
开路！
肝主疏泄
气
血
水谷精微
气机
心肺
脾气虚时中气下陷，我们就下垂了。
一二三，举！
“升”还包括升提脏器哦！
脾主升清，是个喜欢往上跑的家伙。

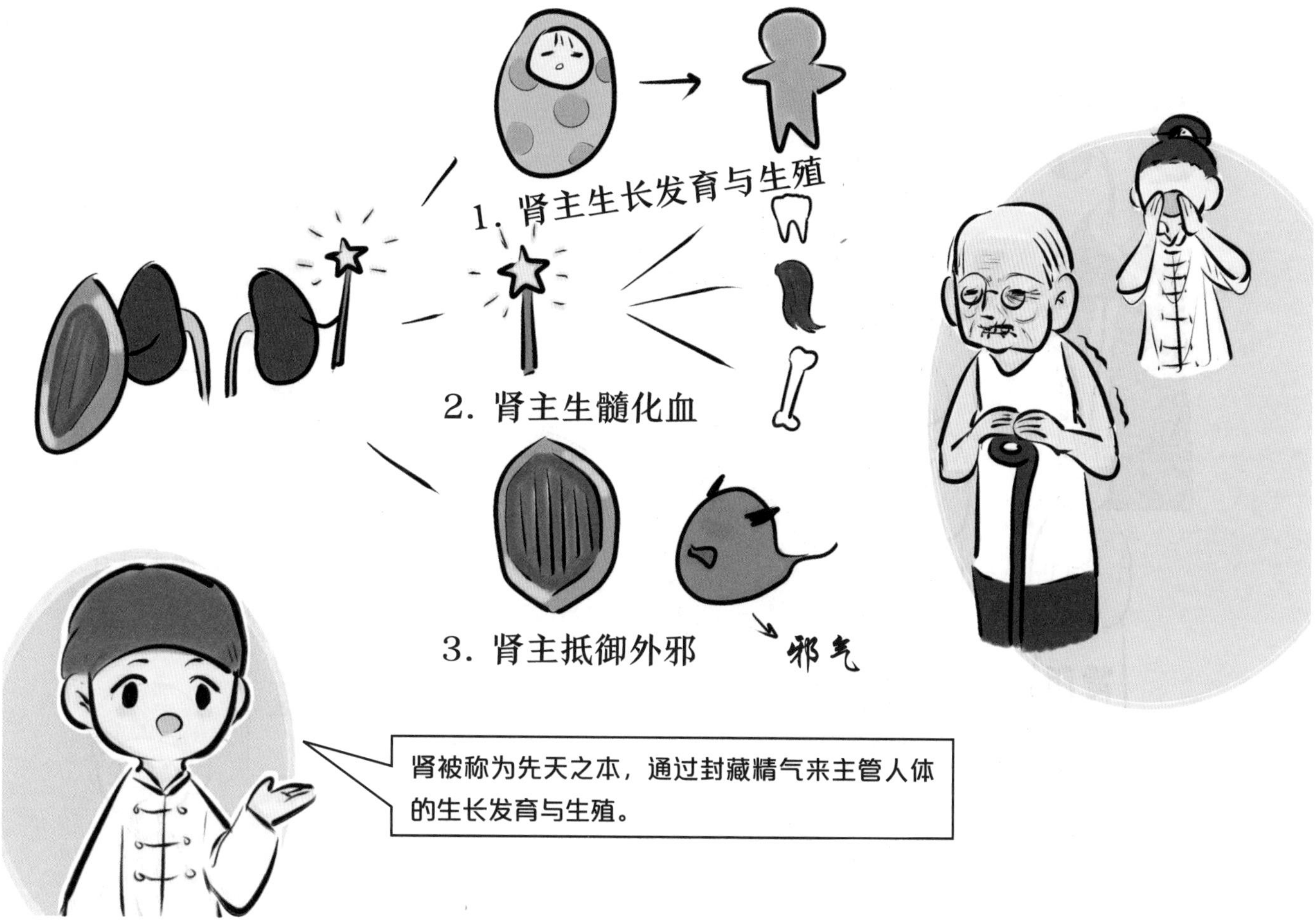
1. 肾主生长发育与生殖
2. 肾主生髓化血
3. 肾主抵御外邪
邪气
肾被称为先天之本，通过封藏精气来主管人体的生长发育与生殖。

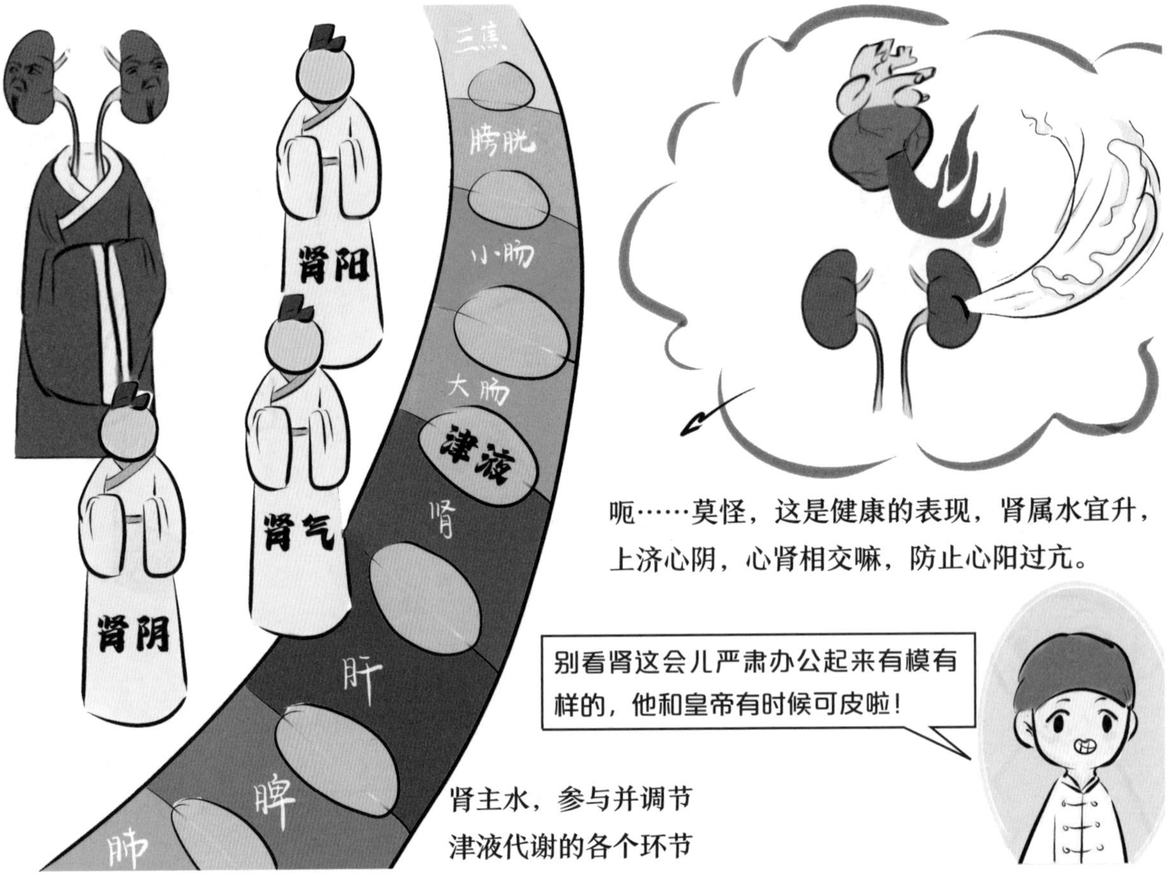
三焦
膀胱
小肠
大肠
津液
肾
肝
脾
肺
肾阳
肾气
肾阴
呃……莫怪，这是健康的表现，肾属水宜升，上济心阴，心肾相交嘛，防止心阳过亢。
别看肾这会儿严肃办公起来有模有样的，他和皇帝有时候可皮啦！
肾主水，参与并调节津液代谢的各个环节

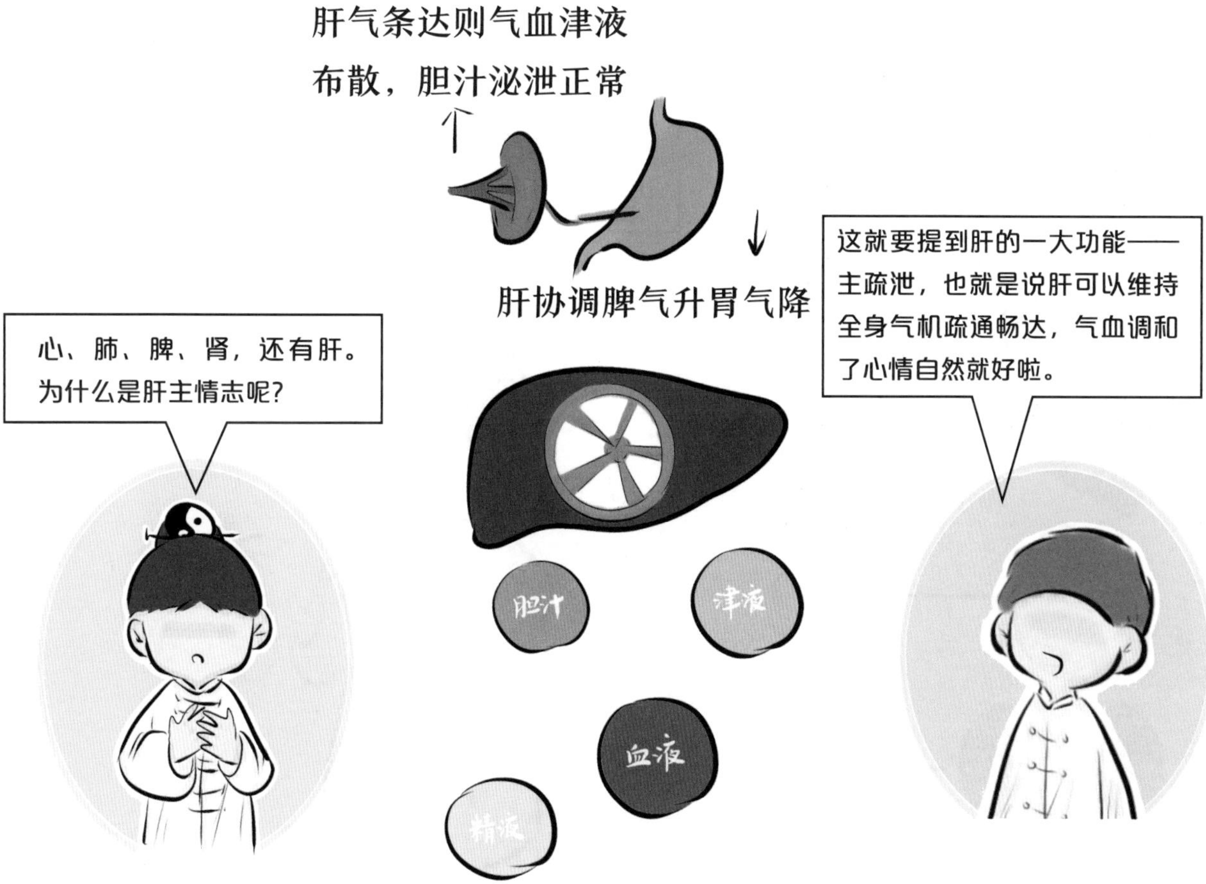
心、肺、脾、肾，还有肝。为什么是肝主情志呢？
肝气条达则气血津液布散，胆汁泌泄正常
肝协调脾气升胃气降
胆汁
津液
血液
精液
这就要提到肝的一大功能——主疏泄，也就是说肝可以维持全身气机疏通畅达，气血调和了心情自然就好啦。

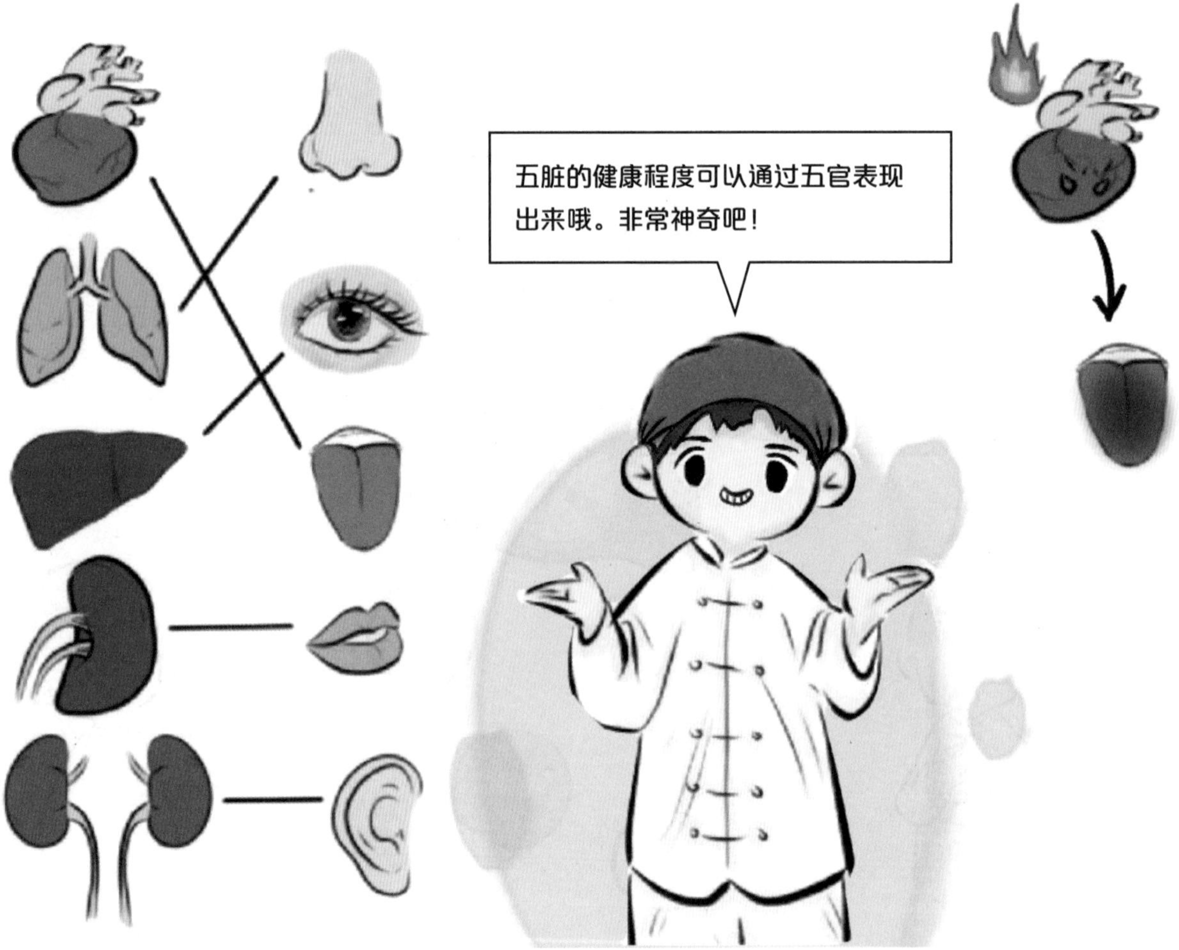
五脏的健康程度可以通过五官表现出来哦。非常神奇吧！

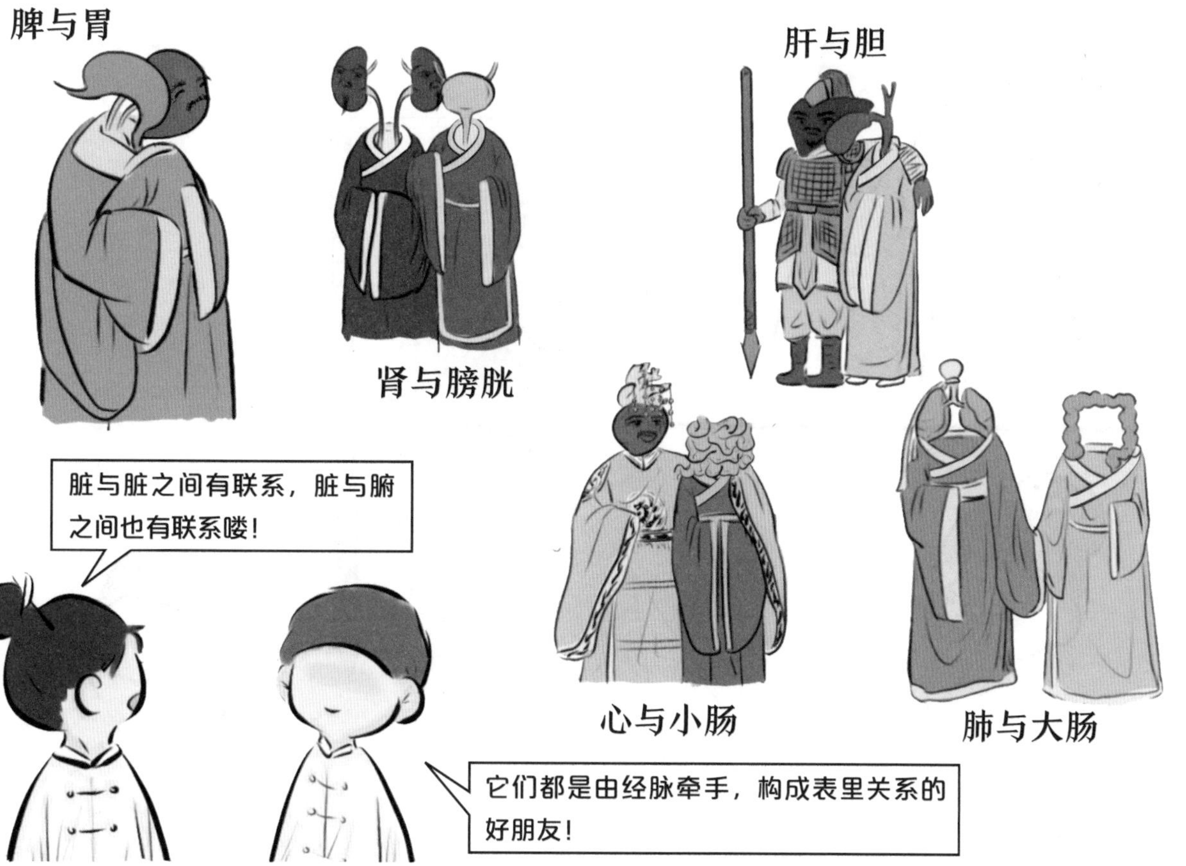
脾与胃
肾与膀胱
肝与胆
心与小肠
肺与大肠
脏与脏之间有联系，脏与腑之间也有联系喽！
它们都是由经脉牵手，构成表里关系的好朋友！

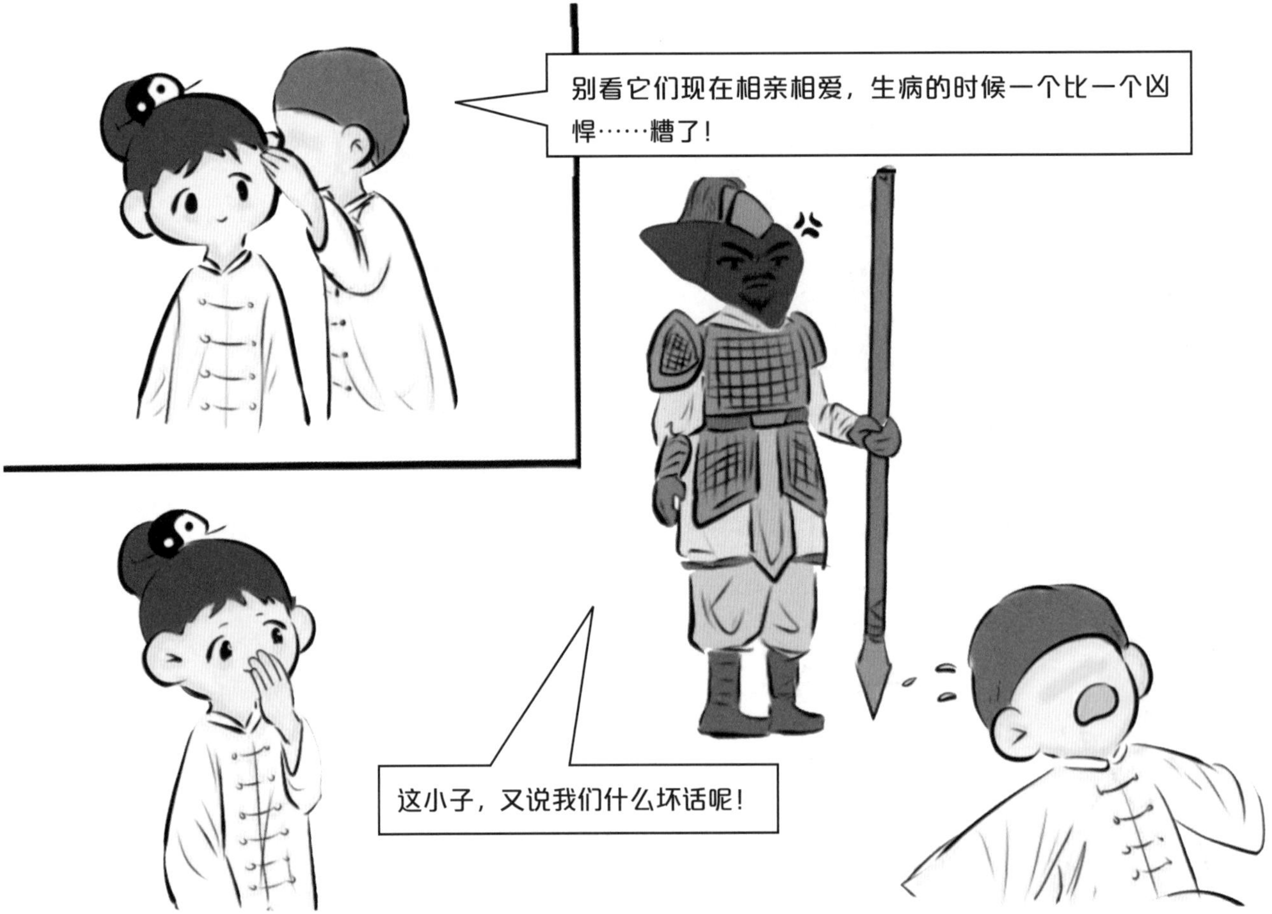
别看它们现在相亲相爱，生病的时候一个比一个凶悍……糟了！
这小子，又说我们什么坏话呢！

中医知识小课堂

结合前面的五行知识，可知五脏和五行一一对应。

即心—火，肝—木，脾—土，肺—金，肾—水。

现在，我们又可以知道五脏是通过什么作用来“打架”的：

肺（金）的清肃下降，可抑制肝（木）阳的上亢，即金克木；

肝（木）的条达，可以疏泄脾（土）的壅滞，即木克土；

脾（土）的运化，可以防止肾（水）的泛滥，即土克水；

肾（水）阴的上济，可以制约心（火）阳亢烈，即水克火；

心（火）的阳热，可以制约肺（金）的清肃太过，即火克金。

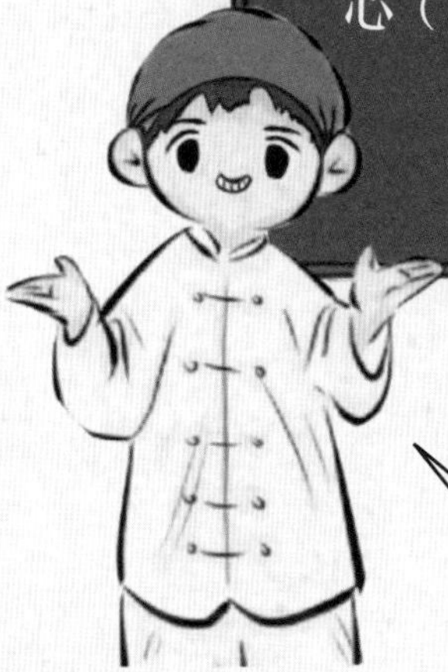

可见，中医治病讲究平衡，调理身体内的五行与五脏，使阴阳恢复到相对平和的状态，疾病也就消除了，这不就是“大道至简”吗！

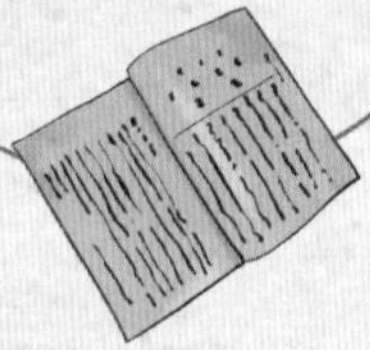

第三式

气血篇

人体能量电池

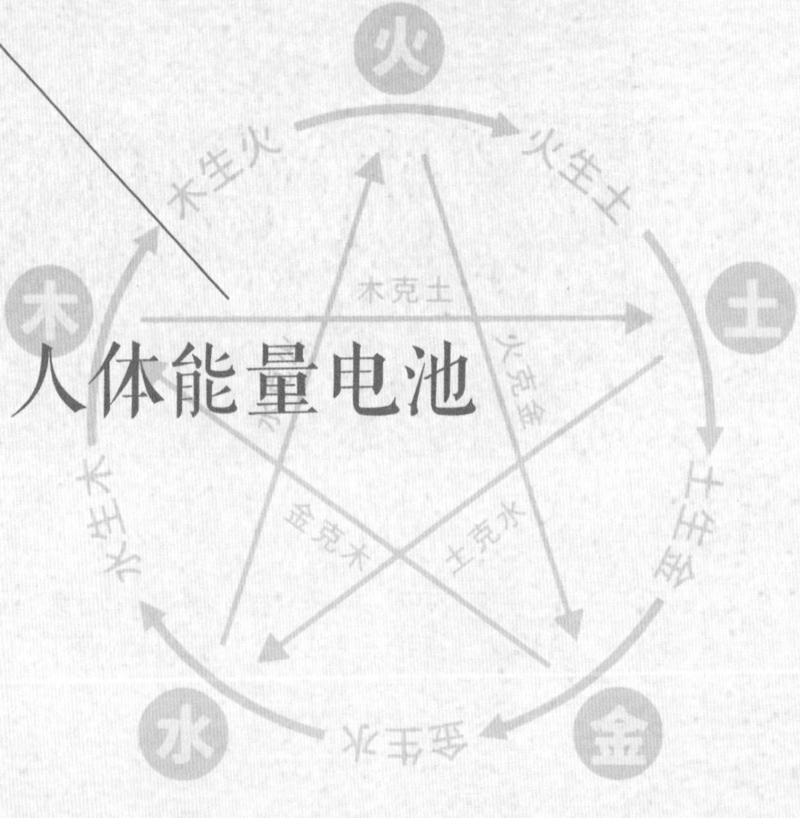

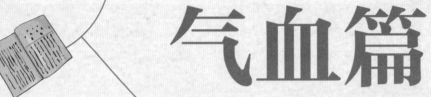

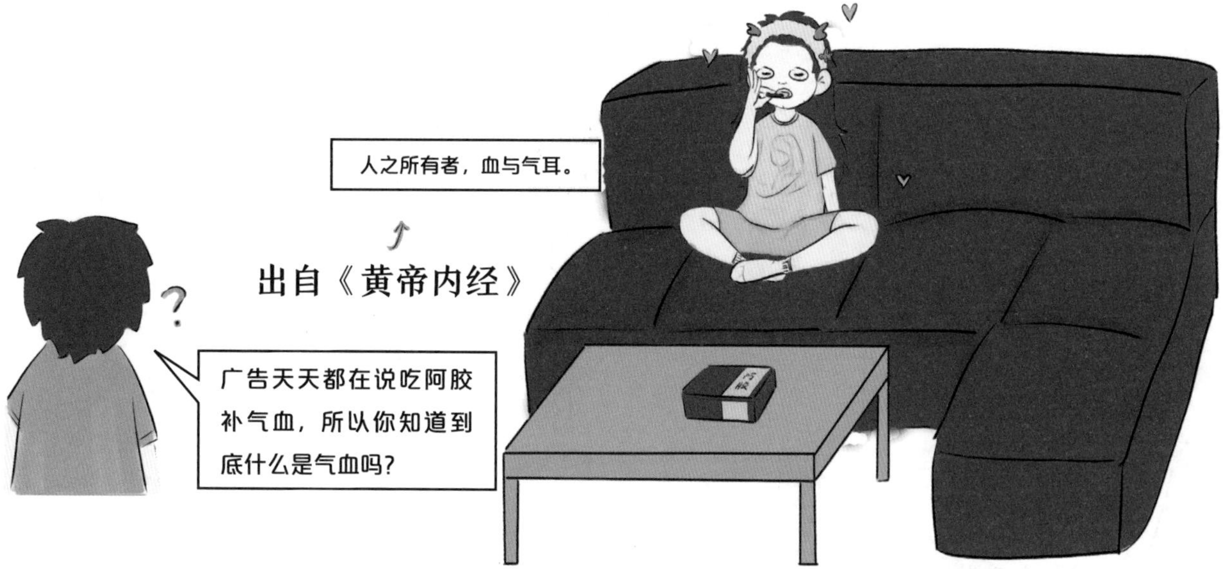
人之所有者，血与气耳。
出自《黄帝内经》
广告天天都在说吃阿胶补气血，所以你知道到底什么是气血吗？

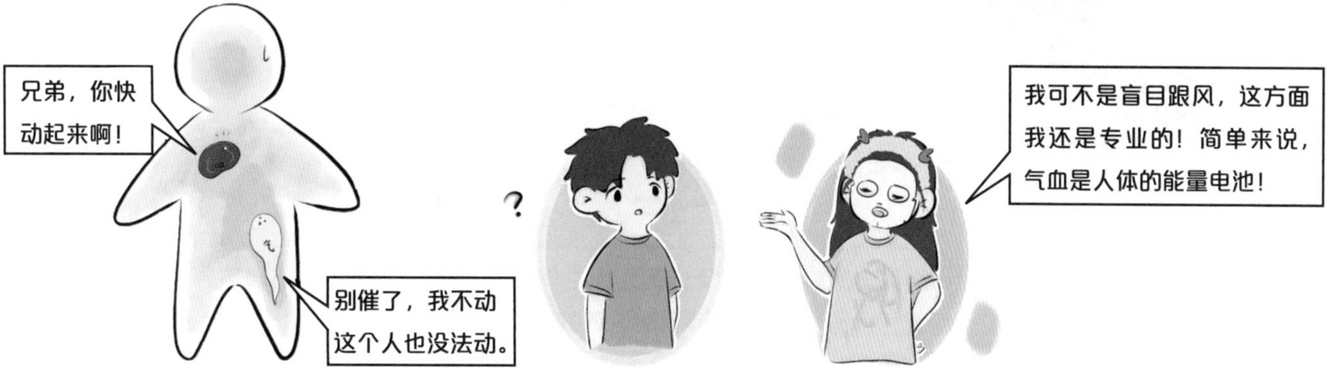
兄弟，你快动起来啊！
别催了，我不动这个人也没法动。
我可不是盲目跟风，这方面我还是专业的！简单来说，气血是人体的能量电池！

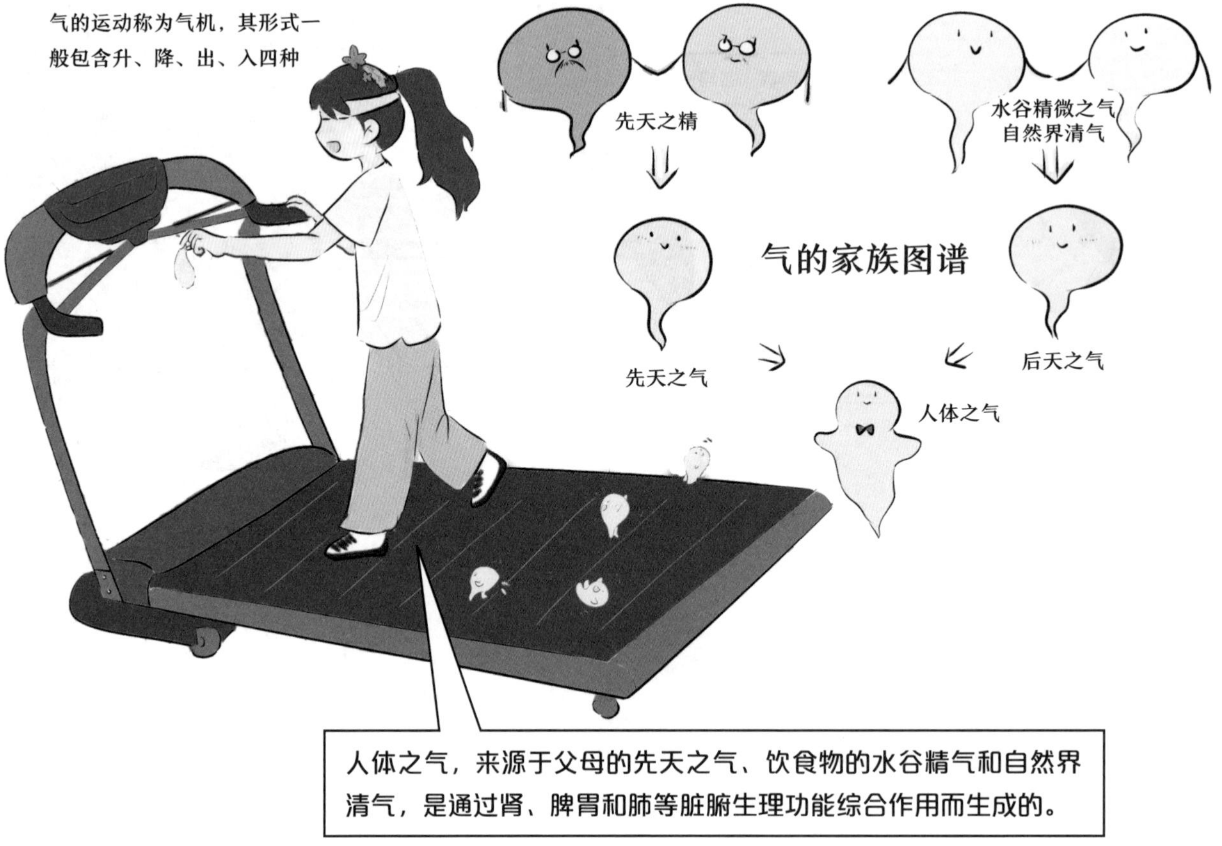
气的运动称为气机，其形式一般包含升、降、出、入四种
先天之精
水谷精微之气
自然界清气
气的家族图谱
先天之气
后天之气
人体之气
人体之气，来源于父母的先天之气、饮食物的水谷精气和自然界清气，是通过肾、脾胃和肺等脏腑生理功能综合作用而生成的。

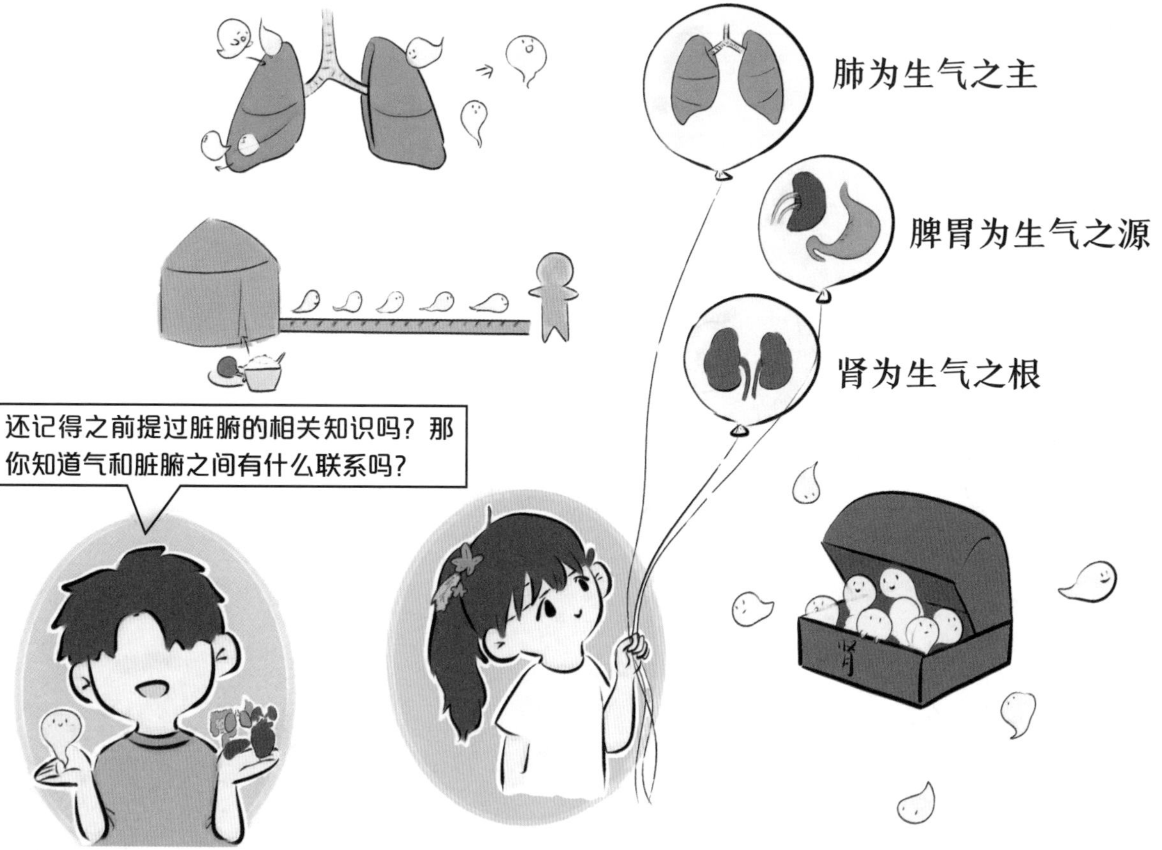
肺为生气之主
脾胃为生气之源
肾为生气之根
还记得之前提过脏腑的相关知识吗？那你知道气和脏腑之间有什么联系吗？
肾

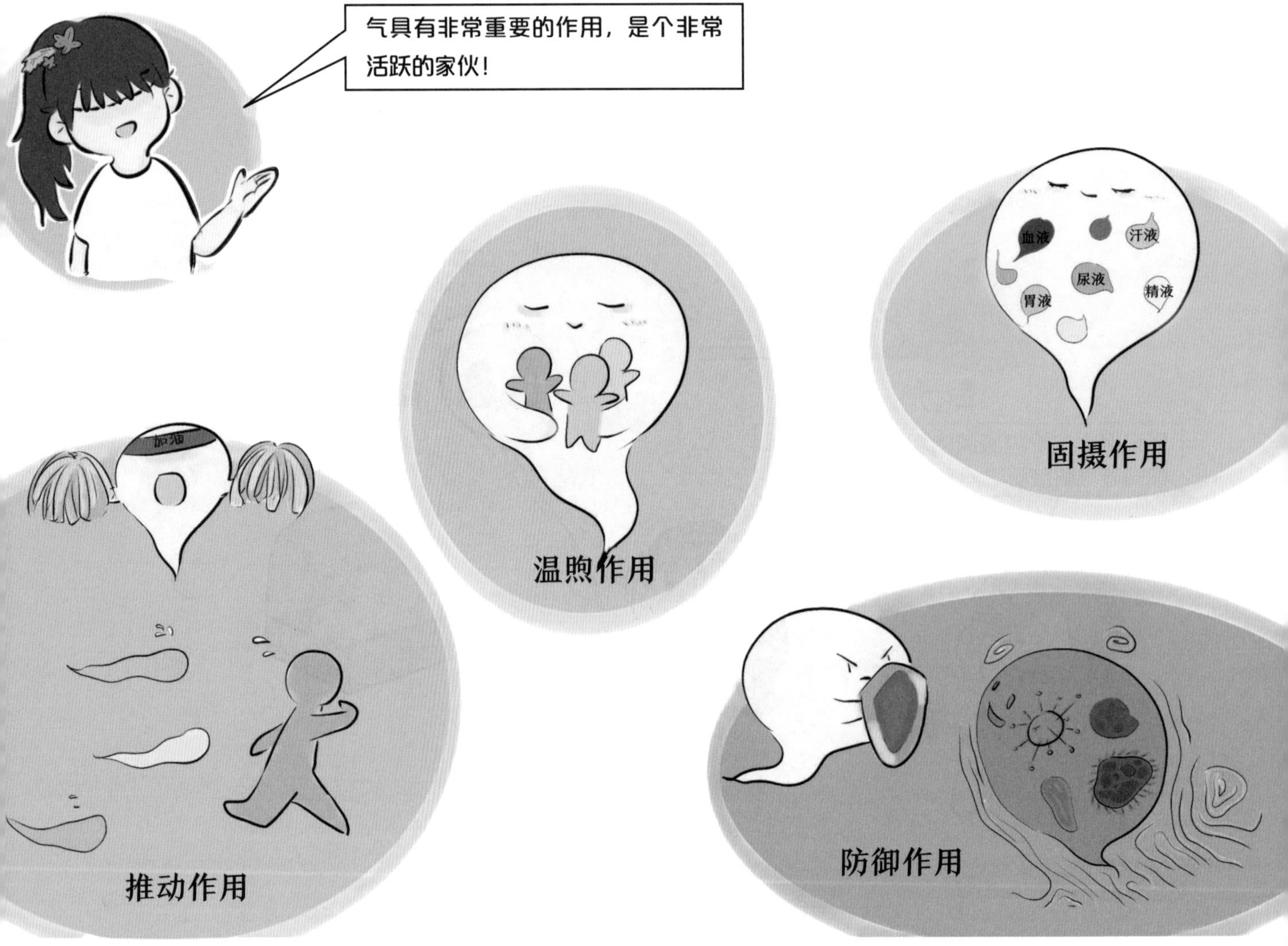
气具有非常重要的作用，是个非常活跃的家伙！
血液
汗液
尿液
胃液
精液
固摄作用
温煦作用
加油
推动作用
防御作用

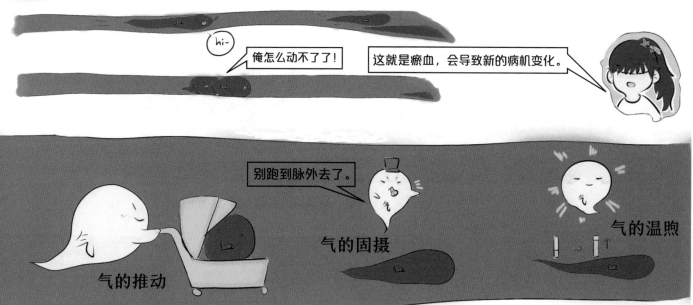

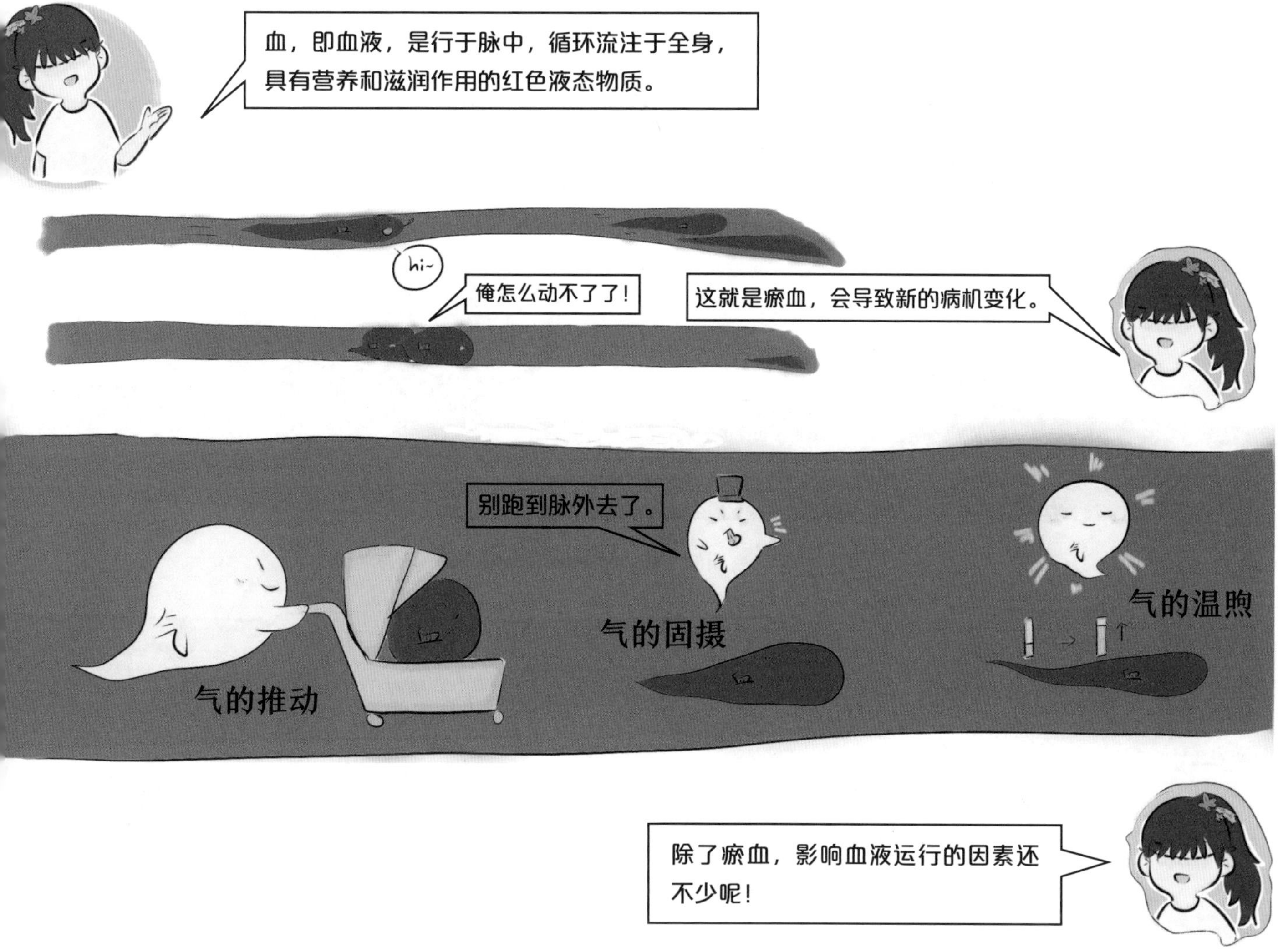
血，即血液，是行于脉中，循环流注于全身，具有营养和滋润作用的红色液态物质。
hi~
俺怎么动不了了！
这就是瘀血，会导致新的病机变化。
别跑到脉外去了。
气的推动
气的固摄
气的温煦
除了瘀血，影响血液运行的因素还不少呢！

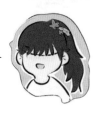

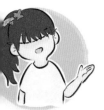

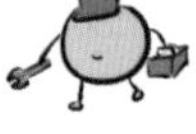

脉道完好无损，畅通无阻，有利于血液正常运行

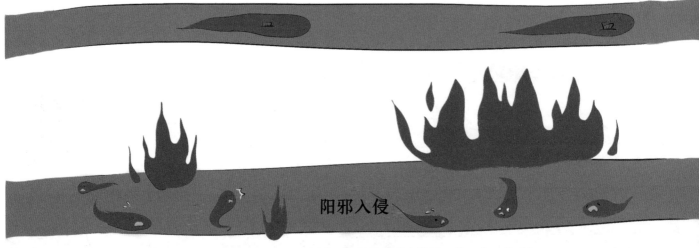

阳邪，指六淫病邪中的风、暑、火三种邪气

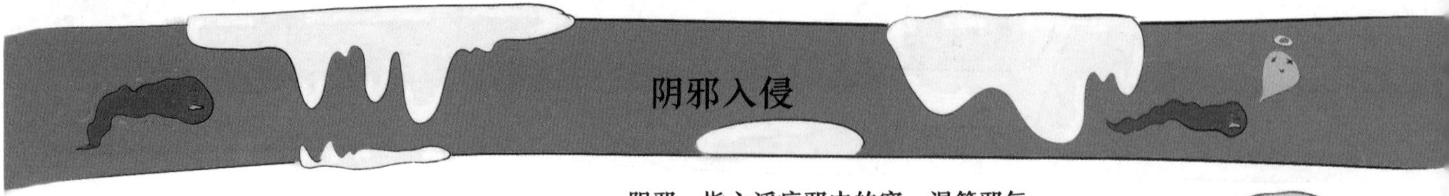

阴邪，指六淫病邪中的寒、湿等邪气

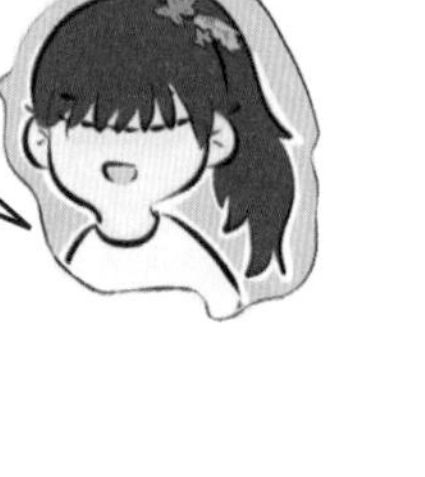

阳邪侵入，致使阳热亢盛，阳盛则逼迫血液妄行，易致血逸出脉外而出血。阴邪侵袭，致使阴寒偏盛，阴盛则脉道涩滞不利，易使血行迟滞。

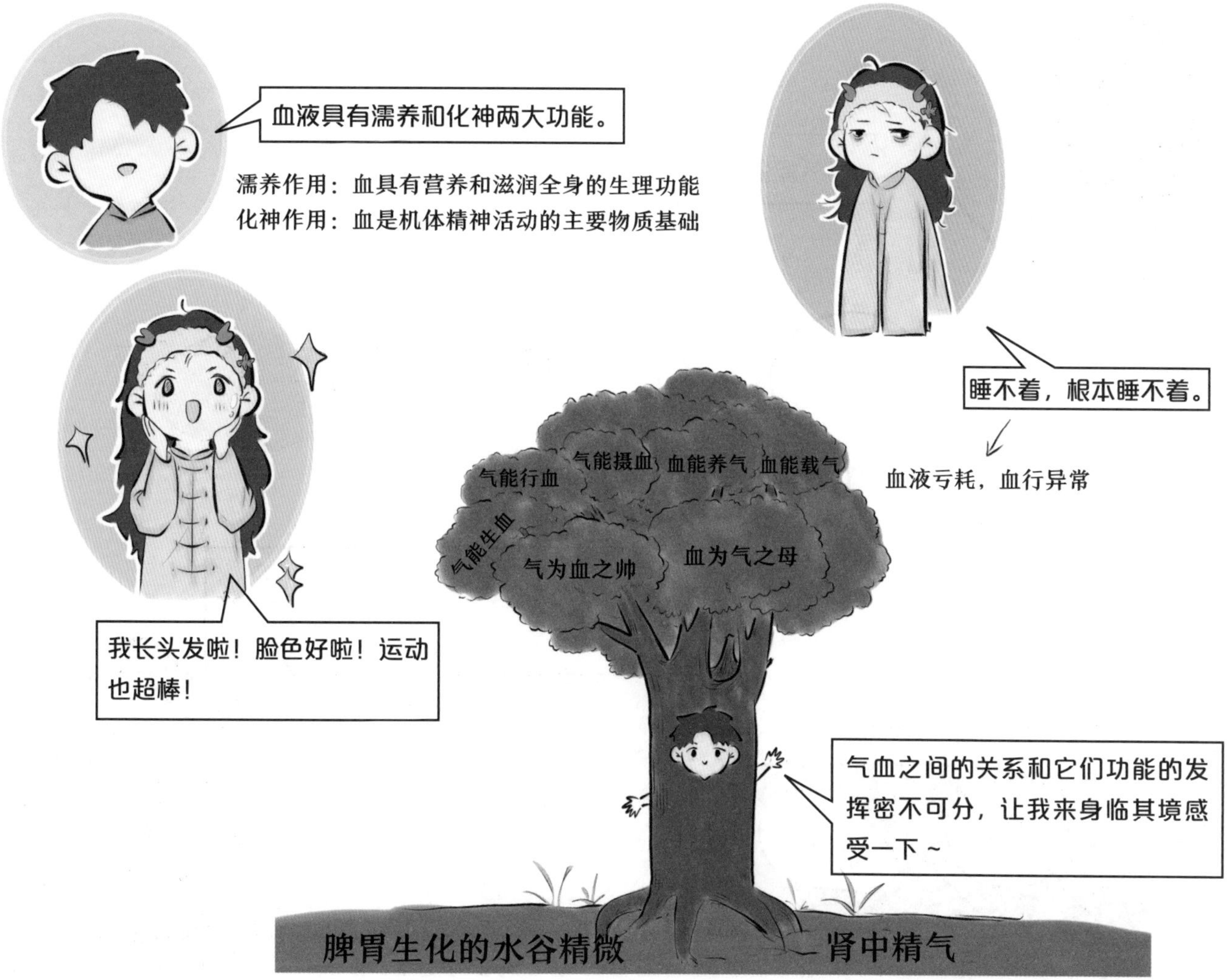
血液具有濡养和化神两大功能。
濡养作用：血具有营养和滋润全身的生理功能
化神作用：血是机体精神活动的主要物质基础
睡不着，根本睡不着。
血液亏耗，血行异常
我长头发啦！脸色好啦！运动也超棒！
气能行血
气能摄血
血能养气
血能载气
气能生血
气为血之帅
血为气之母
脾胃生化的水谷精微
肾中精气
气血之间的关系和它们功能的发挥密不可分，让我来身临其境感受一下～

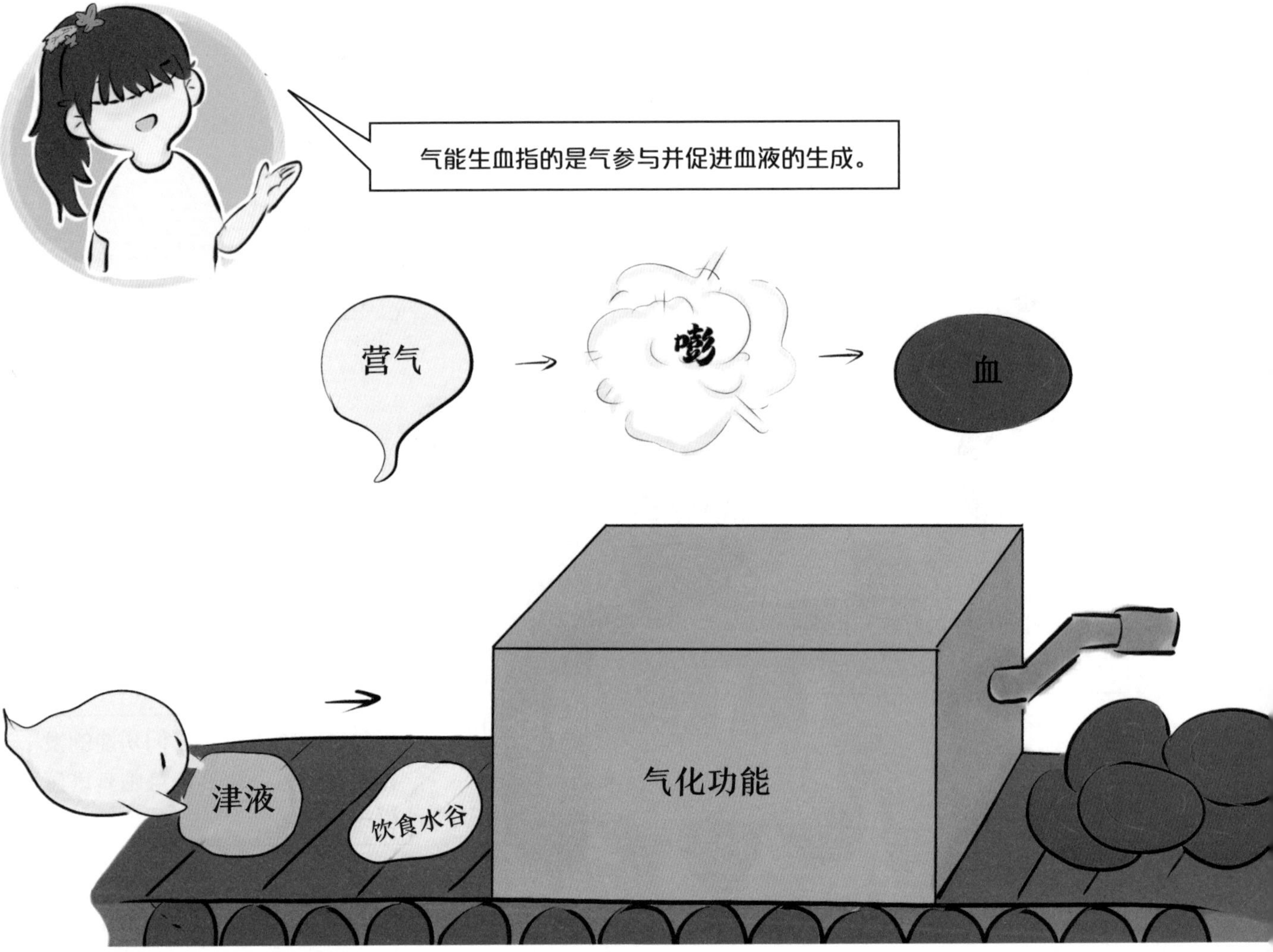
气能生血指的是气参与并促进血液的生成。
营气
嘭
血
津液
饮食水谷
气化功能

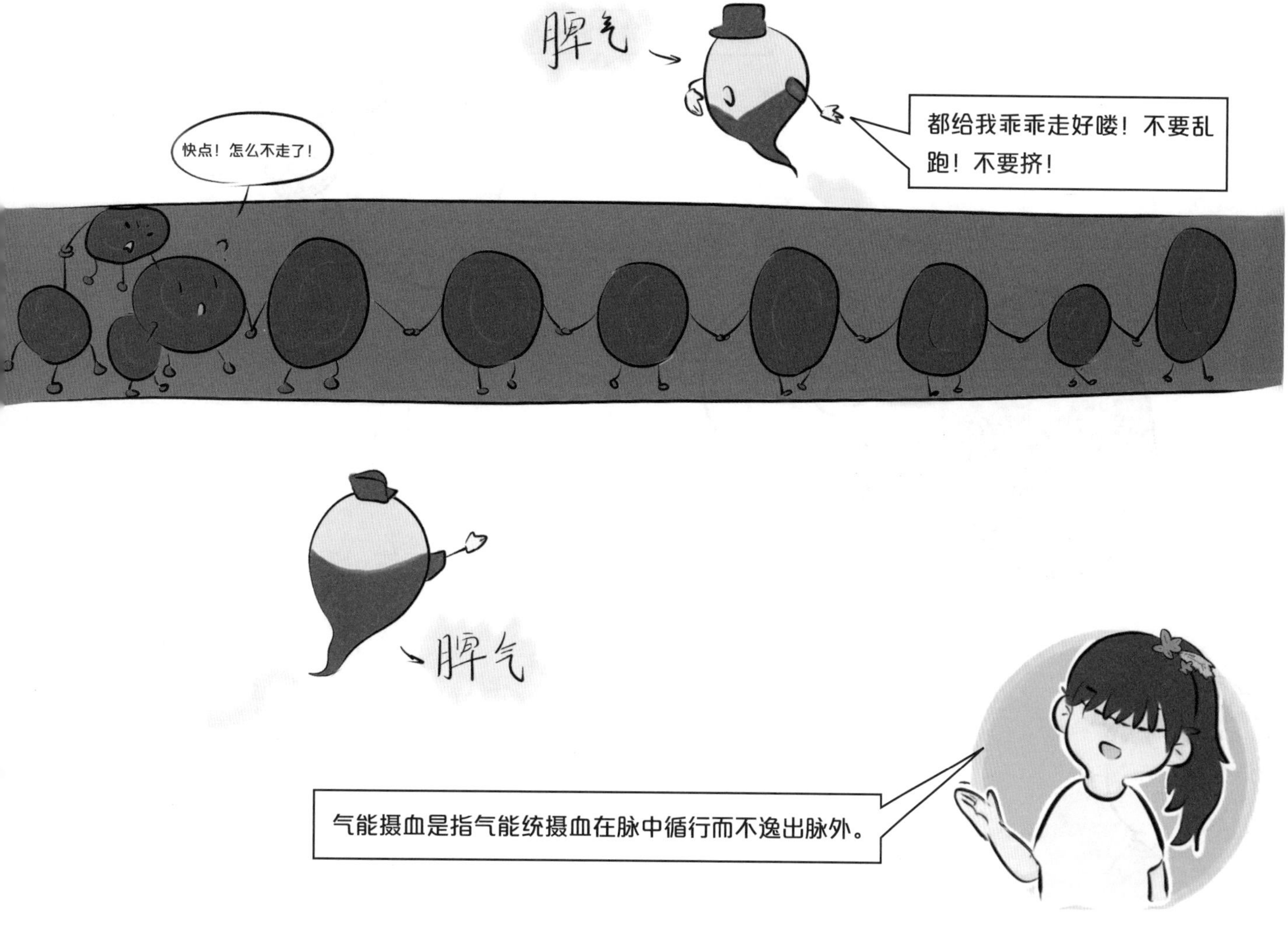
脾气
都给我乖乖走好喽！不要乱跑！不要挤！
快点！怎么不走了！
脾气
气能摄血是指气能统摄血在脉中循行而不逸出脉外。

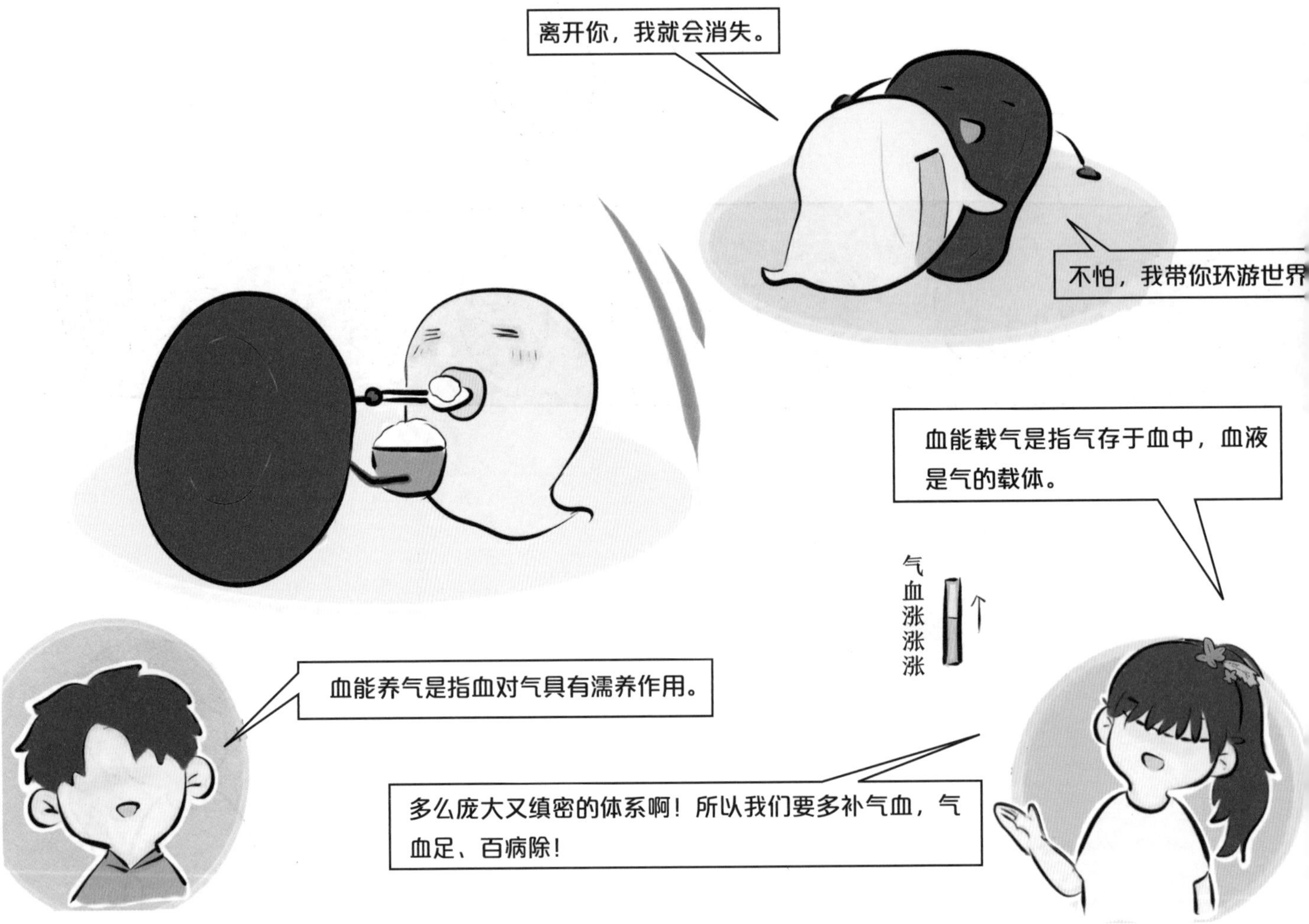
离开你，我就会消失。
不怕，我带你环游世界
血能载气是指气存于血中，血液是气的载体。
气血涨涨涨
血能养气是指血对气具有濡养作用。
多么庞大又缜密的体系啊！所以我们要多补气血，气血足、百病除！

中医知识小课堂

身体里的气运行异常会怎么样呢？

气的运动阻滞，升降出入运动之间平衡失调，称为“气机失调”。气的运动形式多样，气机失调也有多种表现。

气机不畅：气运行受阻而不畅通，如肝气不畅表现为情志抑郁、胸闷、爱叹息。

气滞：受阻较甚，局部阻滞不通，如气滞于经络，则该经循行路线相关部位疼痛或运动障碍。

气逆：气上升太过或下降不及，如肺气上逆表现为咳嗽、气喘、痰多。

气陷：气上升不及或下降太过，如脾宜升则健，脾气虚，易导致气陷，称“中气下陷”，常伴有胃下垂。

气脱：气外出太过而不能内守，如肺气虚脱则呼吸困难、鼾声如雷。

气闭：气不能外达而郁结于内，如膀胱气闭表现为小便不通，大肠气闭表现为大便秘结。

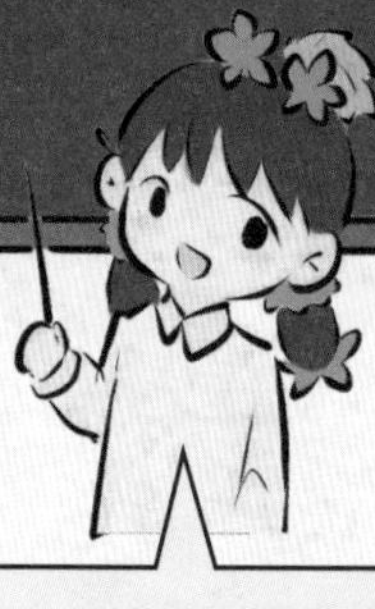

“百病生于气也。”调畅气机是治疗疾病的基本法则。

第四式

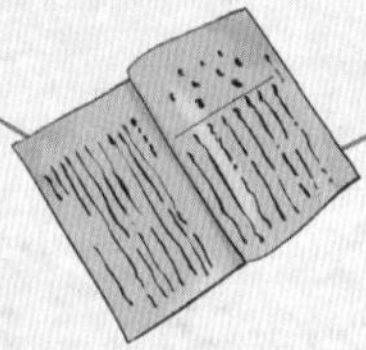

经络篇

人体运行通道

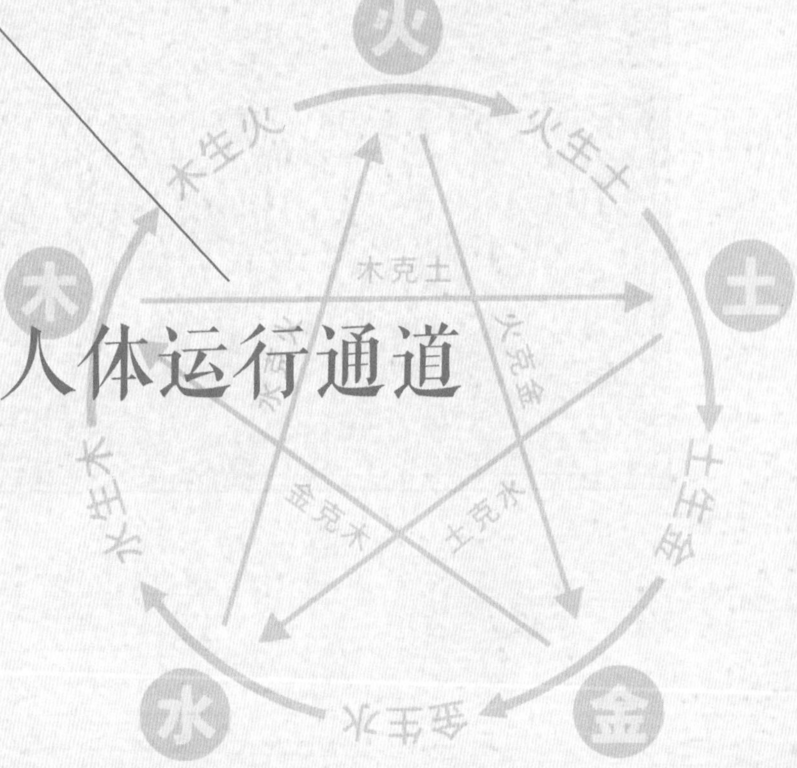

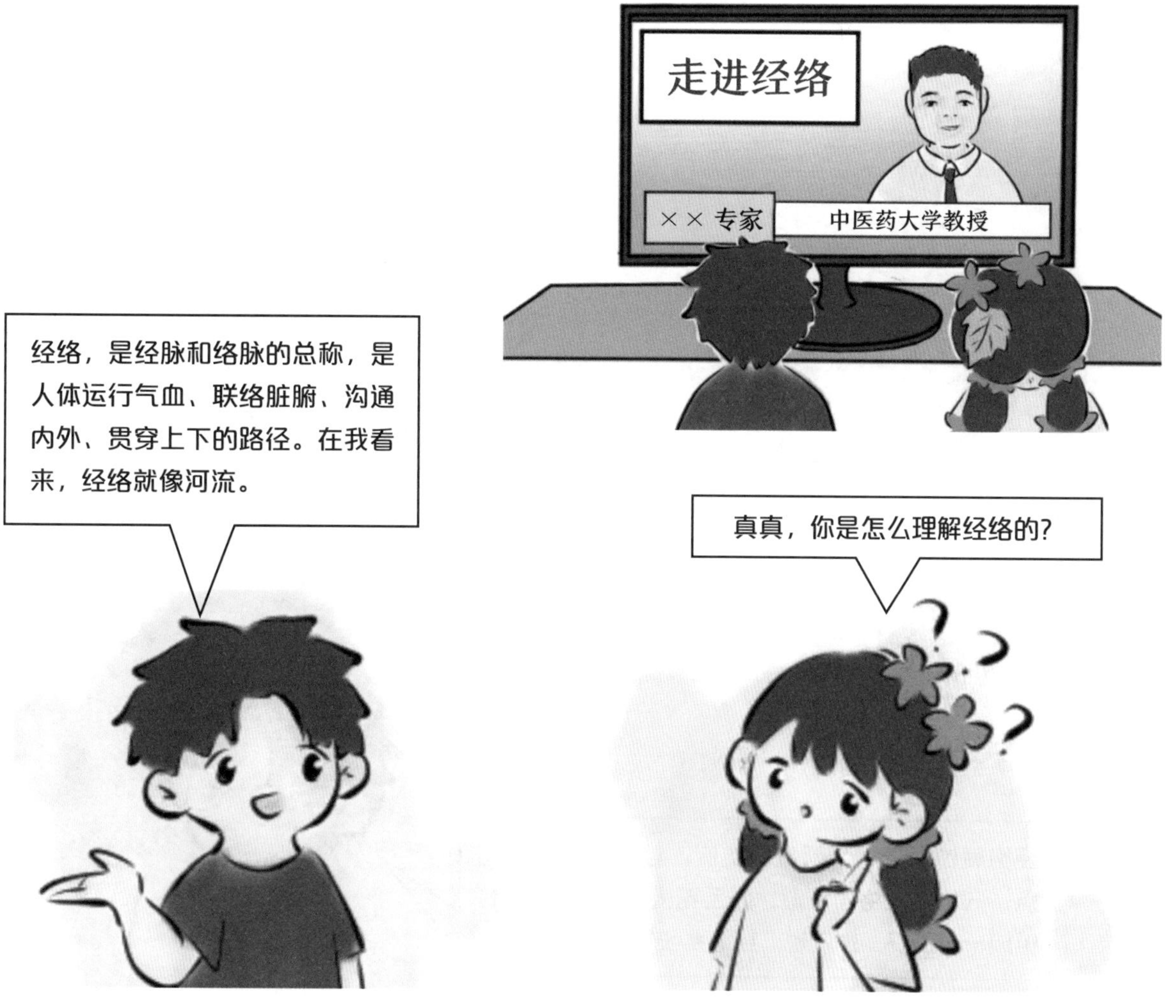
走进经络
××专家
中医药大学教授
真真，你是怎么理解经络的?
经络，是经脉和络脉的总称，是人体运行气血、联络脏腑、沟通内外、贯穿上下的路径。在我看来，经络就像河流。

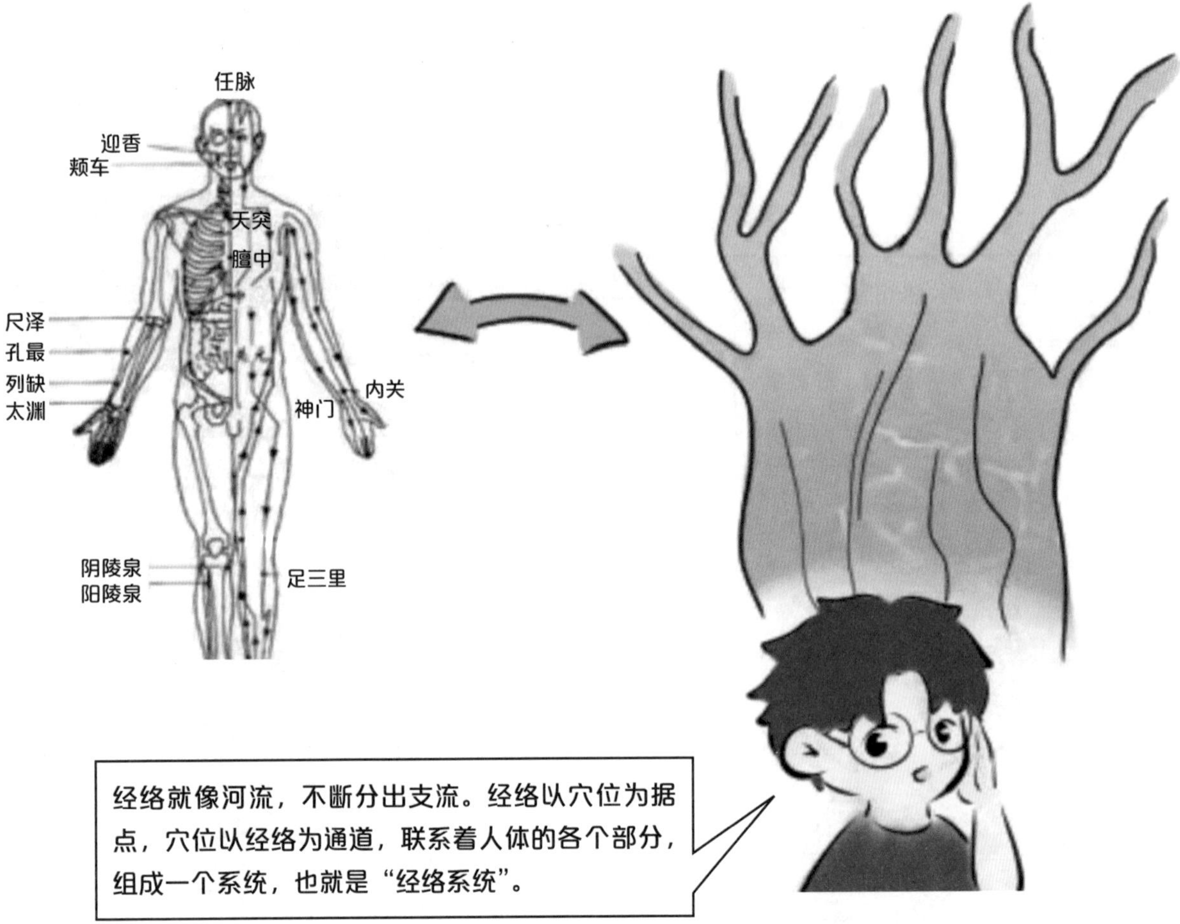
任脉
迎香
颊车
天突
膻中
尺泽
孔最
列缺
太渊
内关
神门
阴陵泉
阳陵泉
足三里
经络就像河流，不断分出支流。经络以穴位为据点，穴位以经络为通道，联系着人体的各个部分，组成一个系统，也就是“经络系统”。

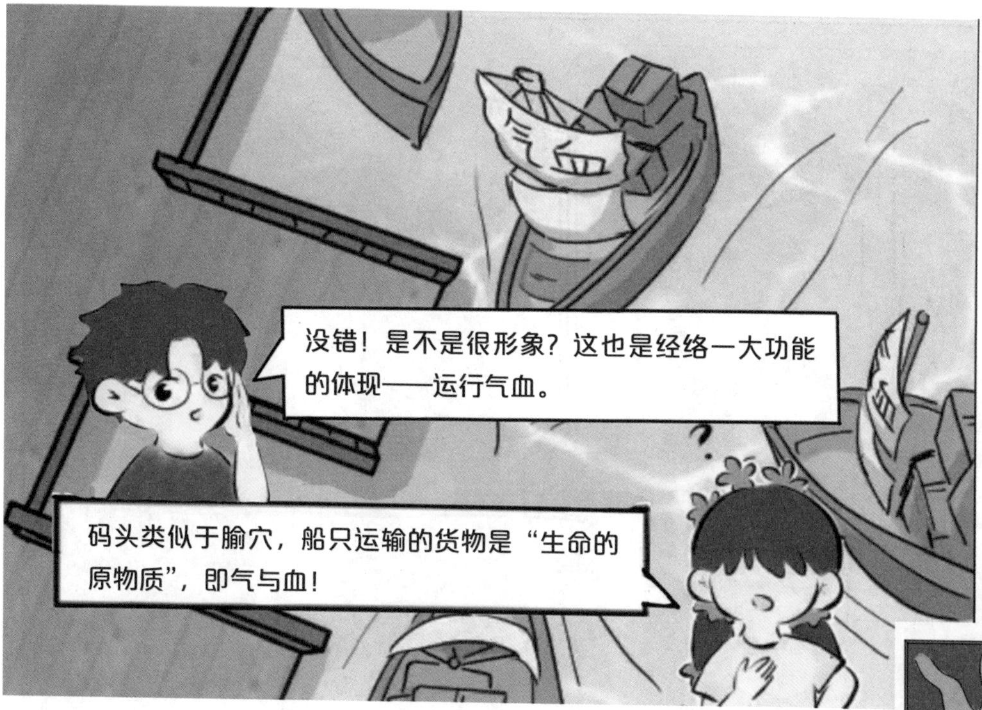
气血
没错！是不是很形象？这也是经络一大功能的体现——运行气血。
码头类似于腧穴，船只运输的货物是“生命的原物质”，即气与血！

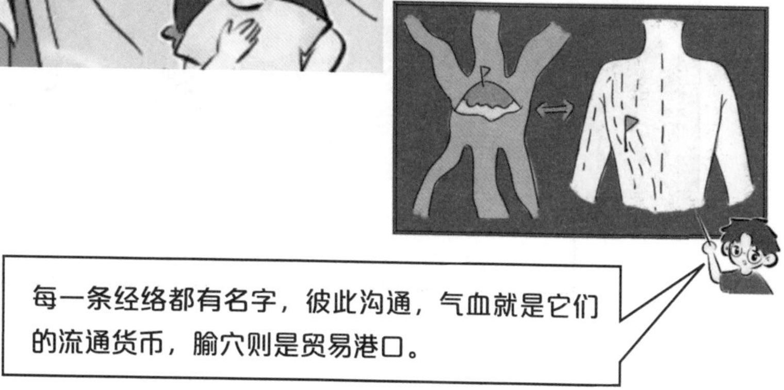
每一条经络都有名字，彼此沟通，气血就是它们的流通货币，腧穴则是贸易港口。

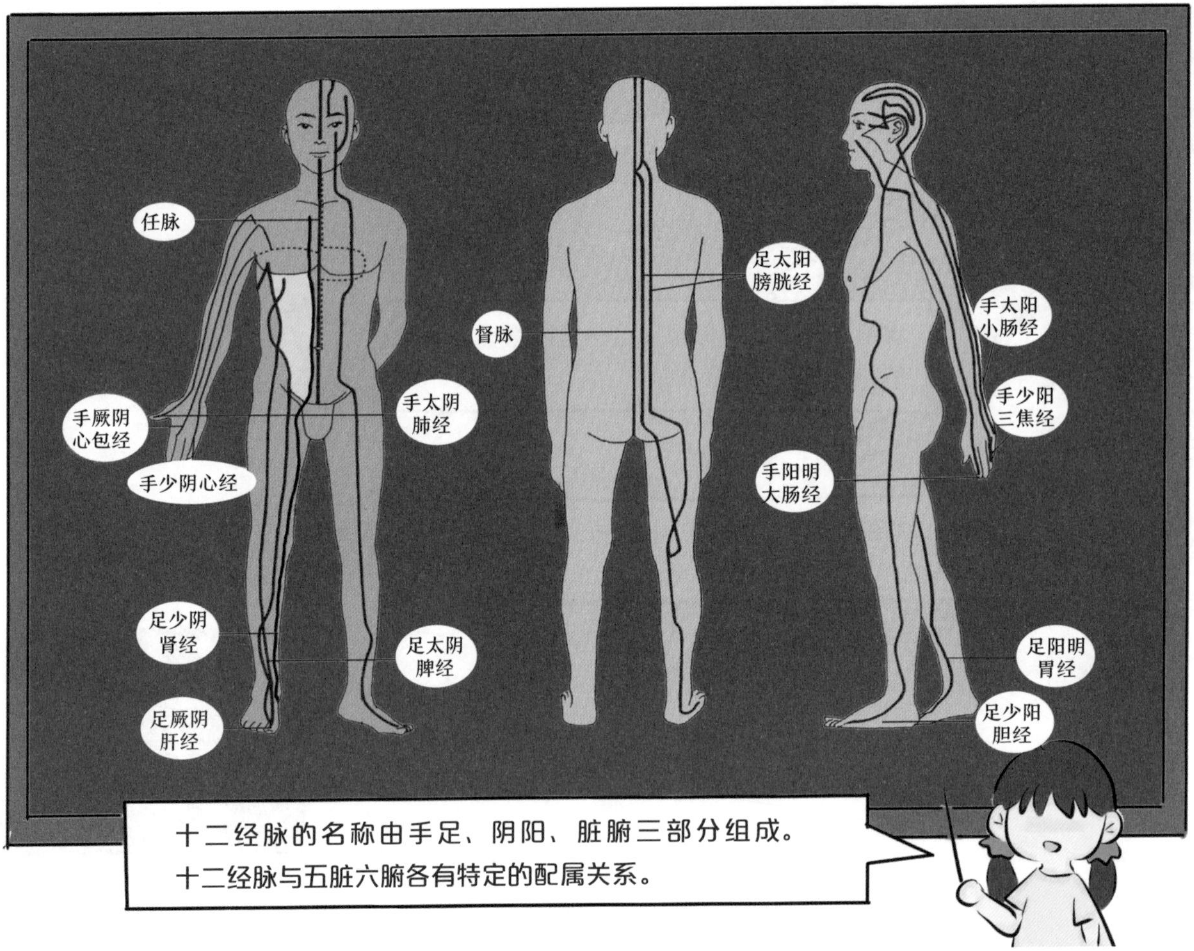
任脉
手厥阴心包经
手少阴心经
手太阴肺经
足少阴肾经
足太阴脾经
足厥阴肝经
督脉
足太阳膀胱经
手太阳小肠经
手少阳三焦经
手阳明大肠经
足阳明胃经
足少阳胆经
十二经脉的名称由手足、阴阳、脏腑三部分组成。十二经脉与五脏六腑各有特定的配属关系。

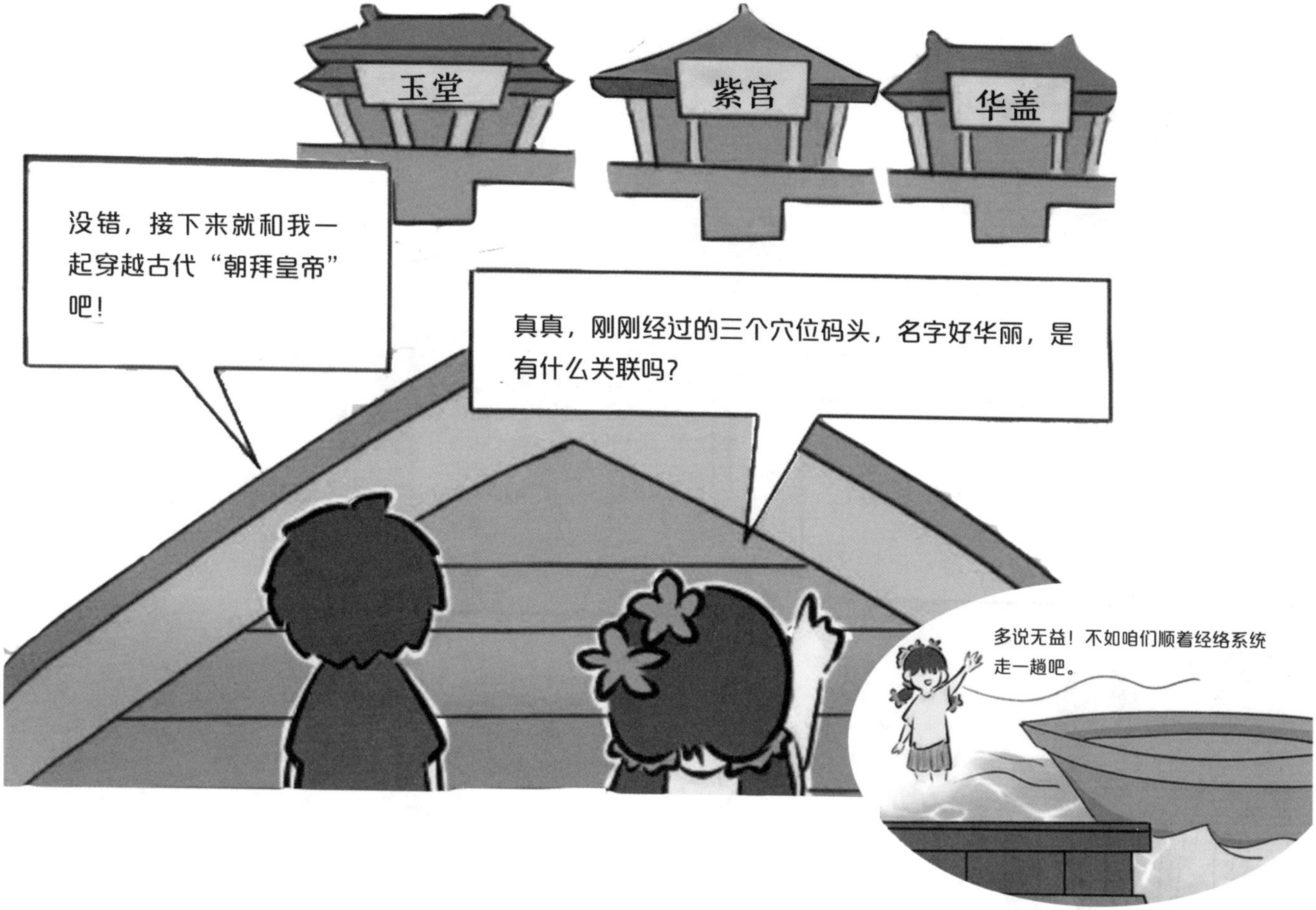
玉堂
紫宫
华盖
没错，接下来就和我一起穿越古代“朝拜皇帝”吧！
真真，刚刚经过的三个穴位码头，名字好华丽，是有什么关联吗？
多说无益！不如咱们顺着经络系统走一趟吧。

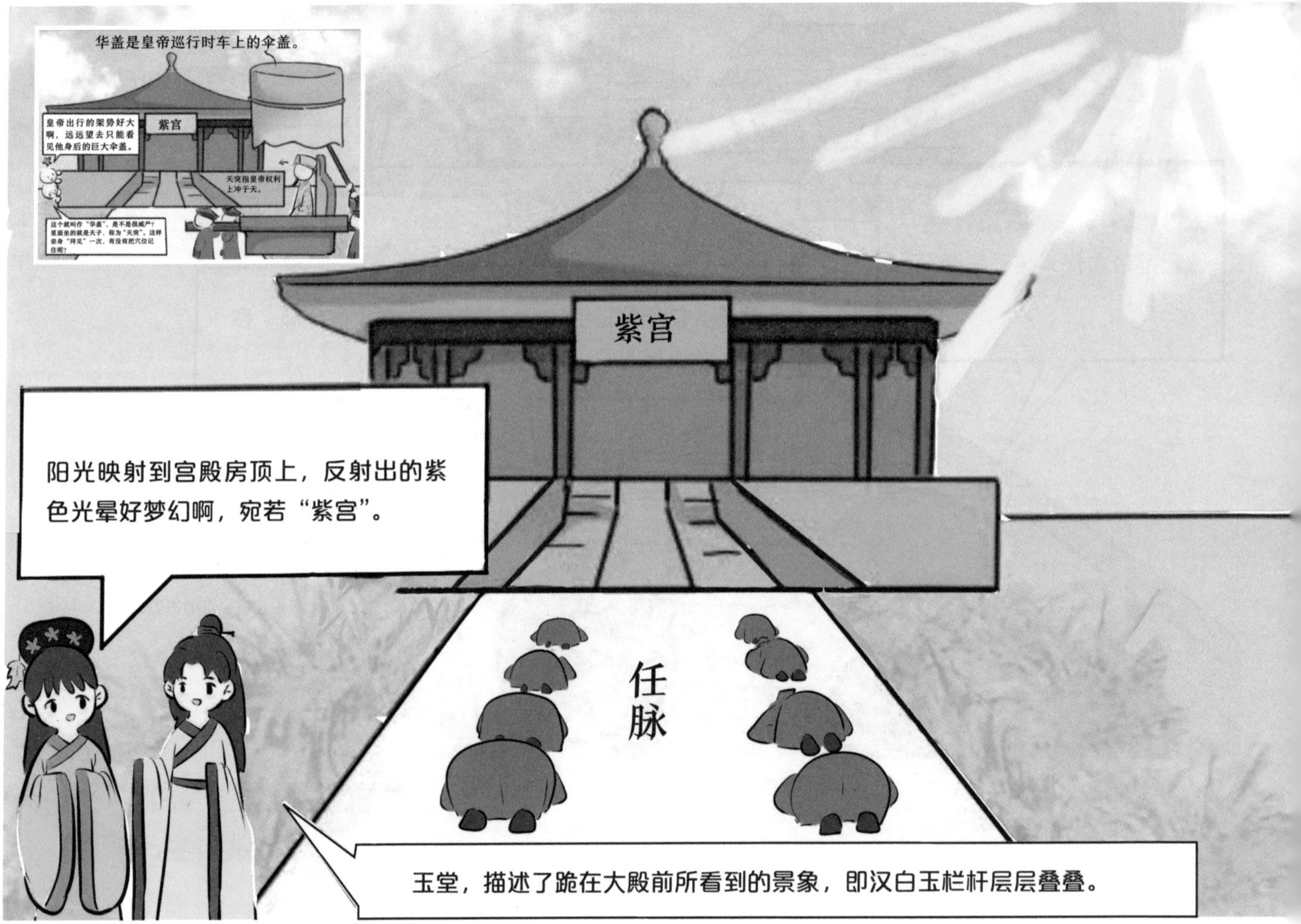
华盖是皇帝巡行时车上的伞盖。
皇帝出行的架势好大啊，远远望去只能看见他身后的巨大伞盖。
紫宫
天突指皇帝权利上冲于天。
这个就叫作“华盖”，是不是很威严？里面坐的就是天子，称为“天突”。这样亲身“拜见”一次，有没有把穴位记住呢？
紫宫
阳光映射到宫殿房顶上，反射出的紫色光晕好梦幻啊，宛若“紫宫”。
任脉
玉堂，描述了跪在大殿前所看到的景象，即汉白玉栏杆层层叠叠。

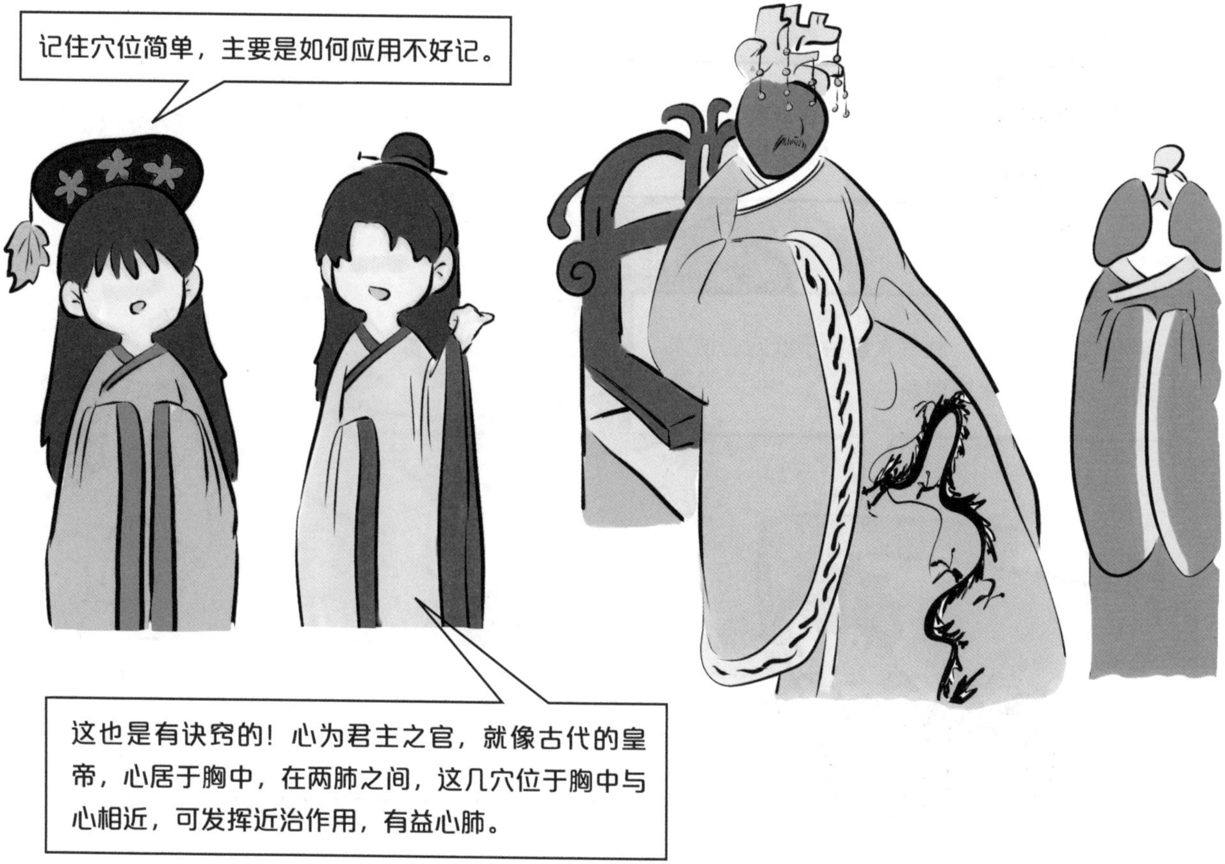
记住穴位简单，主要是如何应用不好记。
这也是有诀窍的！心为君主之官，就像古代的皇帝，心居于胸中，在两肺之间，这几穴位于胸中与心相近，可发挥近治作用，有益心肺。

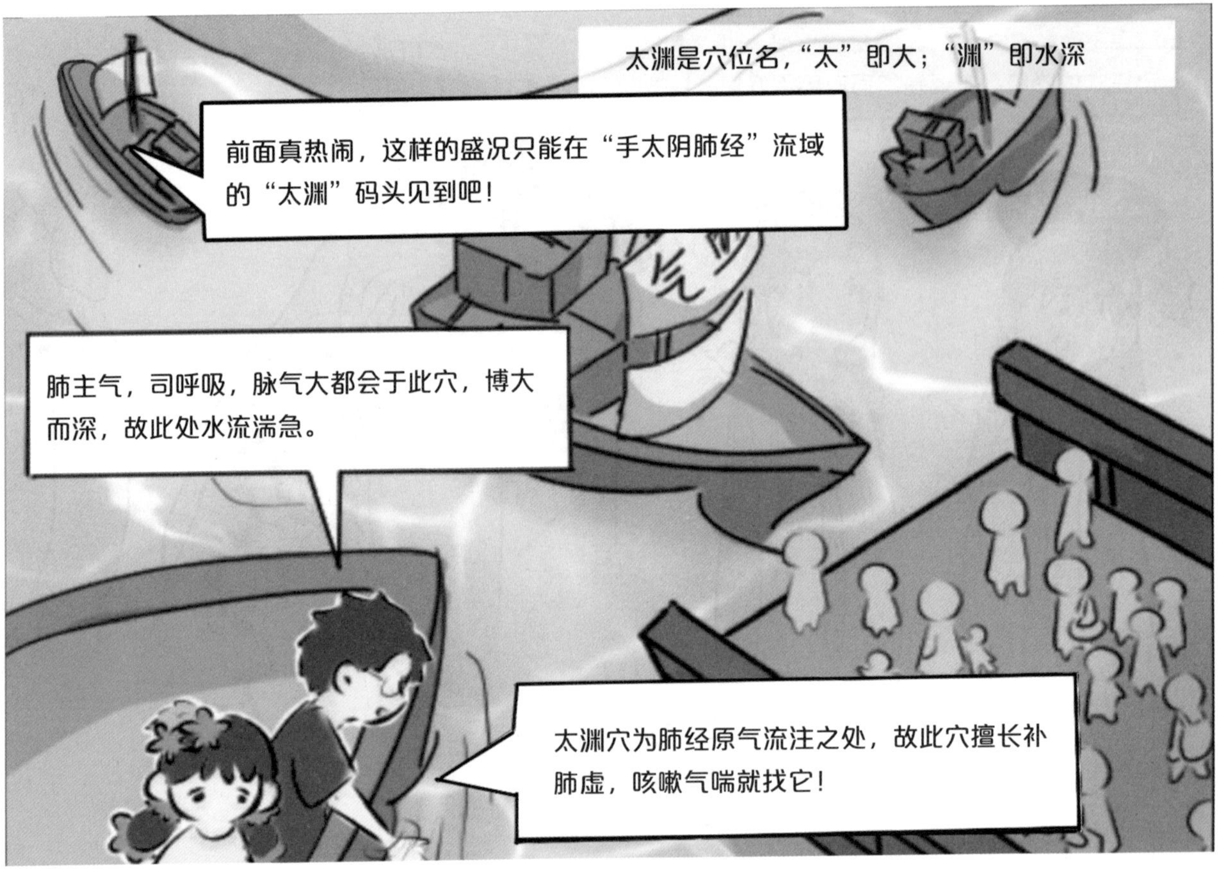
太渊是穴位名，“太”即大；“渊”即水深
前面真热闹，这样的盛况只能在“手太阴肺经”流域的“太渊”码头见到吧！
气
肺主气，司呼吸，脉气大都会于此穴，博大而深，故此处水流湍急。
太渊穴为肺经原气流注之处，故此穴擅长补肺虚，咳嗽气喘就找它！

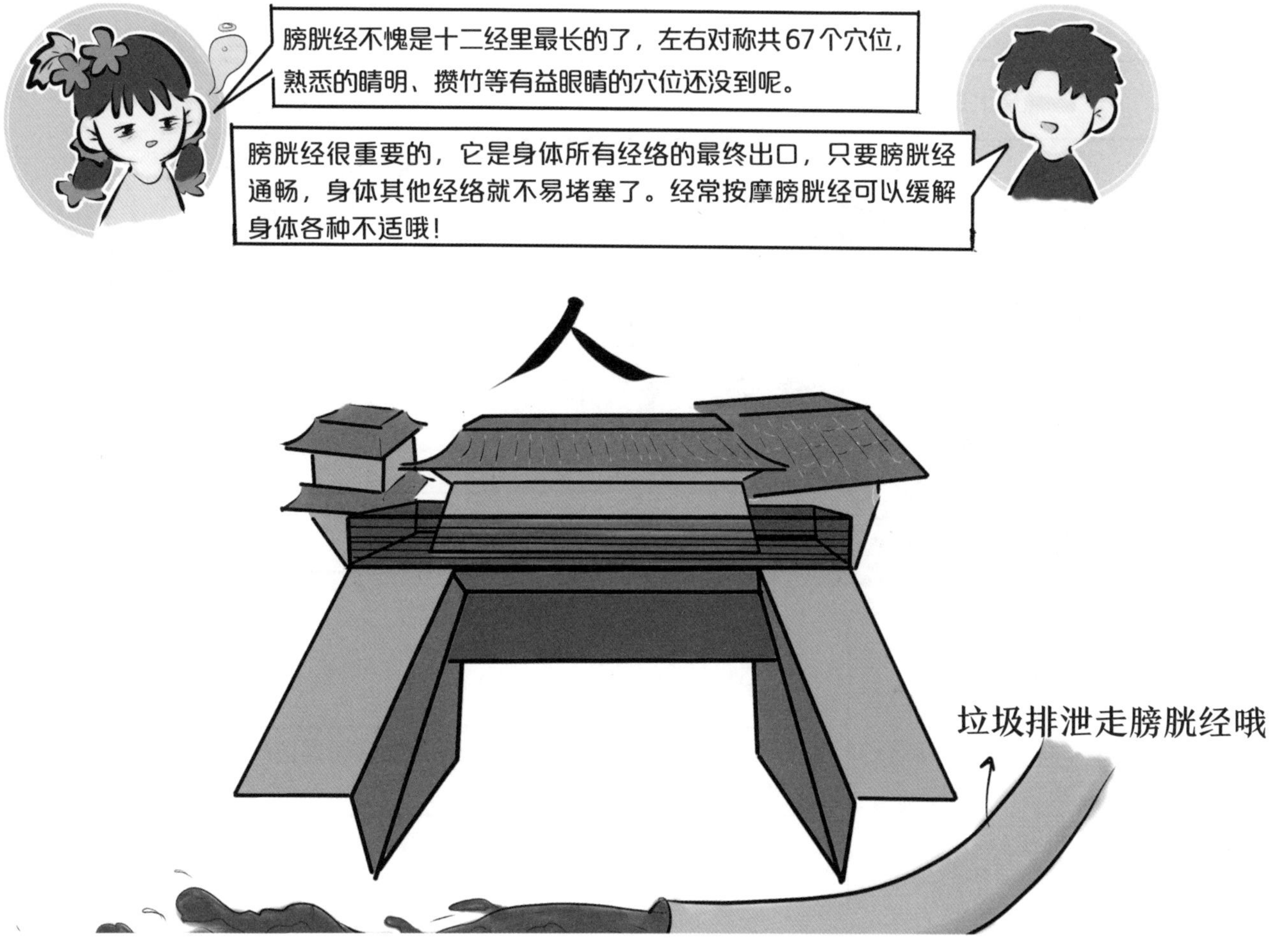
膀胱经不愧是十二经里最长的了，左右对称共 67 个穴位，熟悉的睛明、攒竹等有益眼睛的穴位还没到呢。
膀胱经很重要的，它是身体所有经络的最终出口，只要膀胱经通畅，身体其他经络就不易堵塞了。经常按摩膀胱经可以缓解身体各种不适哦！
人
垃圾排泄走膀胱经哦

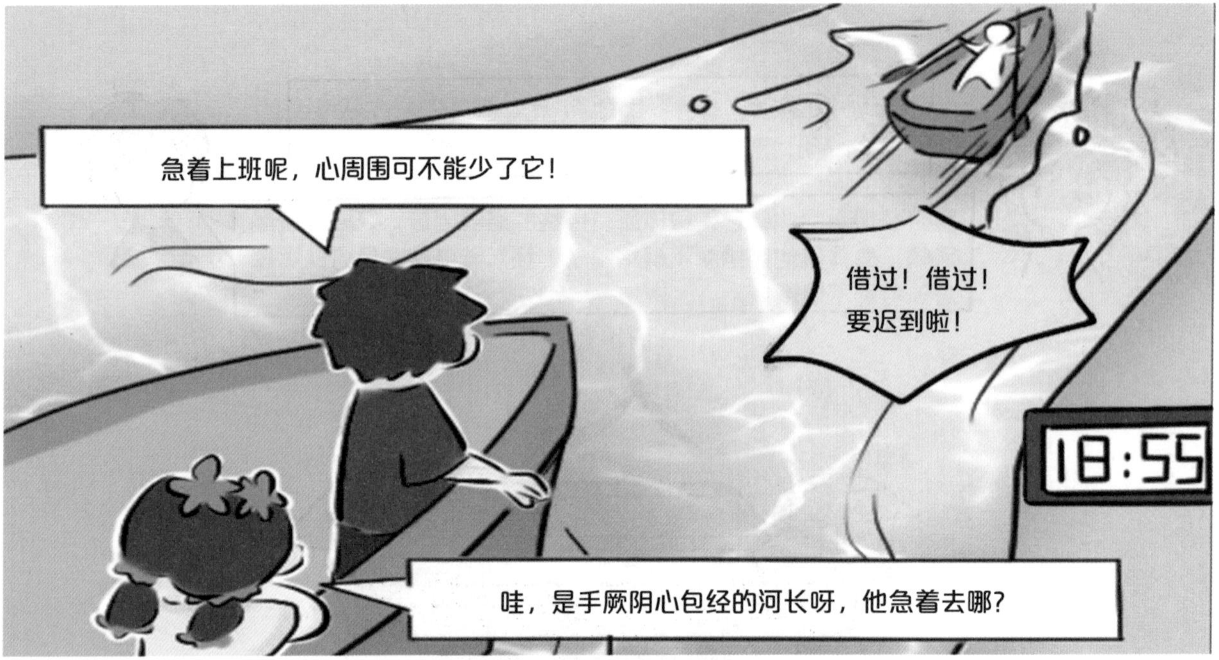
急着上班呢，心周围可不能少了它！
借过！借过！
要迟到啦！
18:55
哇，是手厥阴心包经的河长呀，他急着去哪？

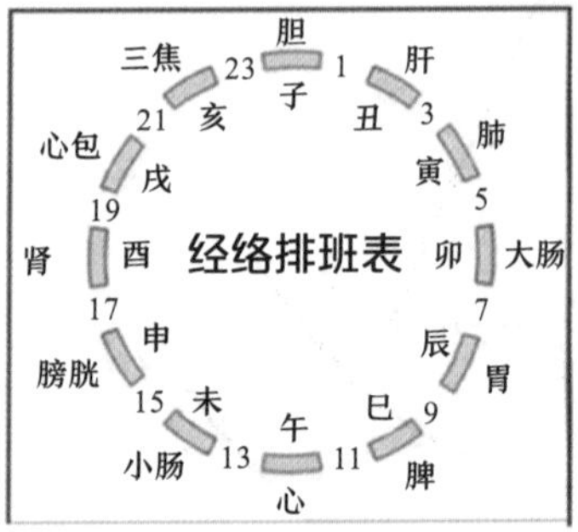
经络排班表
胆
子
1
肝
丑
3
肺
寅
5
大肠
卯
7
辰
胃
9
巳
脾
11
午
心
13
未
小肠
15
申
膀胱
17
酉
肾
19
戌
心包
21
亥
三焦
23

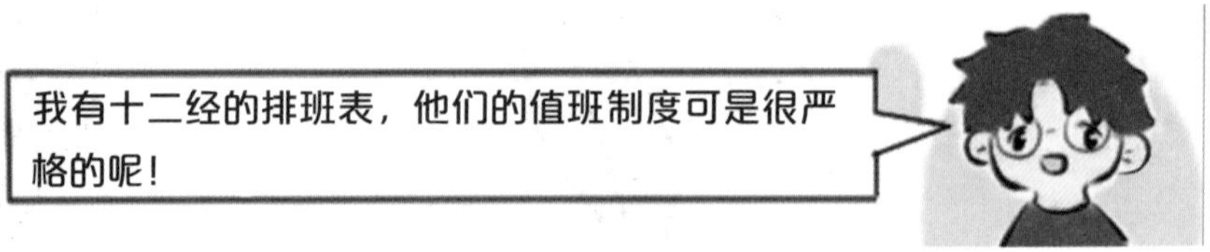
我有十二经的排班表，他们的值班制度可是很严格的呢！

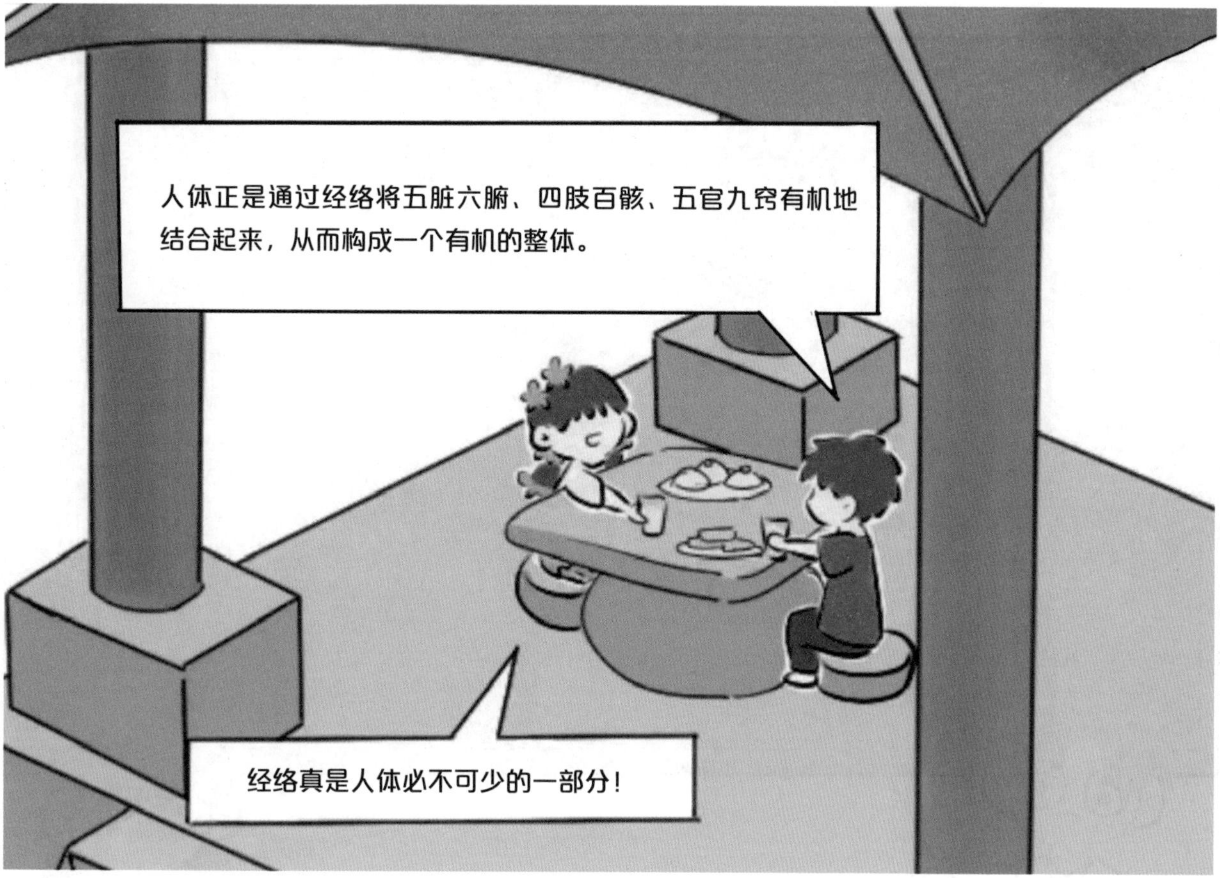
人体正是通过经络将五脏六腑、四肢百骸、五官九窍有机地结合起来，从而构成一个有机的整体。
经络真是人体必不可少的一部分！

中医知识小课堂

“经络排班表”到底是个啥?

其实这对应的就是中医学理论中的子午流注。“子午”指的是时辰，“流注”指的是血气，所以十二经络的子午流注就是指经脉血气的运行是有时间规律的，不同时间血气有时盛，有时衰。

十二时辰：子时、丑时、寅时、卯时、辰时、巳时、午时、未时、申时、酉时、戌时、亥时。

十二经脉：足少阳胆经、足厥阴肝经、手太阴肺经、手阳明大肠经、足阳明胃经、足太阴脾经、手少阴心经、手太阳小肠经、足太阳膀胱经、足少阴肾经、手厥阴心包经、手少阳三焦经。

由于时辰在变化，不同的经脉在不同的时辰也会有兴有衰，根据这种规律，对照人体的五脏六腑及其所在的经脉，那么相应的疾病在相应的时间段里进行治疗就可以达到事半功倍的效果。

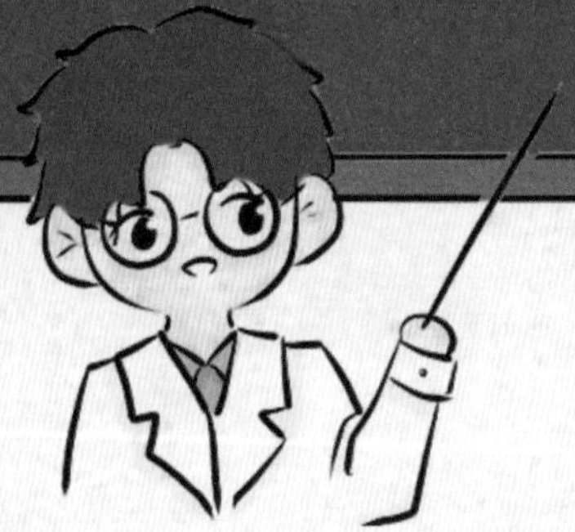

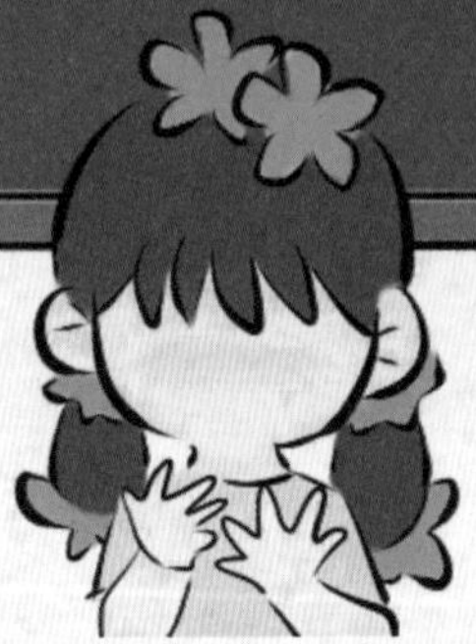

第五式

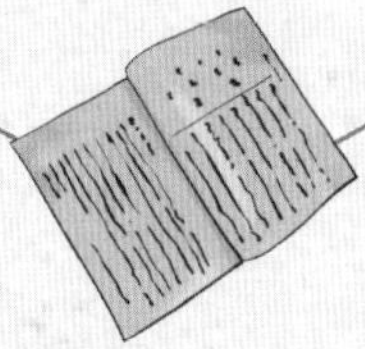

中药篇

人体防御禁军

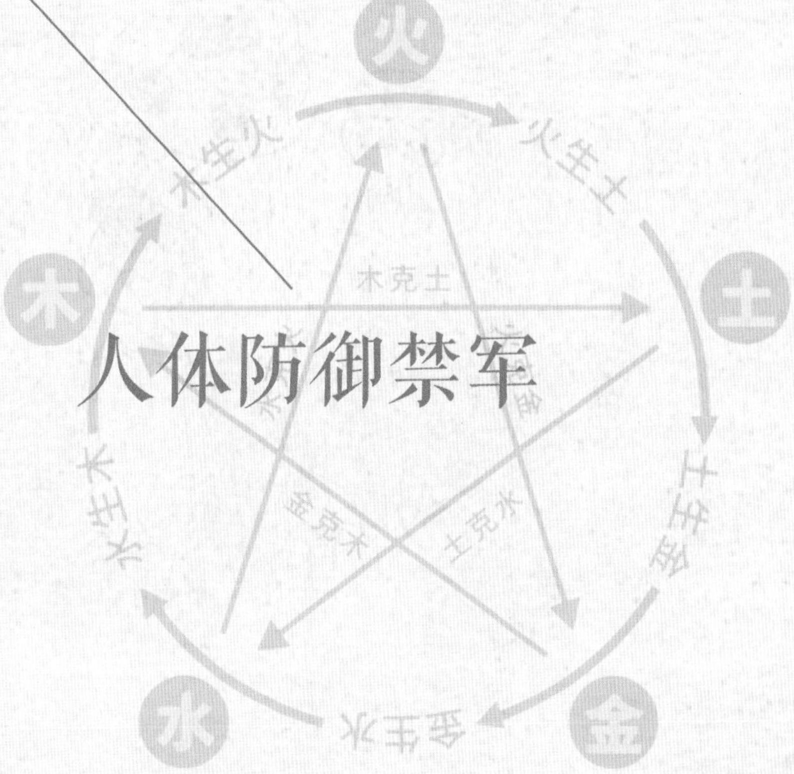

康康的山楂树之恋

琪琪康康出游 VLOG

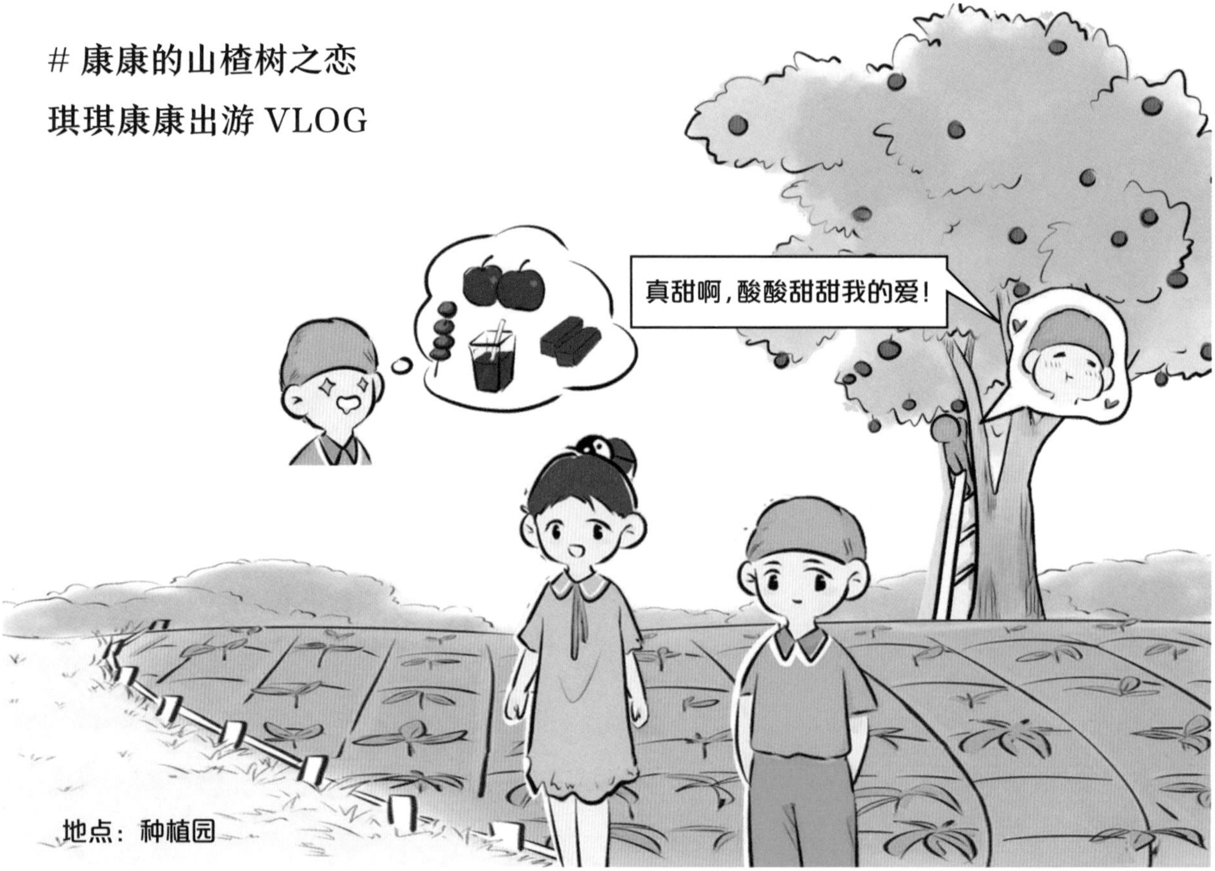

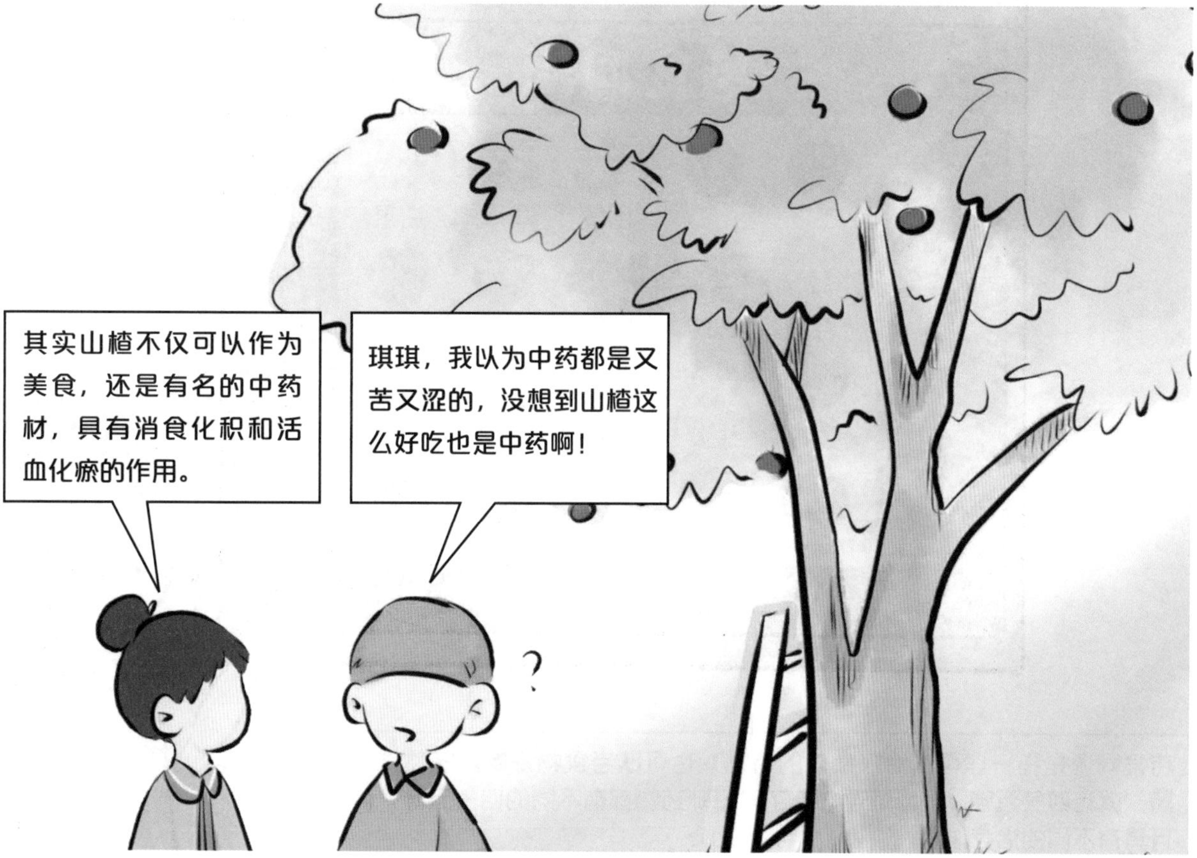
其实山楂不仅可以作为美食，还是有名的中药材，具有消食化积和活血化瘀的作用。
琪琪，我以为中药都是又苦又涩的，没想到山楂这么好吃也是中药啊！
?

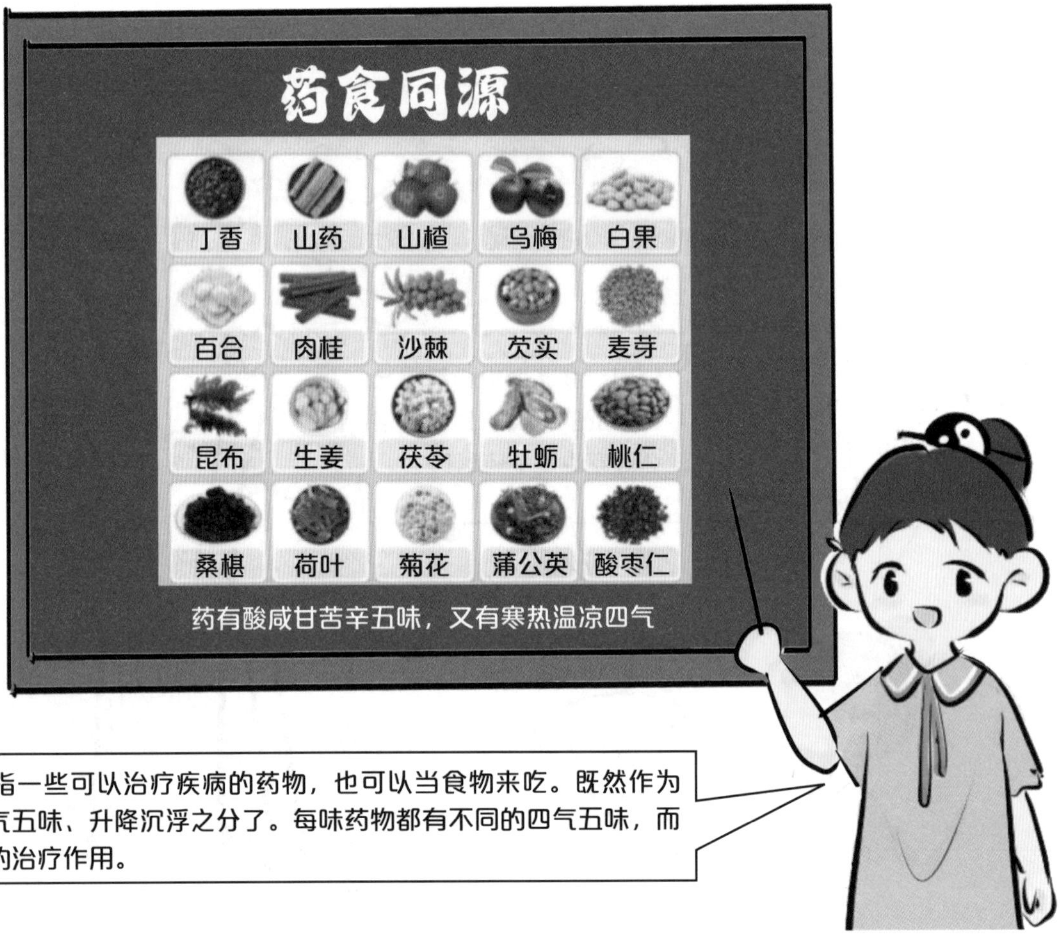

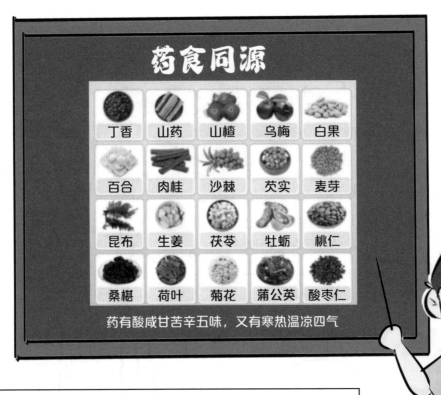

药食同源是指一些可以治疗疾病的药物，也可以当食物来吃。既然作为药，就有四气五味、升降沉浮之分了。每味药物都有不同的四气五味，而且具有不同的治疗作用。

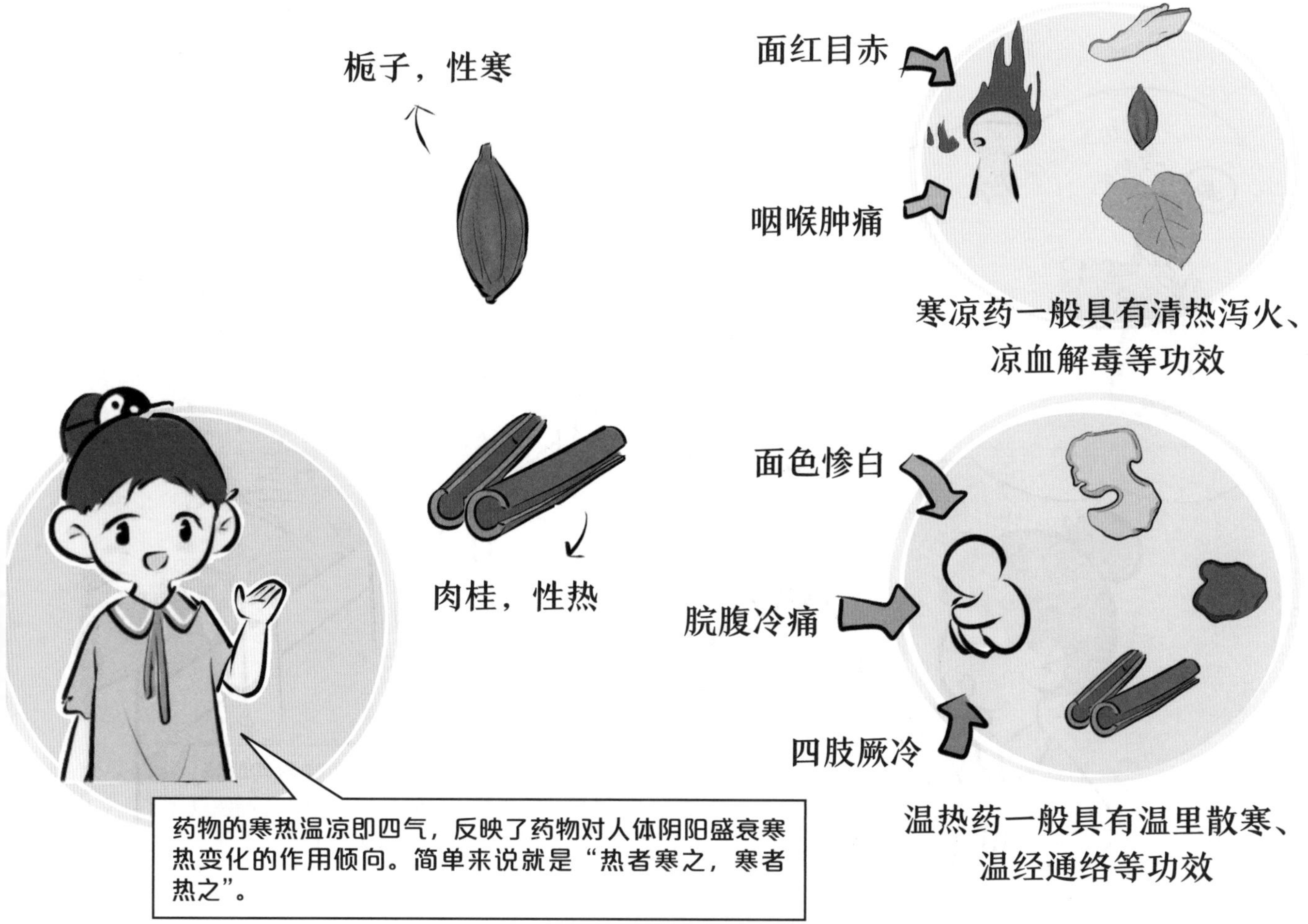
栀子，性寒
面红目赤
咽喉肿痛
寒凉药一般具有清热泻火、凉血解毒等功效
肉桂，性热
面色惨白
脘腹冷痛
四肢厥冷
温热药一般具有温里散寒、温经通络等功效
药物的寒热温凉即四气，反映了药物对人体阴阳盛衰寒热变化的作用倾向。简单来说就是“热者寒之，寒者热之”。

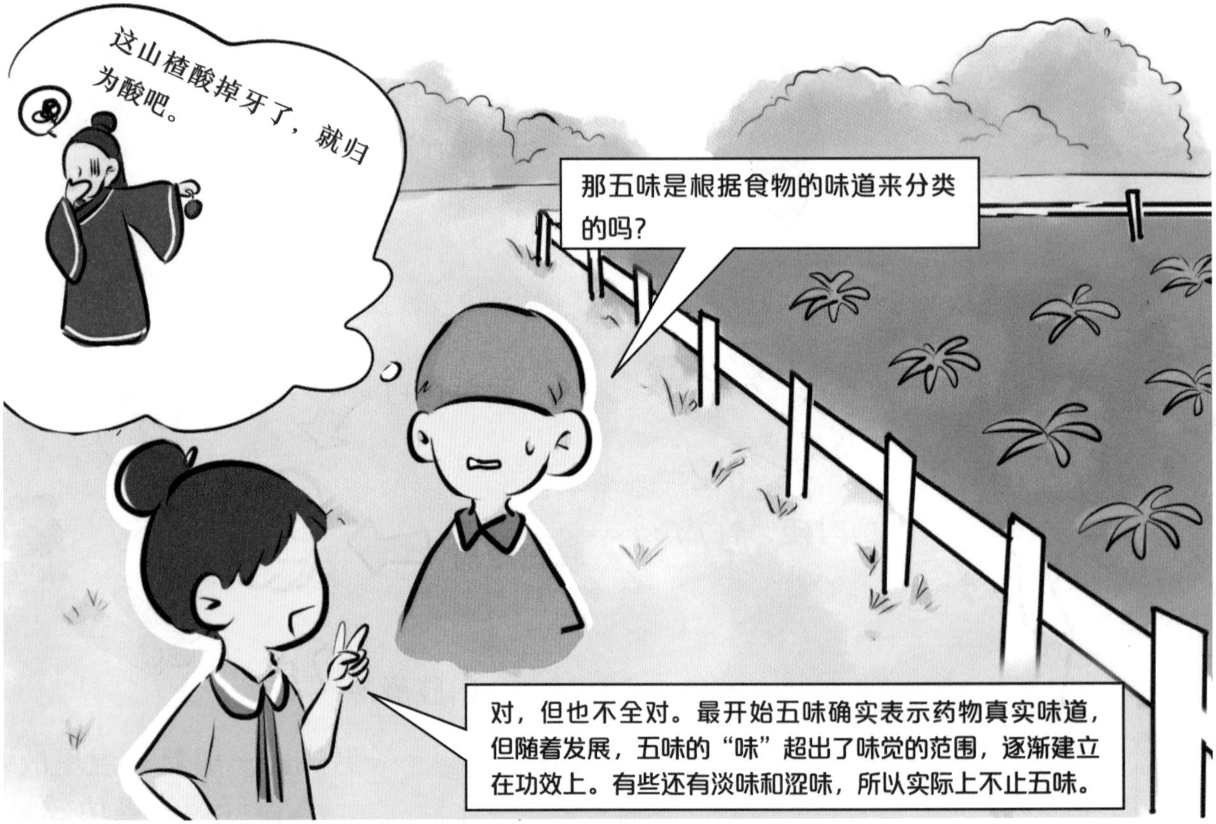
这山楂酸掉牙了，就归为酸吧。
那五味是根据食物的味道来分类的吗？
对，但也不全对。最开始五味确实表示药物真实味道，但随着发展，五味的“味”超出了味觉的范围，逐渐建立在功效上。有些还有淡味和涩味，所以实际上不止五味。

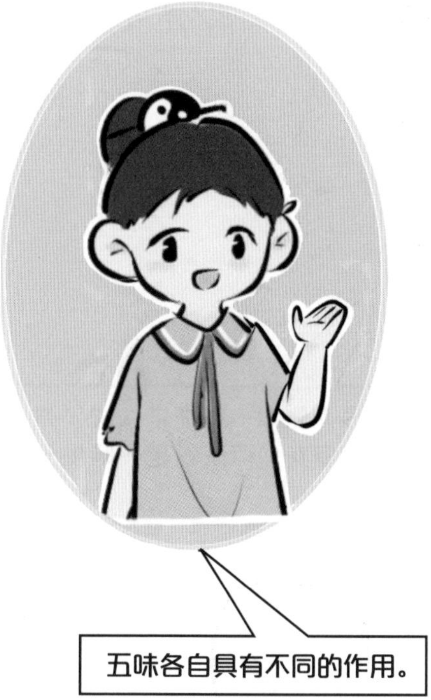

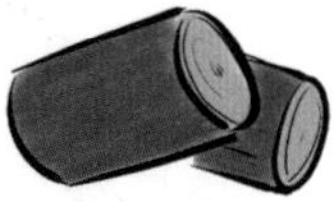

桂枝

辛：能散能行，即有发散、行气、行血的作用

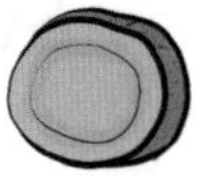

甘草

甘：能补能和能缓，即有补益和中、缓急止痛的作用

乌梅

酸：能收能涩，即有收敛、固涩的作用

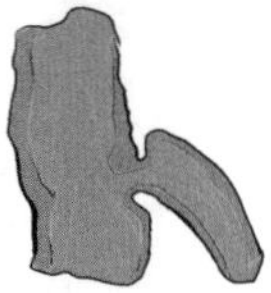

黄连

苦：能泄能燥能坚，即有清火泄热、通泄大便、泻火存阴的作用

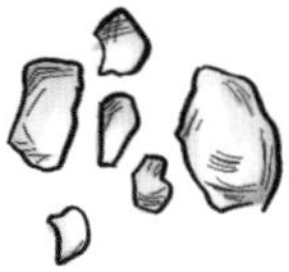

芒硝

咸：能下能软，即有泻下通便、软坚散结的作用

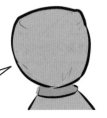

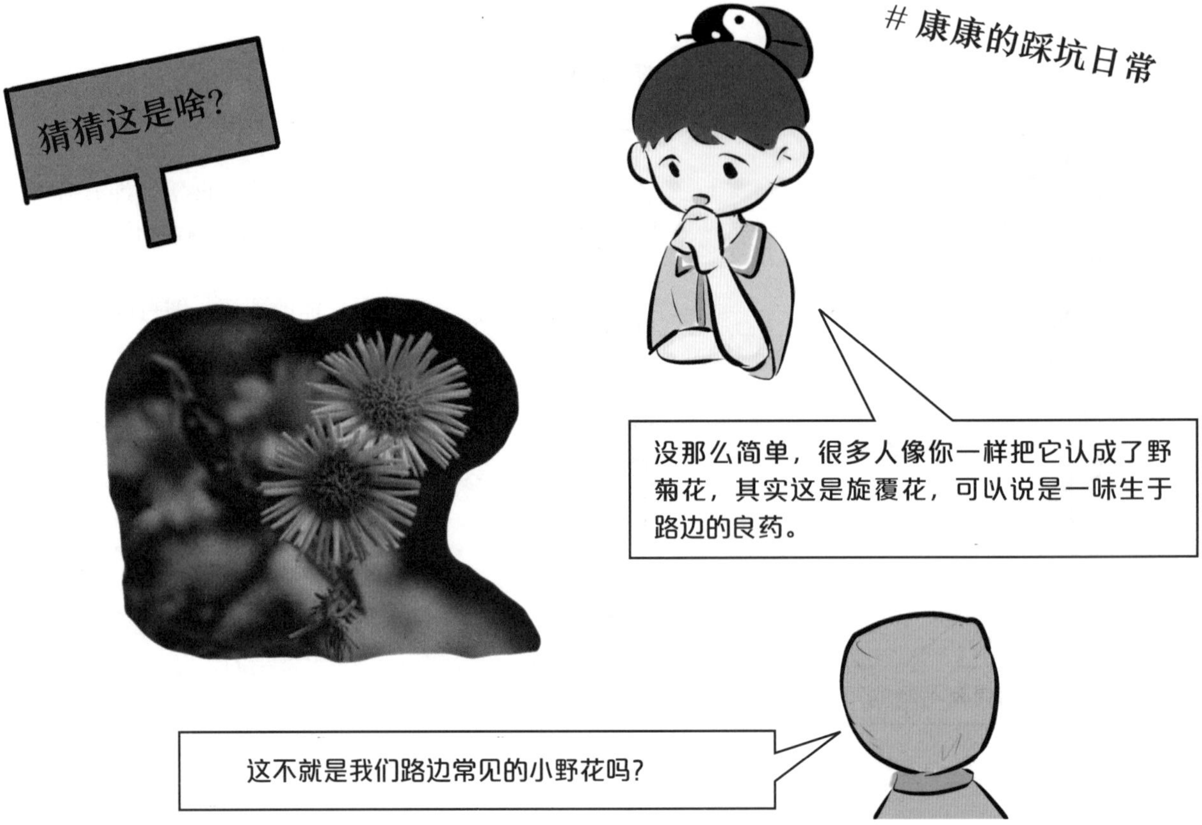
康康的踩坑日常
猜猜这是啥?
这不就是我们路边常见的小野花吗?
没那么简单，很多人像你一样把它认成了野菊花，其实这是旋覆花，可以说是一味生于路边的良药。

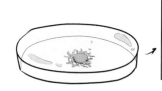

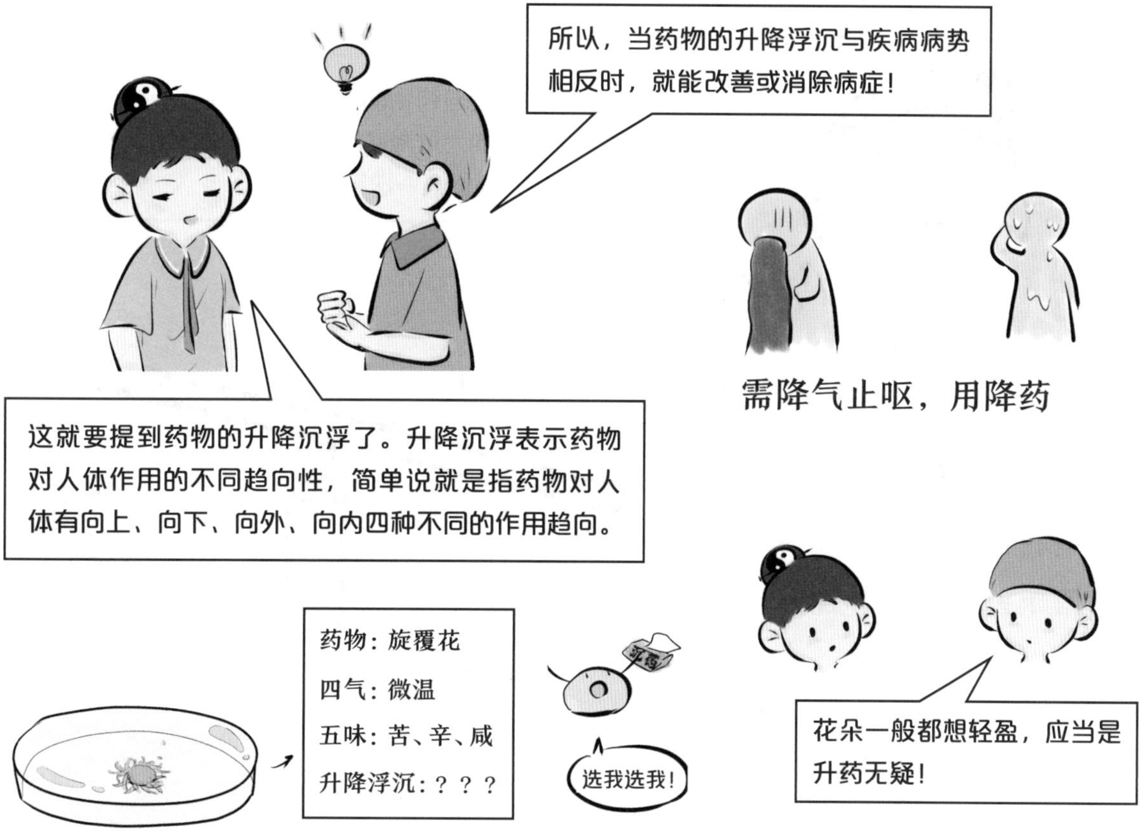
所以，当药物的升降浮沉与疾病病势相反时，就能改善或消除病症！
需降气止呕，用降药
这就要提到药物的升降沉浮了。升降沉浮表示药物对人体作用的不同趋向性，简单说就是指药物对人体有向上、向下、向外、向内四种不同的作用趋向。
药物：旋覆花
四气：微温
五味：苦、辛、咸
升降浮沉：？？？
选我选我！
花朵一般都想轻盈，应当是升药无疑！

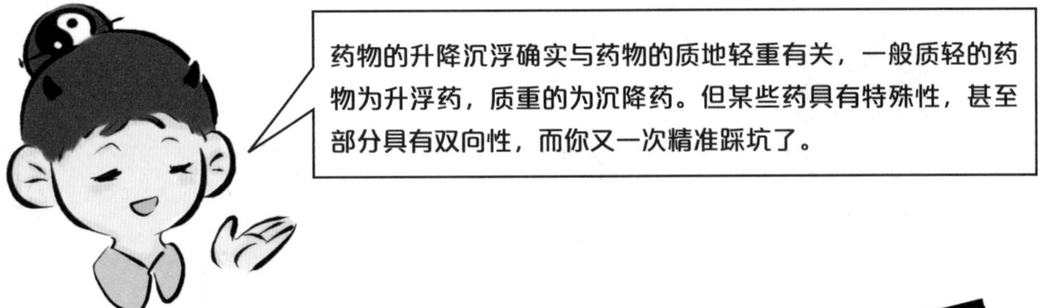

药物的升降沉浮确实与药物的质地轻重有关，一般质轻的药物为升浮药，质重的为沉降药。但某些药具有特殊性，甚至部分具有双向性，而你又一次精准踩坑了。

诸花皆升，旋覆独降
诸子皆降，苍耳独升

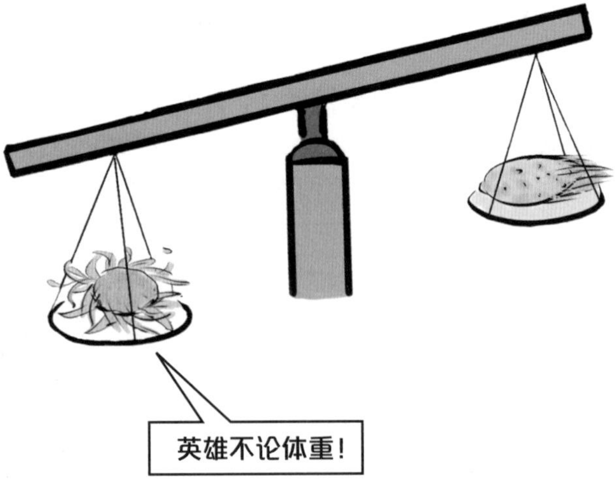

英雄不论体重！

旋覆花虽是花，但功能降气消痰止呕，药性沉降而非升浮；苍耳子虽是果实，但功能通窍发汗、散风除湿，药性升浮而非沉降

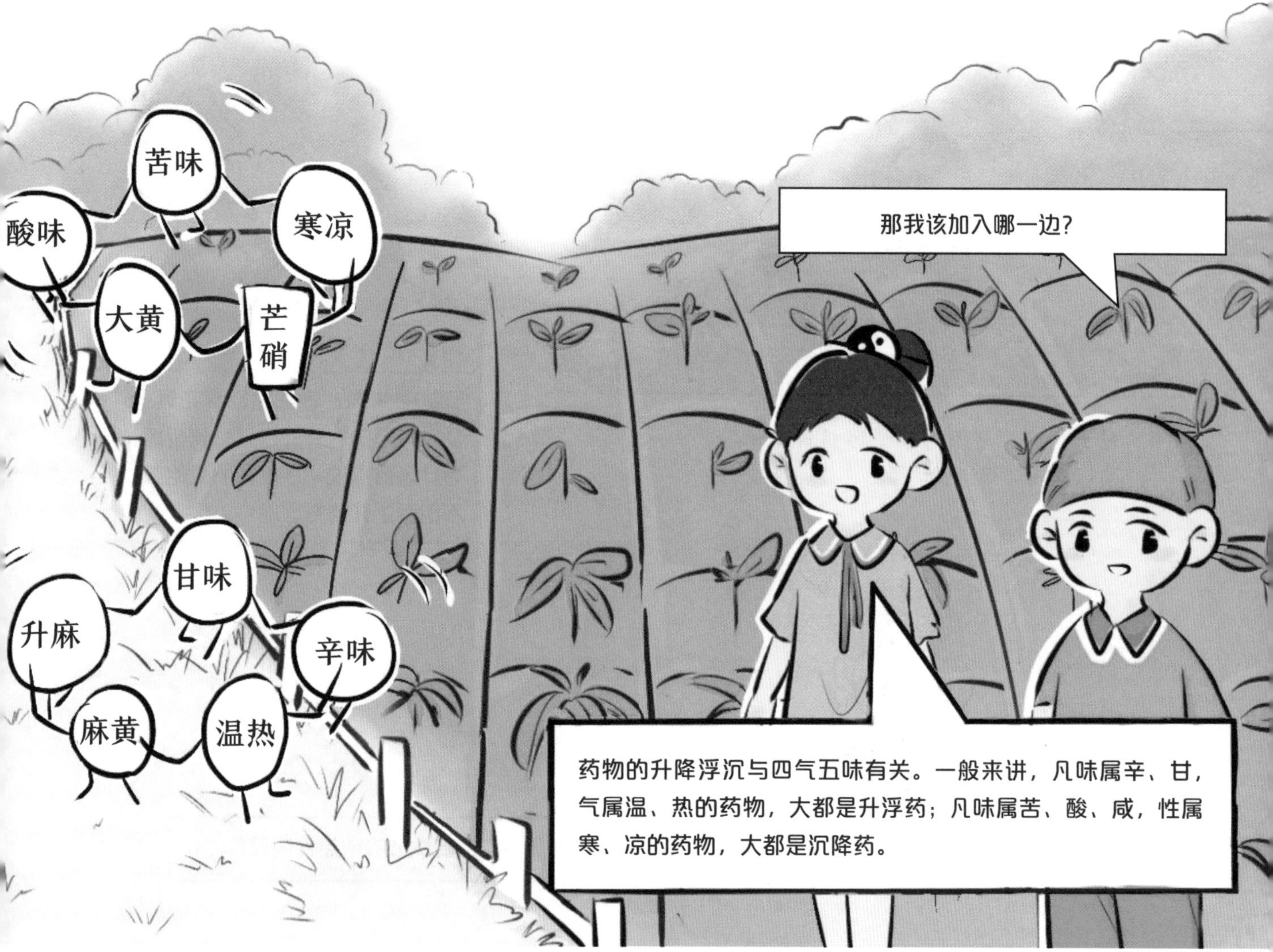
苦味
酸味
寒凉
大黄
芒硝
那我该加入哪一边？
甘味
升麻
辛味
麻黄
温热
药物的升降浮沉与四气五味有关。一般来讲，凡味属辛、甘，气属温、热的药物，大都是升浮药；凡味属苦、酸、咸，性属寒、凉的药物，大都是沉降药。

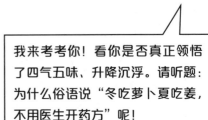

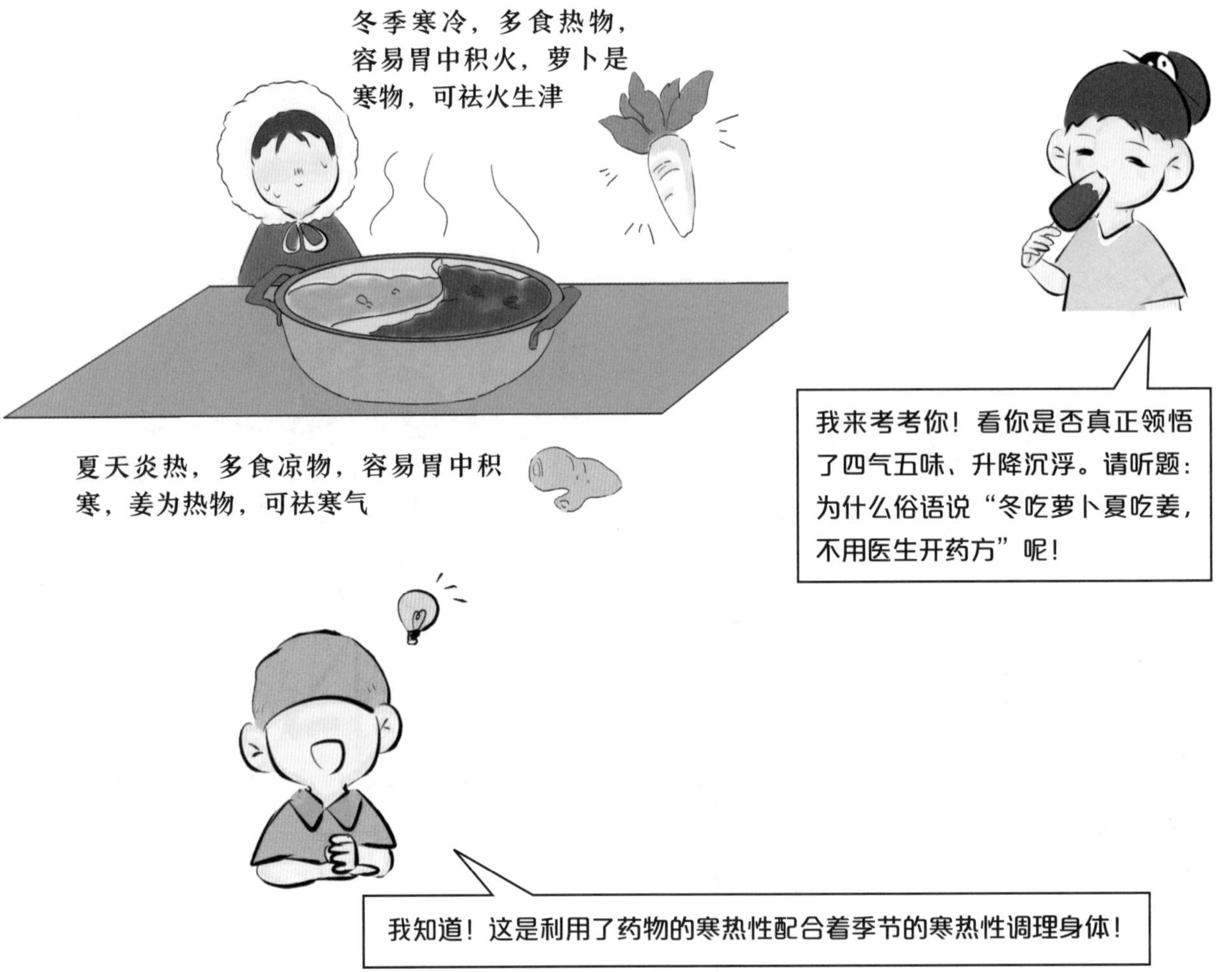
冬季寒冷，多食热物，
容易胃中积火，萝卜是
寒物，可祛火生津
我来考考你！看你是否真正领悟
了四气五味、升降沉浮。请听题：
为什么俗语说“冬吃萝卜夏吃姜，
不用医生开药方”呢！
夏天炎热，多食凉物，容易胃中积
寒，姜为热物，可祛寒气
我知道！这是利用了药物的寒热性配合着季节的寒热性调理身体！

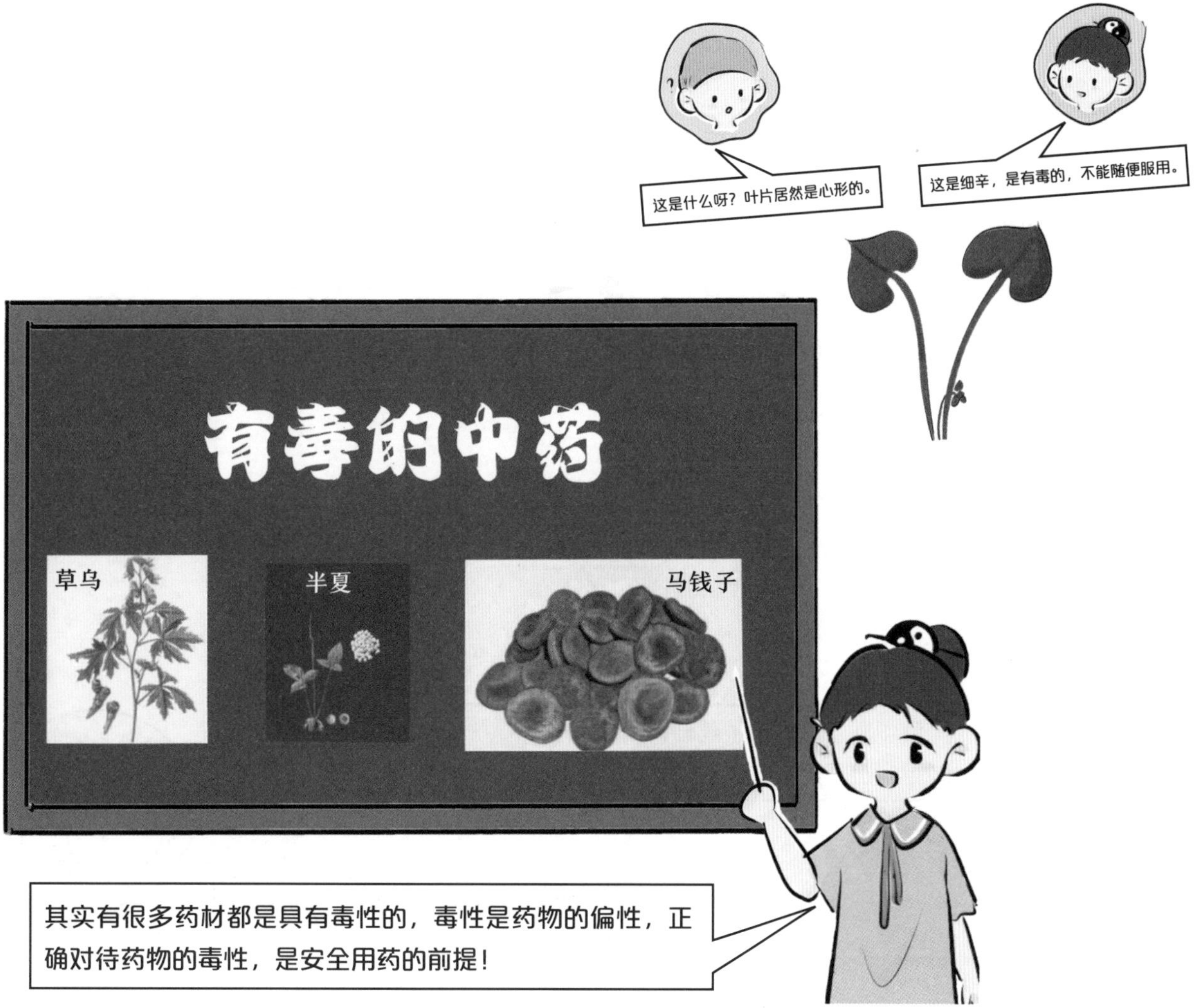
这是什么呀？叶片居然是心形的。
这是细辛，是有毒的，不能随便服用。
有毒的中药
草乌
半夏
马钱子
其实有很多药材都是具有毒性的，毒性是药物的偏性，正确对待药物的毒性，是安全用药的前提！

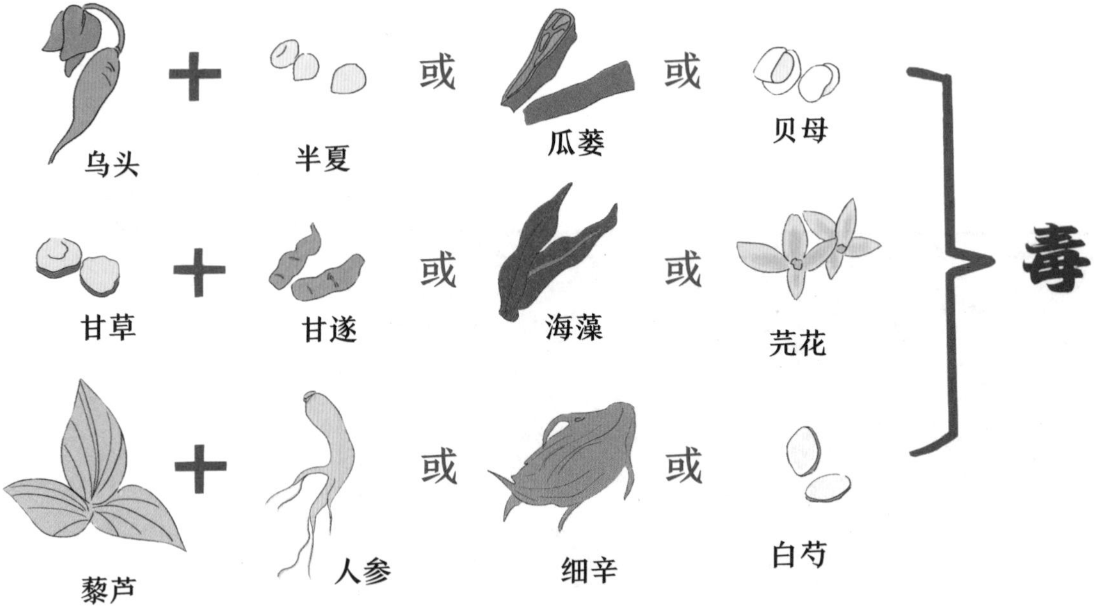
乌头
+
半夏
或
瓜蒌
或
贝母
甘草
+
甘遂
或
海藻
或
芫花
藜芦
+
人参
或
细辛
或
白芍
毒

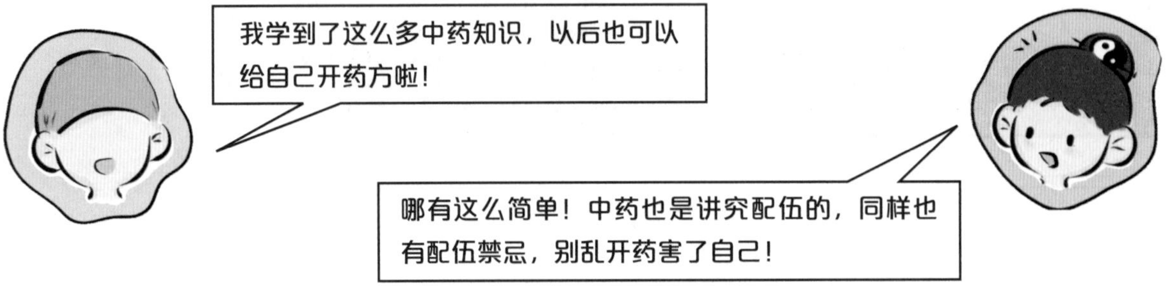
我学到了这么多中药知识，以后也可以给自己开药方啦！
哪有这么简单！中药也是讲究配伍的，同样也有配伍禁忌，别乱开药害了自己！

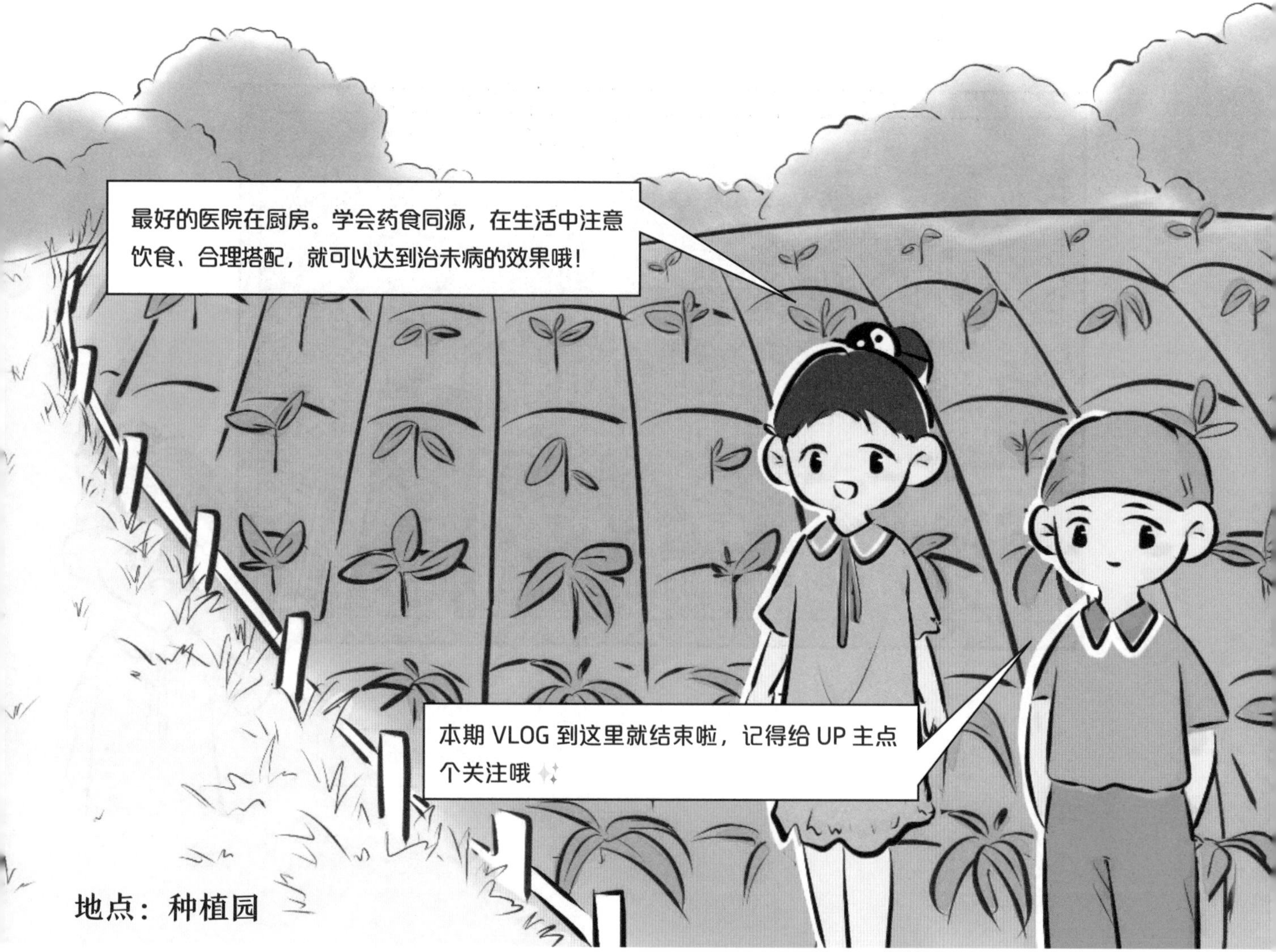
最好的医院在厨房。学会药食同源，在生活中注意饮食、合理搭配，就可以达到治未病的效果哦！
本期 VLOG 到这里就结束啦，记得给 UP 主点个关注哦
地点：种植园

中医知识小课堂

红豆是一种粮食，不入药，在中药里用的不是普通红豆，而是赤小豆，相对较小。赤小豆有利水消肿、排毒、祛瘀解毒的作用。

薏米（薏苡仁）药食两用，有利湿、健脾、止泻、清热排毒、排脓的作用。

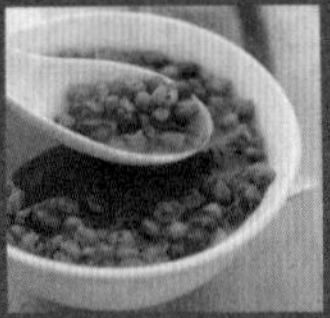

红豆薏米粥

适合人群：脾胃虚弱，湿气重。

表现：乏力、肢体沉重、饭后易困、便溏等。

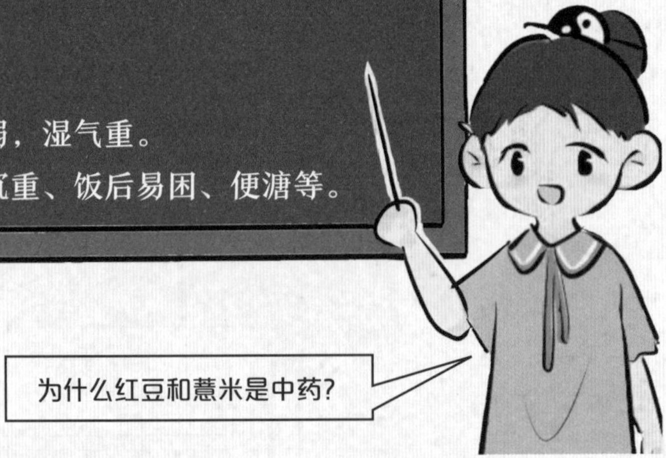

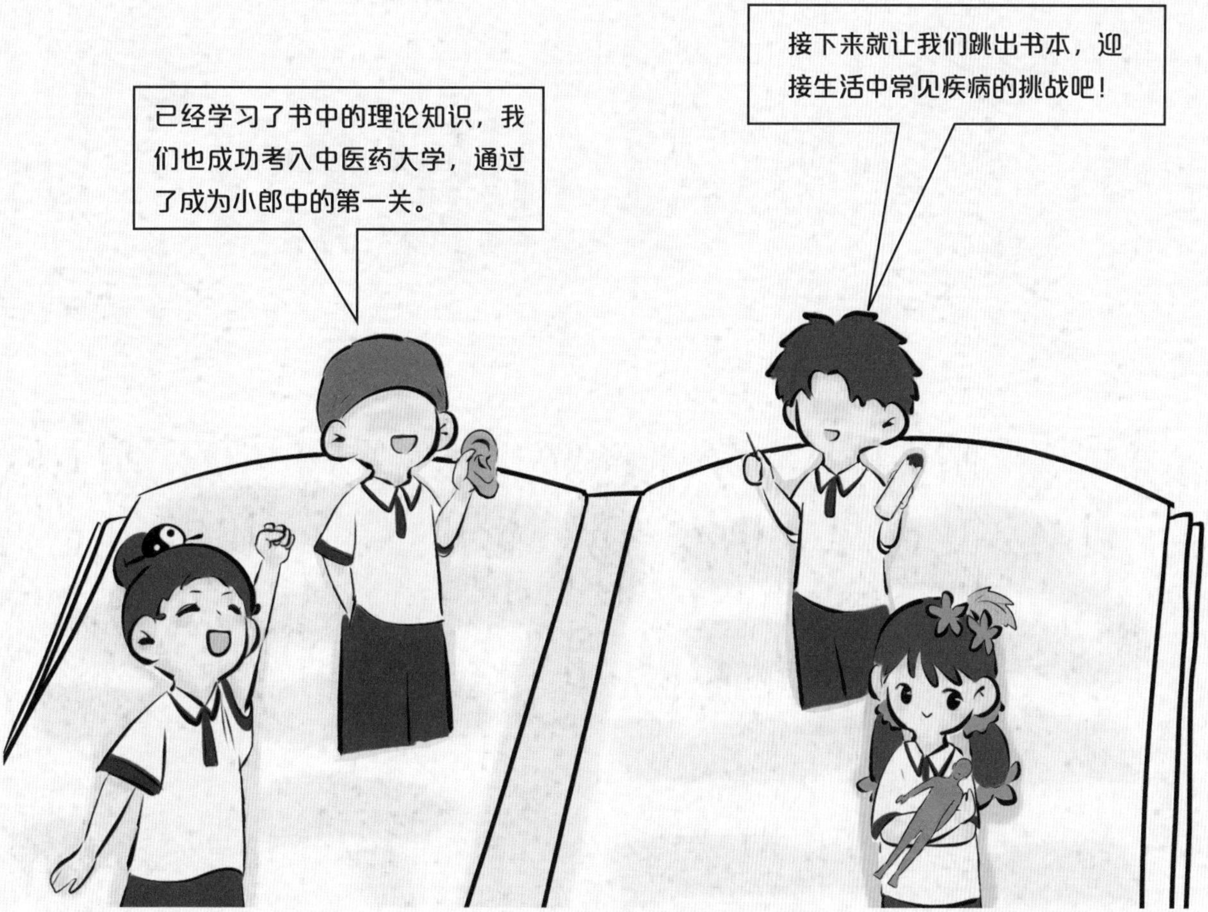
已经学习了书中的理论知识，我们也成功考入中医药大学，通过了成为小郎中的第一关。
接下来就让我们跳出书本，迎接生活中常见疾病的挑战吧！

第六式

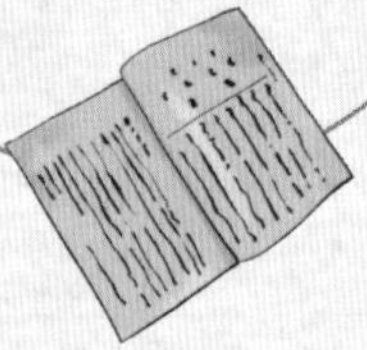

失眠篇

拯救失眠计划

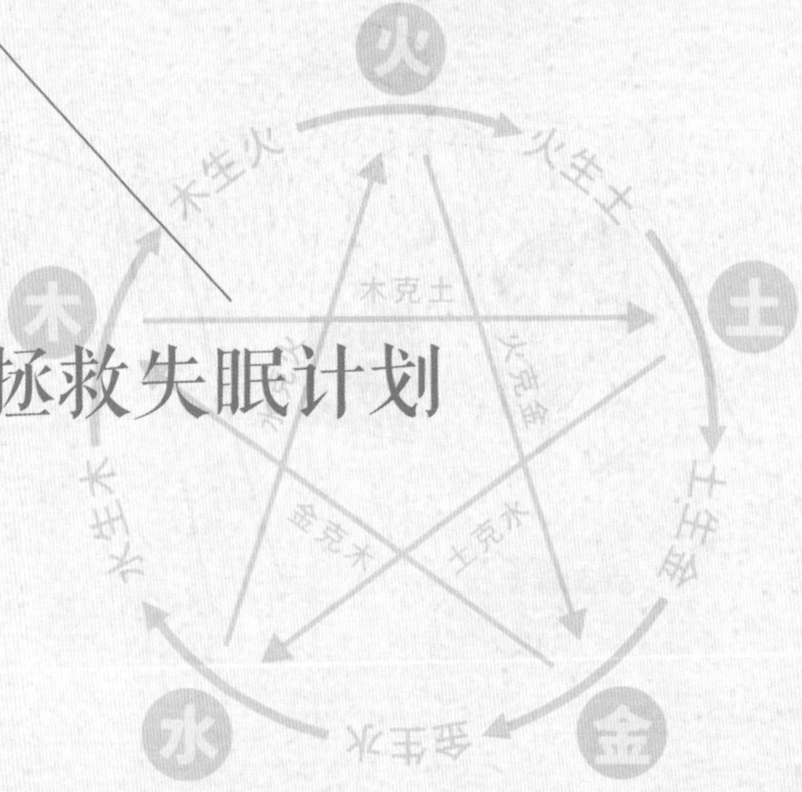

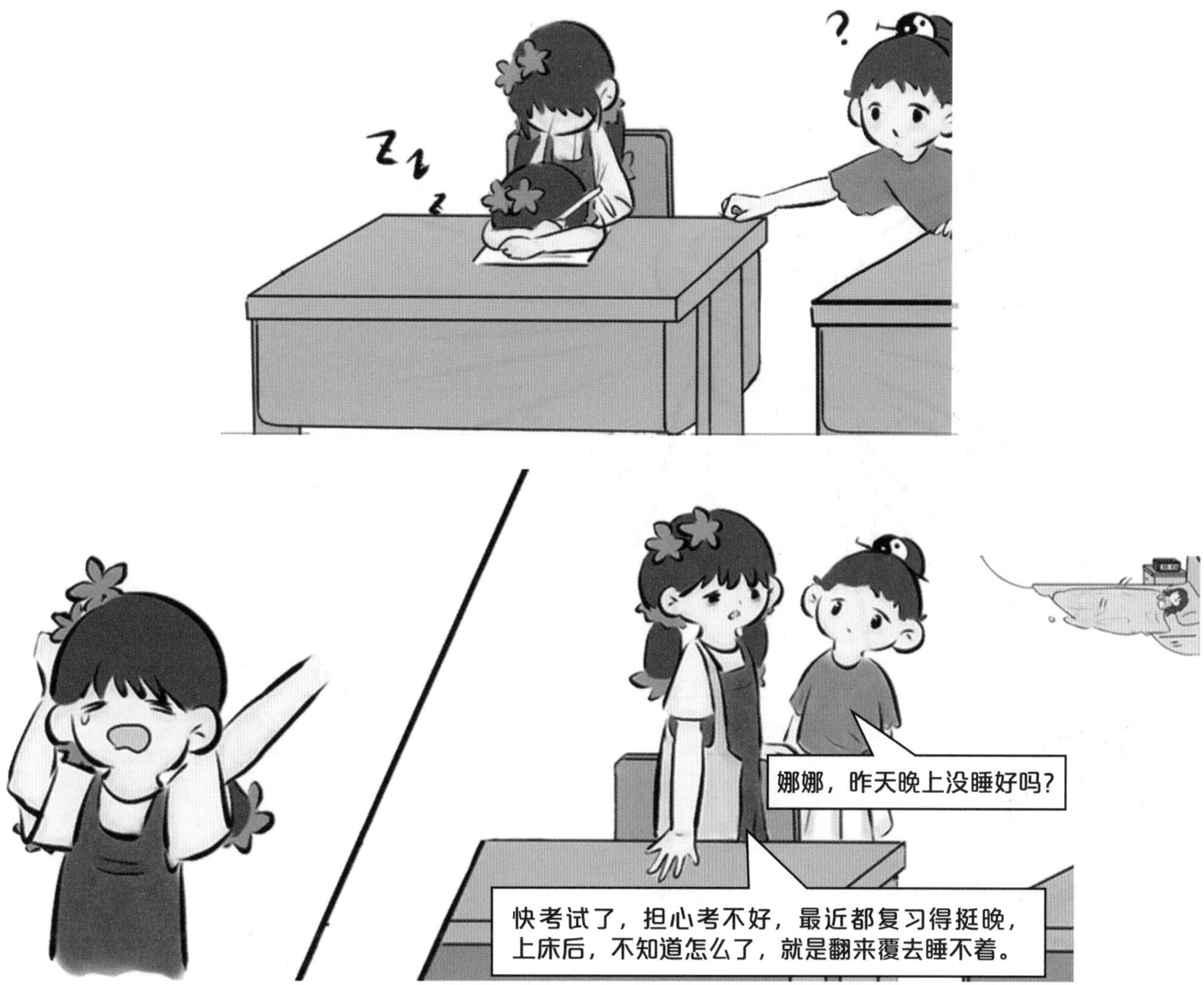

娜娜，昨天晚上没睡好吗？
快考试了，担心考不好，最近都复习得挺晚，上床后，不知道怎么了，就是翻来覆去睡不着。

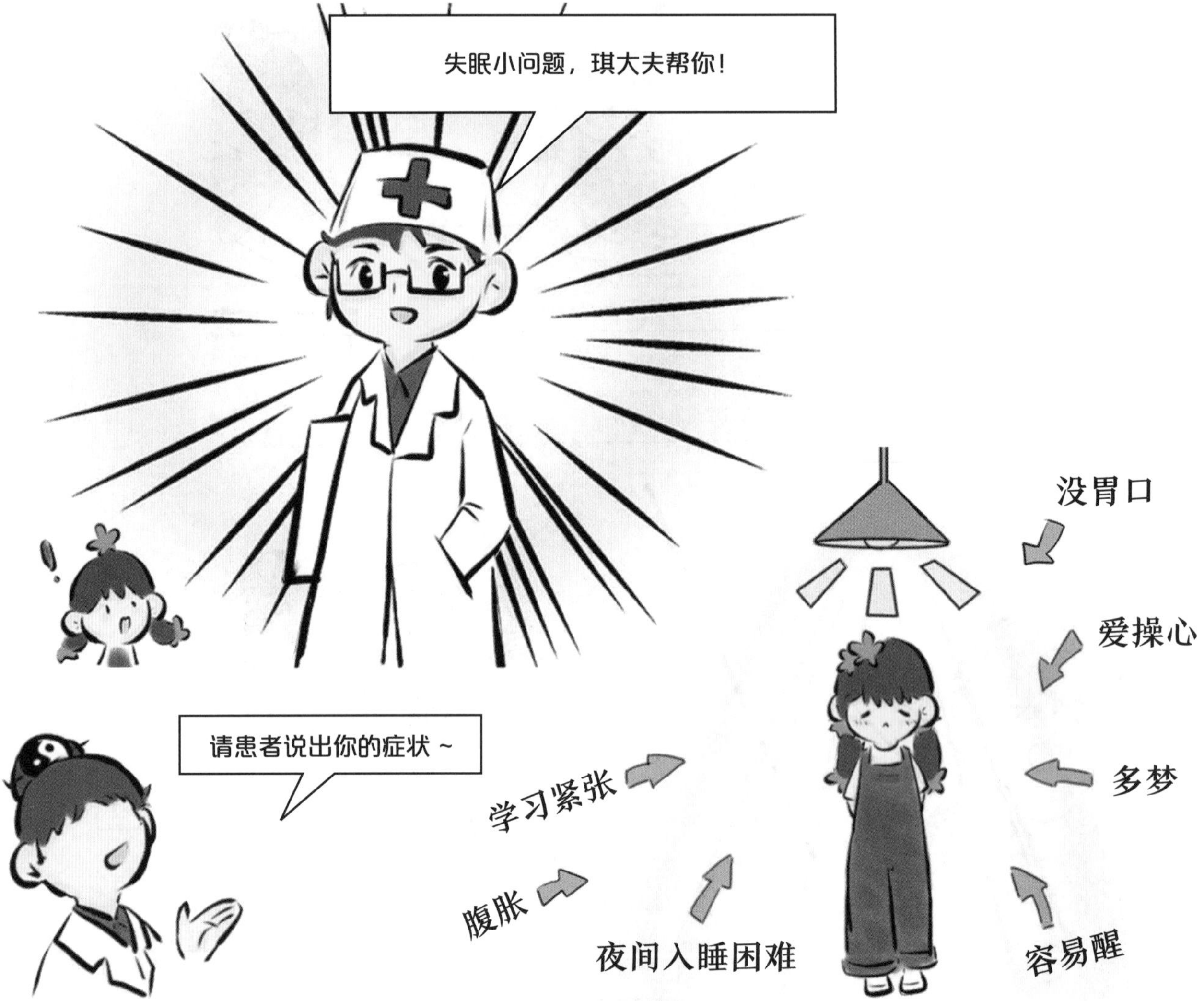
失眠小问题，琪大夫帮你！
请患者说出你的症状～
没胃口
爱操心
多梦
容易醒
夜间入睡困难
腹胀
学习紧张

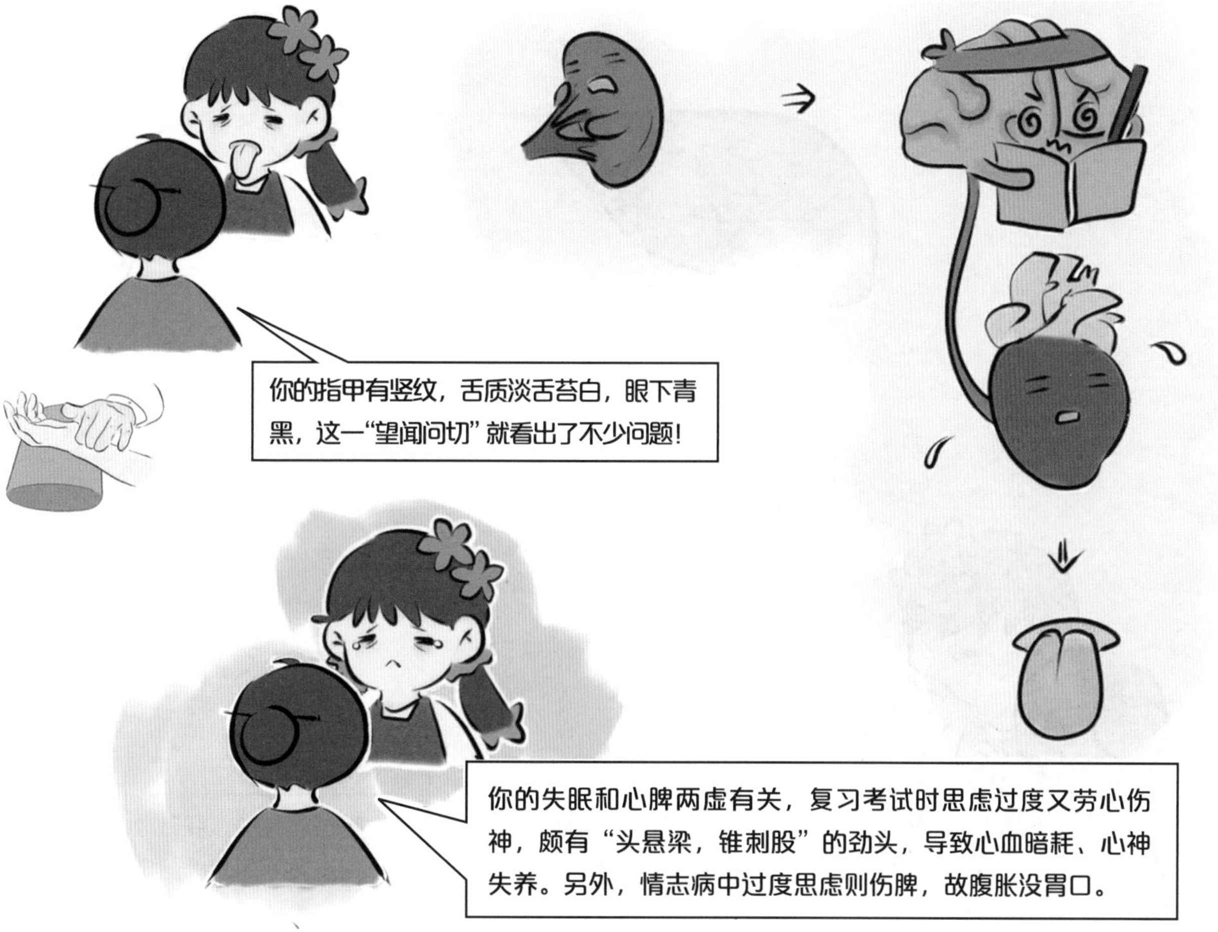
你的指甲有竖纹，舌质淡舌苔白，眼下青黑，这一“望闻问切”就看出了不少问题！
你的失眠和心脾两虚有关，复习考试时思虑过度又劳心伤神，颇有“头悬梁，锥刺股”的劲头，导致心血暗耗、心神失养。另外，情志病中过度思虑则伤脾，故腹胀没胃口。

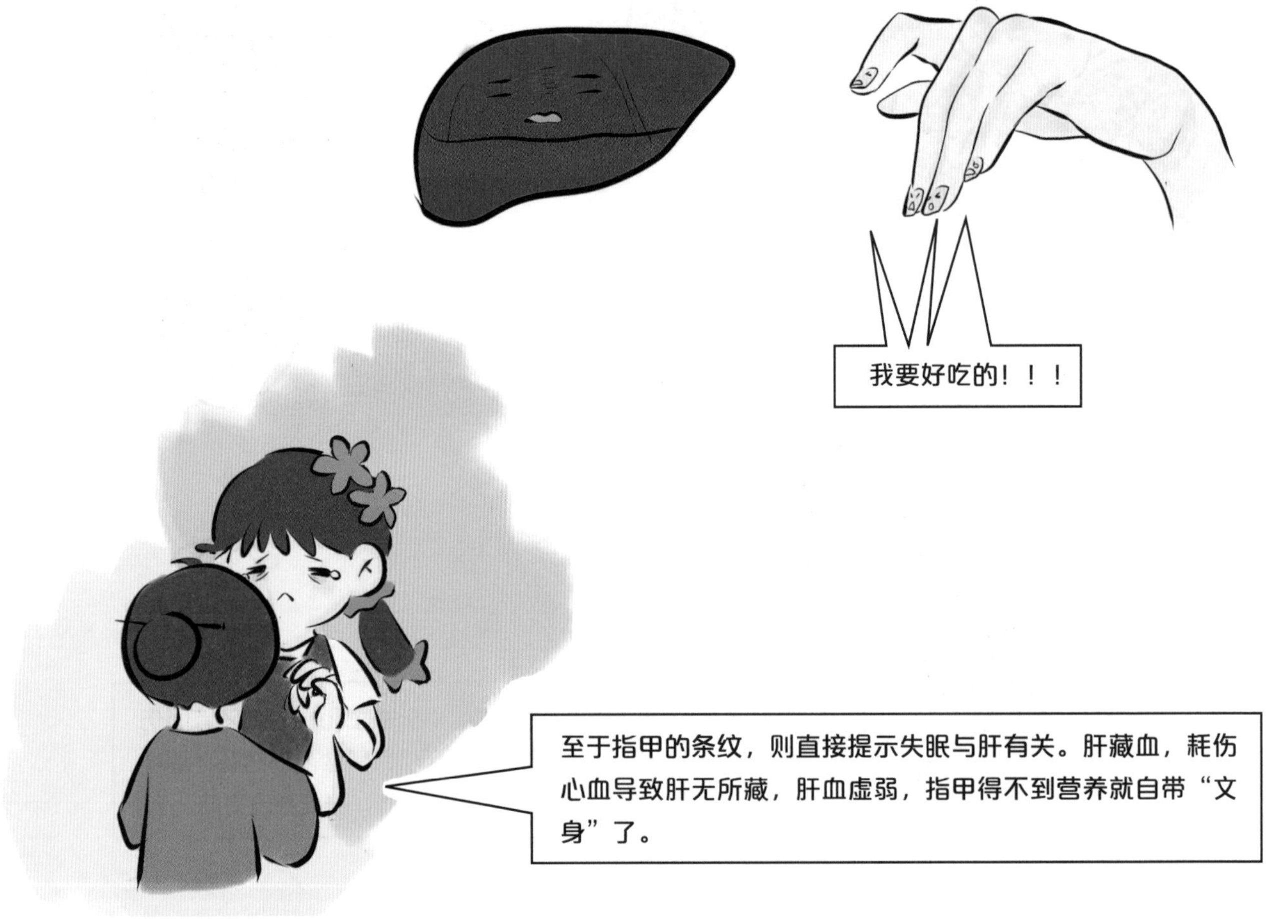
我要好吃的！！！
至于指甲的条纹，则直接提示失眠与肝有关。肝藏血，耗伤心血导致肝无所藏，肝血虚弱，指甲得不到营养就自带“文身”了。

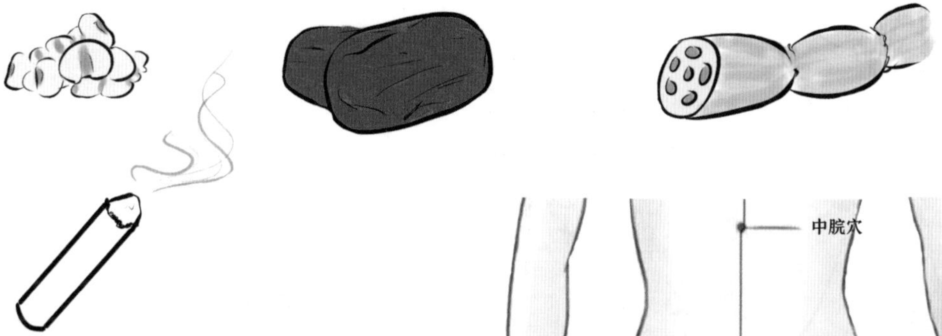

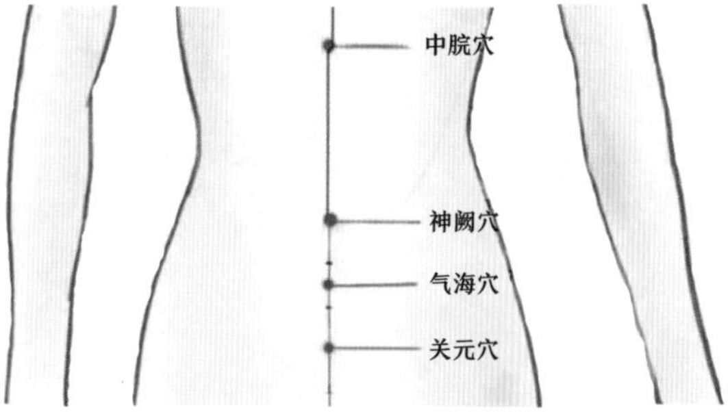
中脘穴
神阙穴
气海穴
关元穴

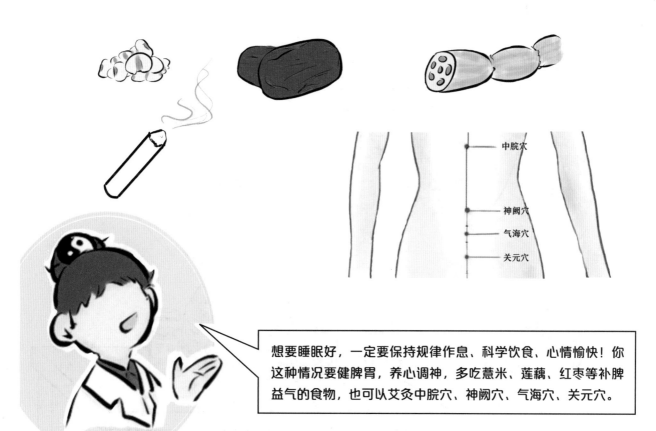

想要睡眠好，一定要保持规律作息、科学饮食、心情愉快！你这种情况要健脾胃，养心调神，多吃薏米、莲藕、红枣等补脾益气的食物，也可以艾灸中脘穴、神阙穴、气海穴、关元穴。

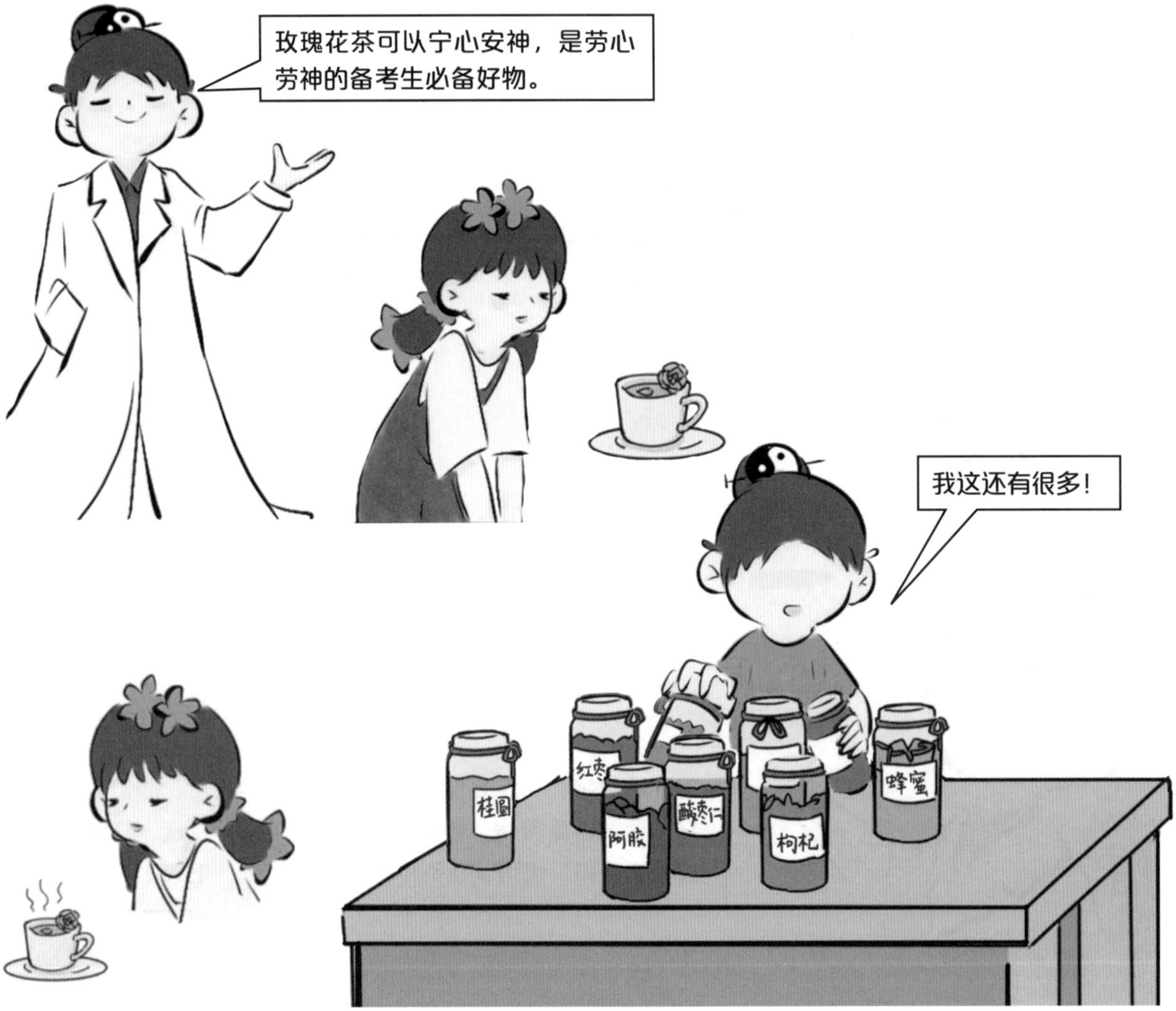
玫瑰花茶可以宁心安神，是劳心劳神的备考生必备好物。
我这还有很多！
红枣
桂圆
阿胶
酸枣仁
枸杞
蜂蜜

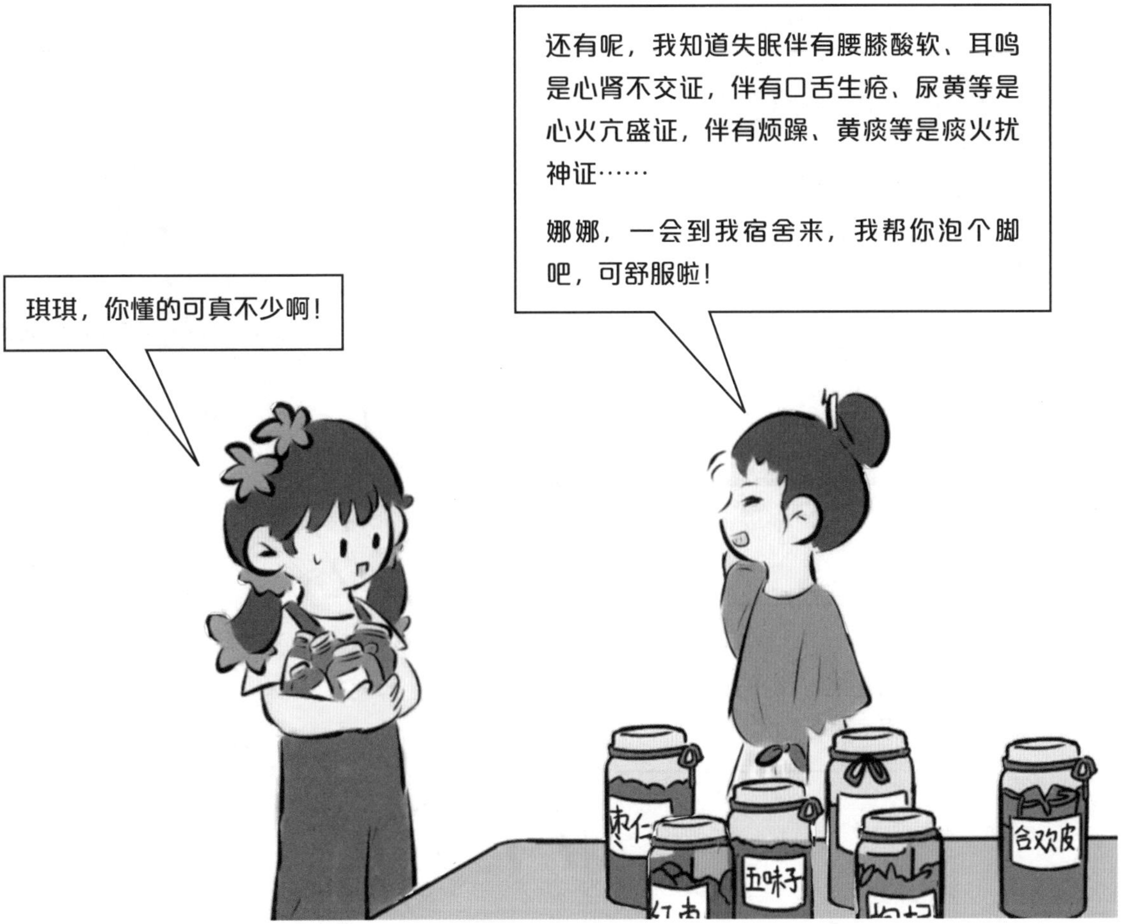
琪琪，你懂的可真不少啊！
还有呢，我知道失眠伴有腰膝酸软、耳鸣是心肾不交证，伴有口舌生疮、尿黄等是心火亢盛证，伴有烦躁、黄痰等是痰火扰神证……
娜娜，一会到我宿舍来，我帮你泡个脚吧，可舒服啦！
枣仁
五味子
合欢皮

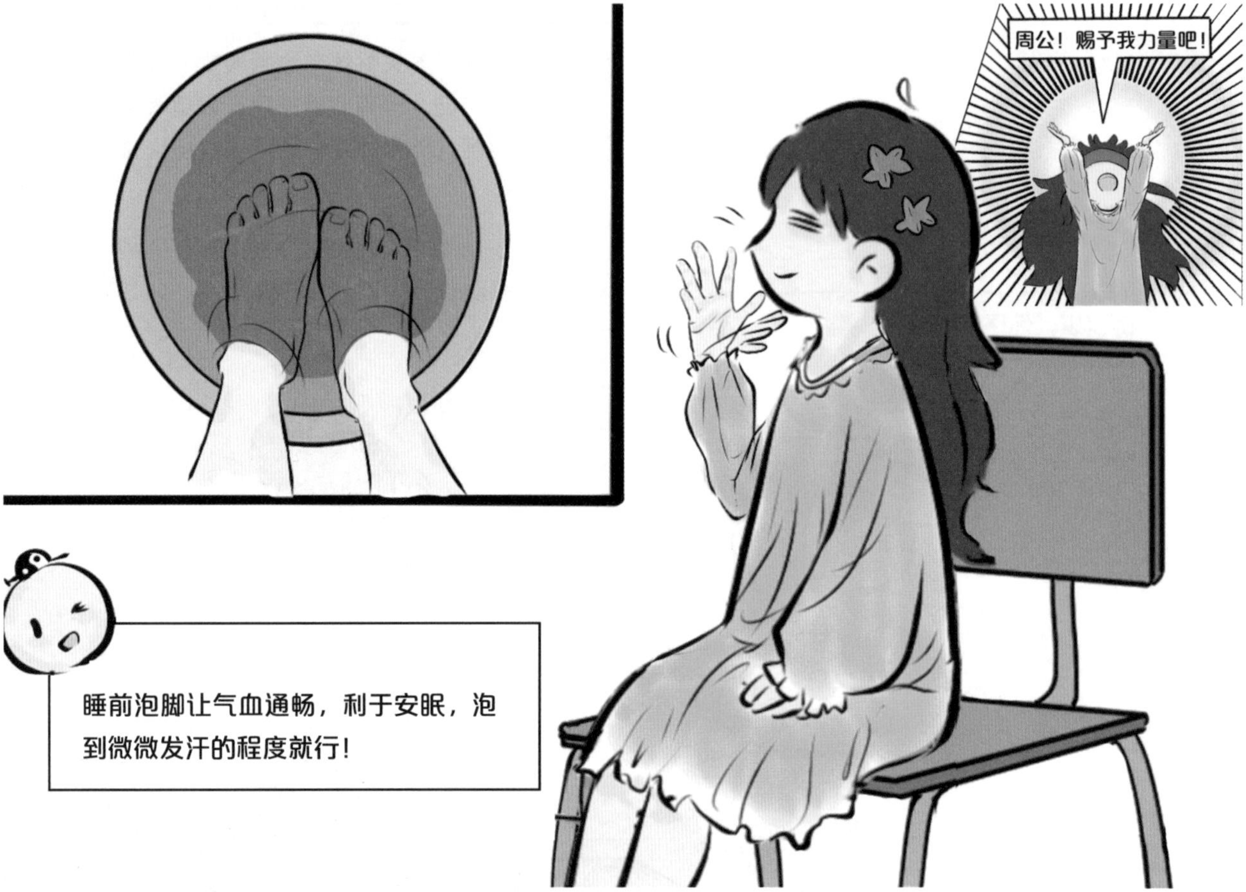
周公！赐予我力量吧！
睡前泡脚让气血通畅，利于安眠，泡到微微发汗的程度就行！

中医知识小课堂

听着五行对应的经典音乐练习八段锦，有疏调肝气、宁心安神的功效。

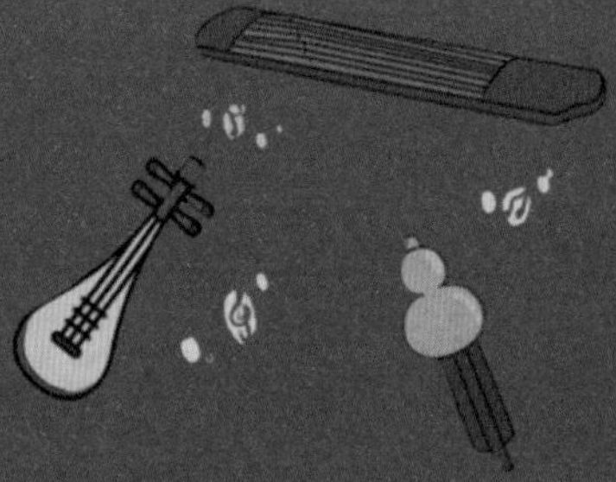

八段锦能够减轻腰痛、四肢酸痛等“学习病”带来的不适，五行音乐则能改善苦闷、过分担忧、易激动、焦虑等负面情绪。

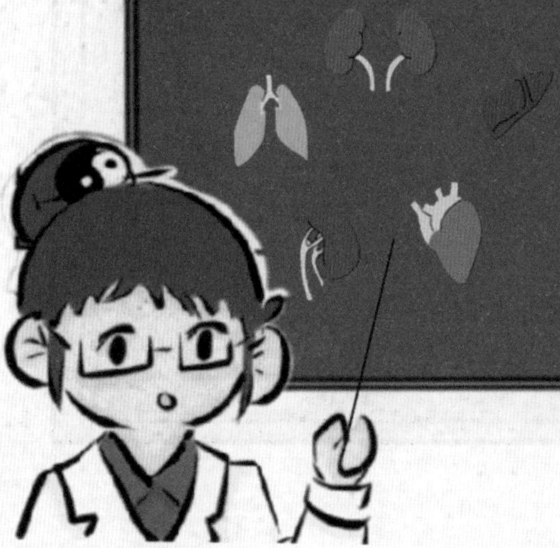

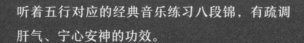

五行音乐通过角、徵、宫、商、羽五音来调节五脏：对应关系为“角—木（肝）、徵—火（心）、宫—土（脾）、商—金（肺）、羽—水（肾）”。通过对应的曲风、节奏等在人体内起到共振的效果，在聆听中让曲调、情志、脏气共鸣互动，改善人的精神状态，从而起到安神助眠的良好作用。

中医知识小课堂

1. 颈部按摩

先将双手搓热，将手放在后颈部，顺着经络的循行来回揉搓提捏10～20 分钟。

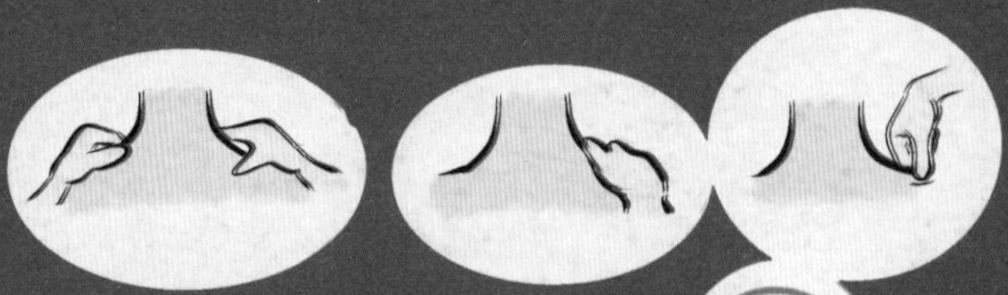

2. 头部按摩

可以先用食指和中指点按睛明穴 7 次，再将大拇指按于太阳穴揉 5 分钟，最后以双手拇指指尖点按百会穴 5 分钟。

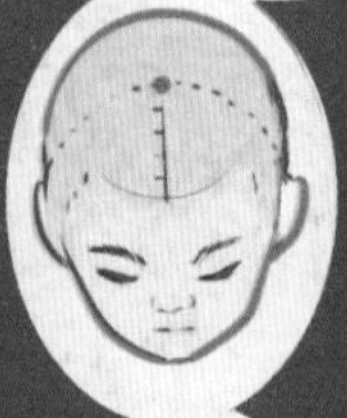

3. 足底按摩

点按足底涌泉穴，再沿着足底揉搓数分钟，微微发热为宜。

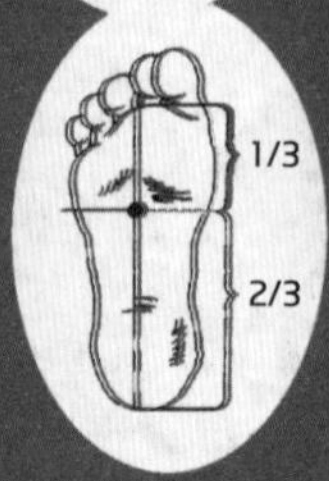

第七式

感冒篇

感冒阻击战

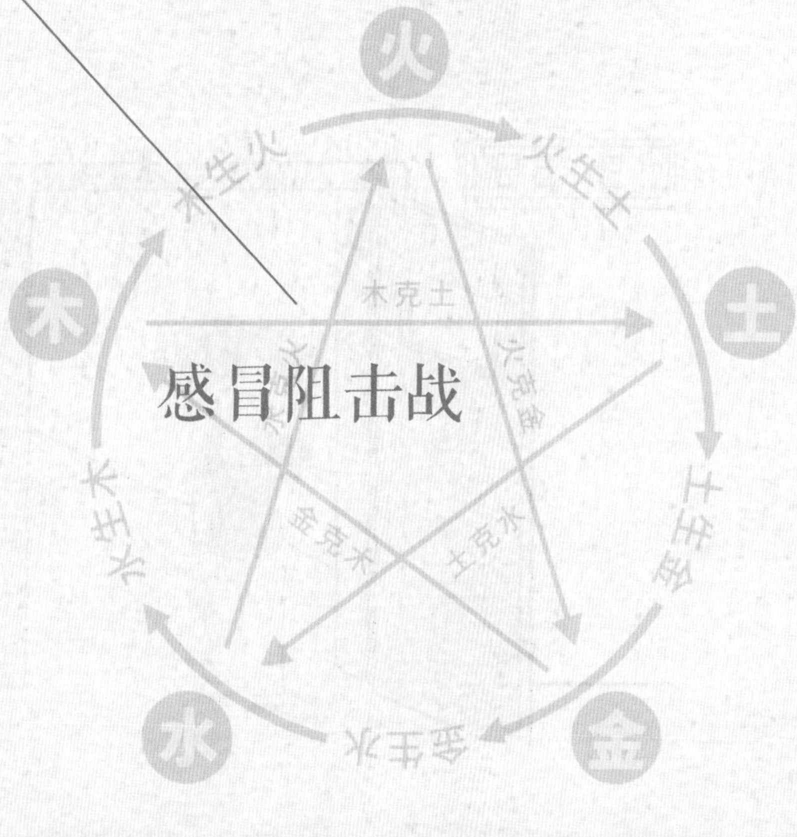

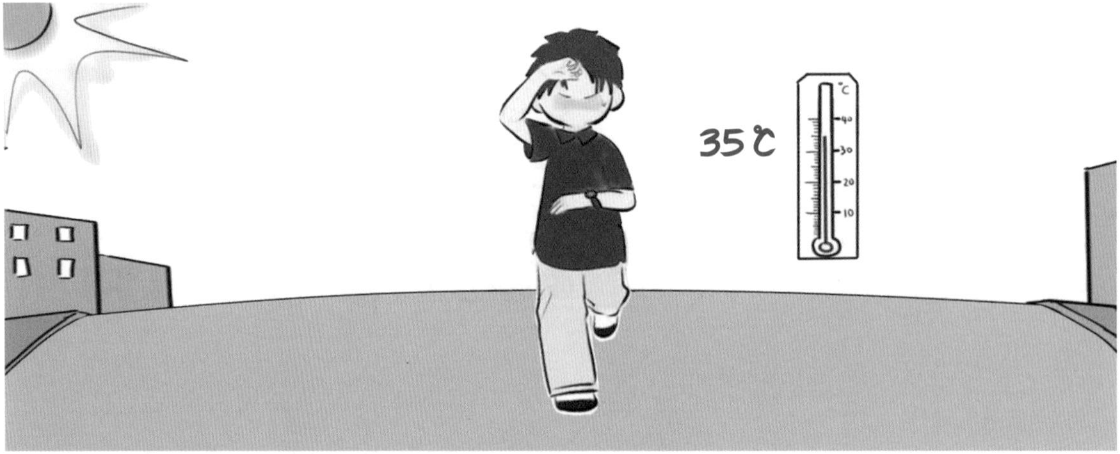
35℃

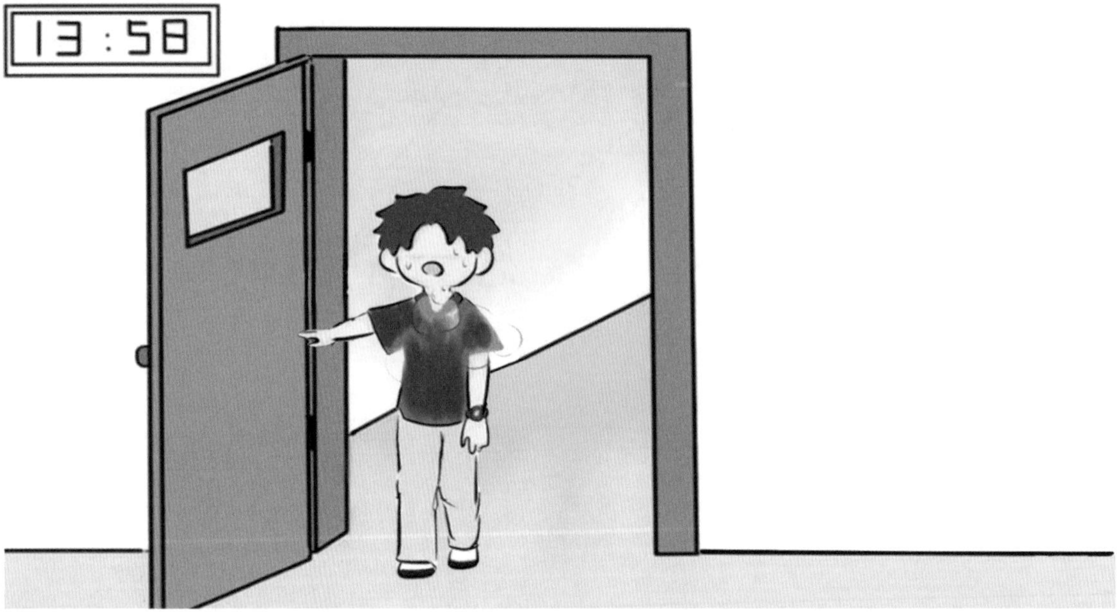
13:58

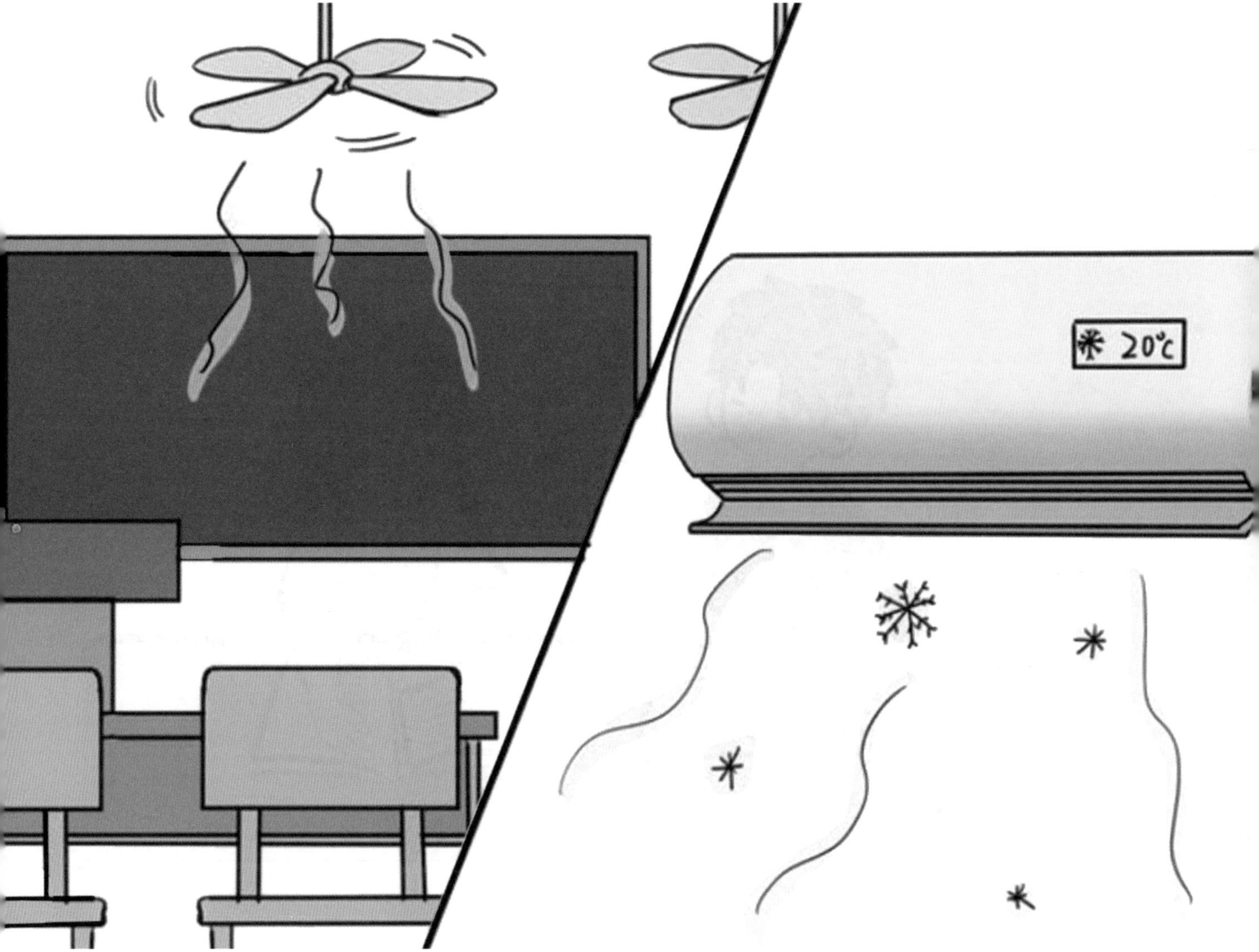
20℃

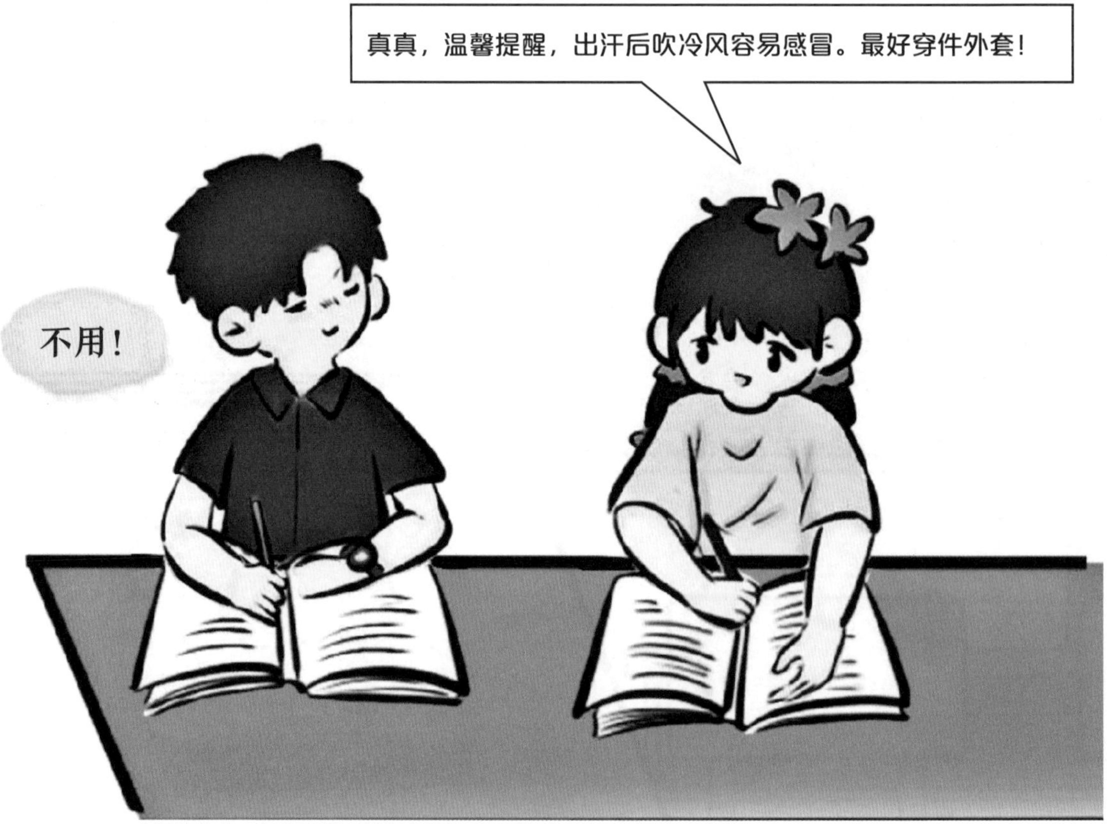
真真，温馨提醒，出汗后吹冷风容易感冒。最好穿件外套！
不用！

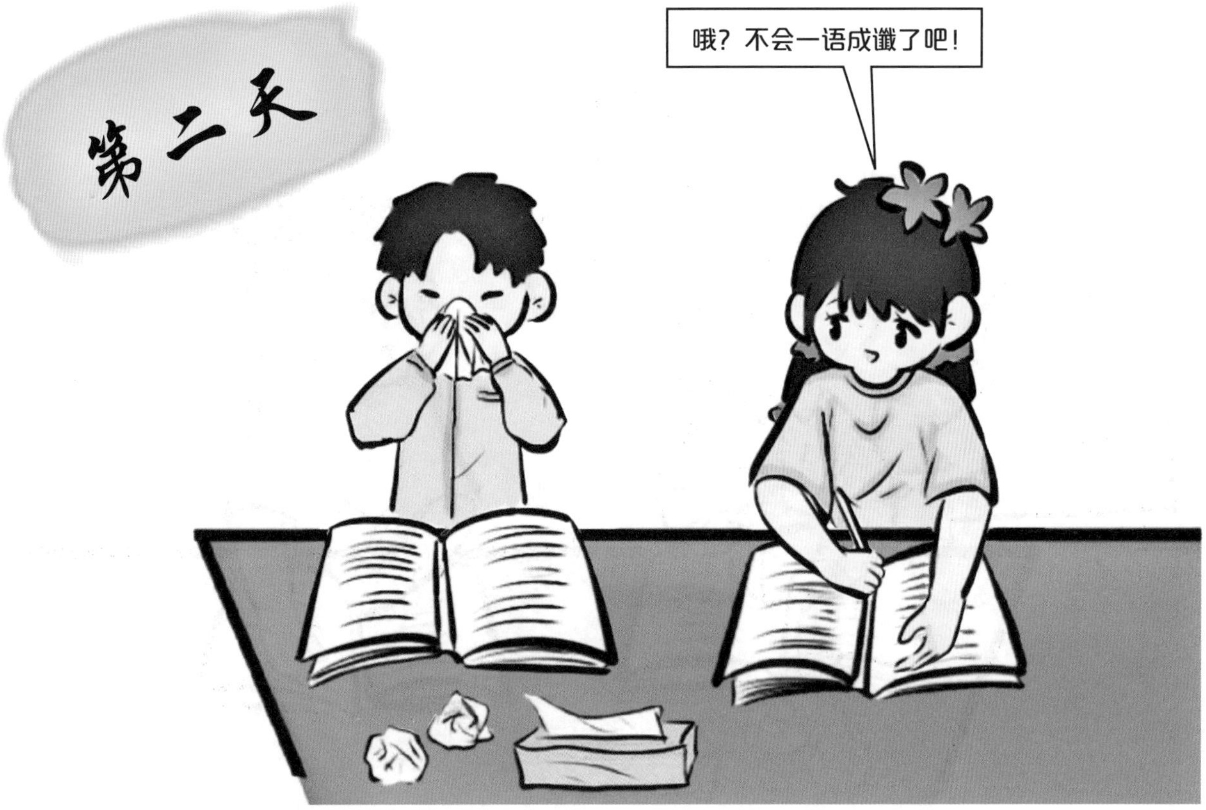
第二天
哦？不会一语成谶了吧！

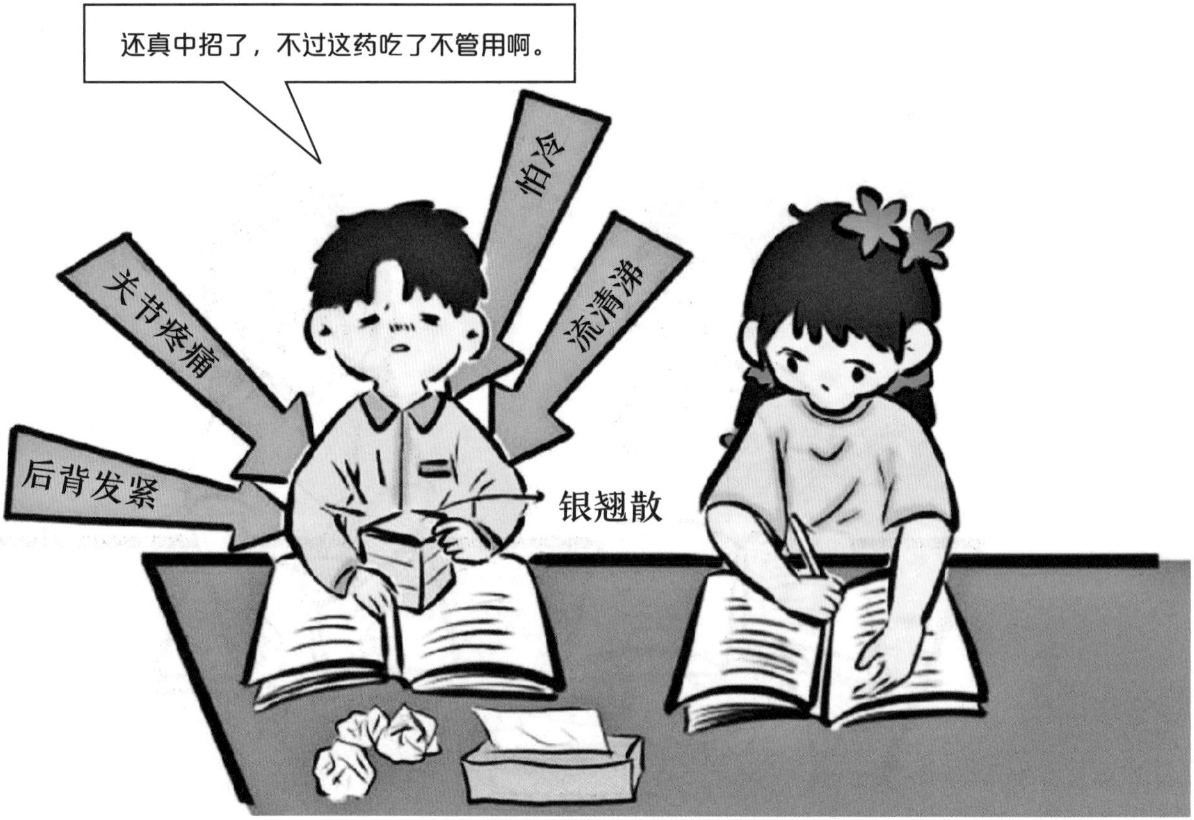
还真中招了，不过这药吃了不管用啊。
怕冷
关节疼痛
流清涕
后背发紧
银翘散

金银花
连翘
薄荷
荆芥
淡豆豉
牛蒡子（炒）
桔梗
淡竹叶
甘草

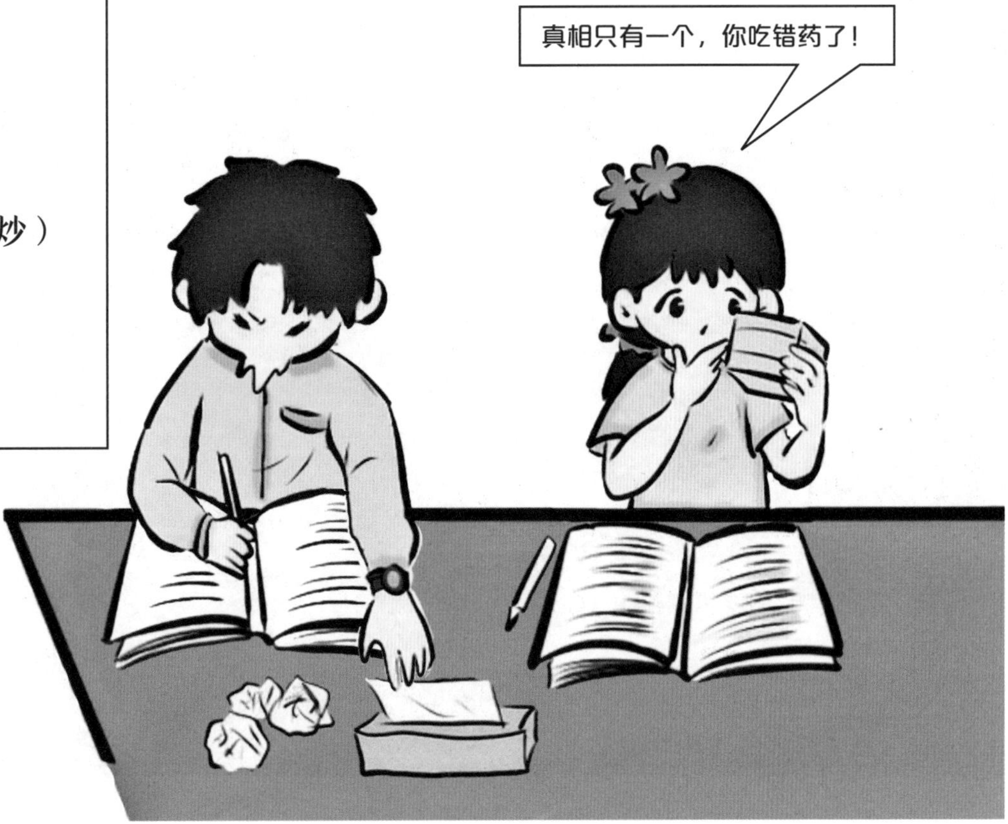

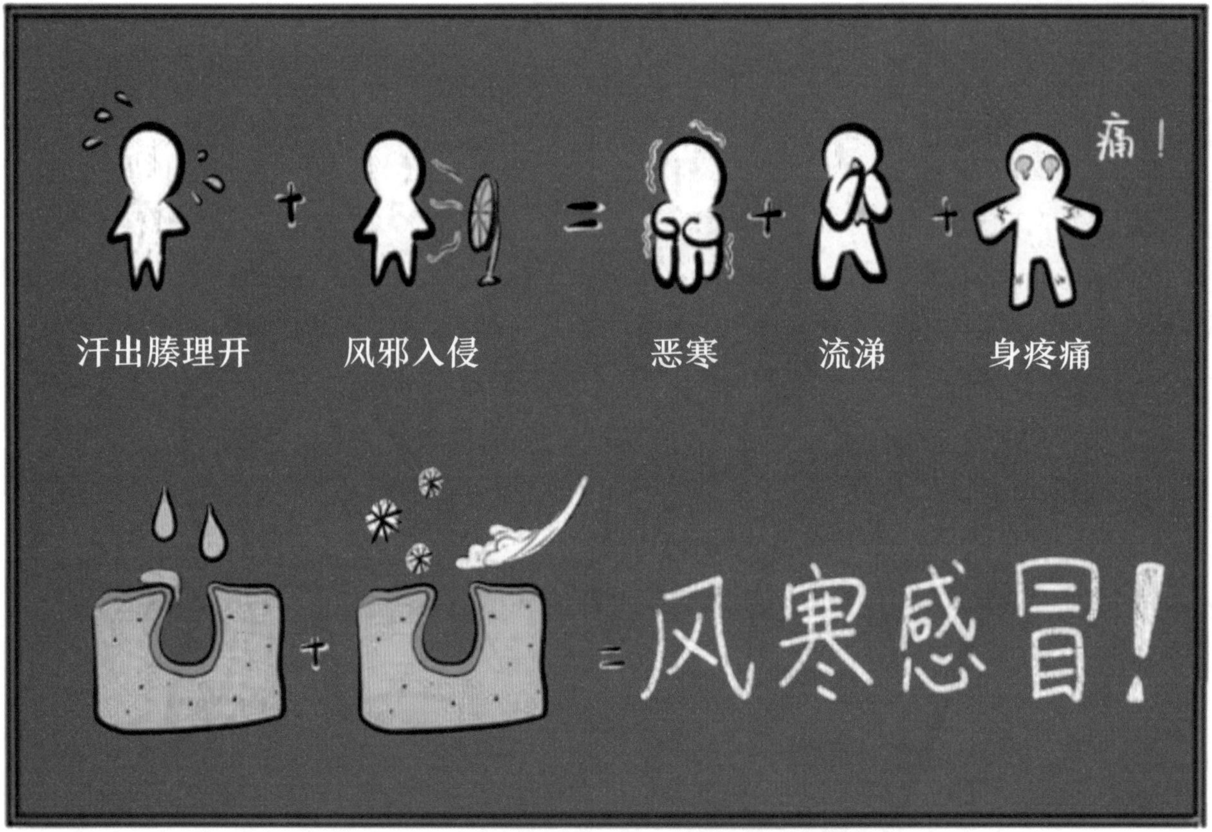

痛！
汗出腠理开
风邪入侵
恶寒
流涕
身疼痛
风寒感冒！

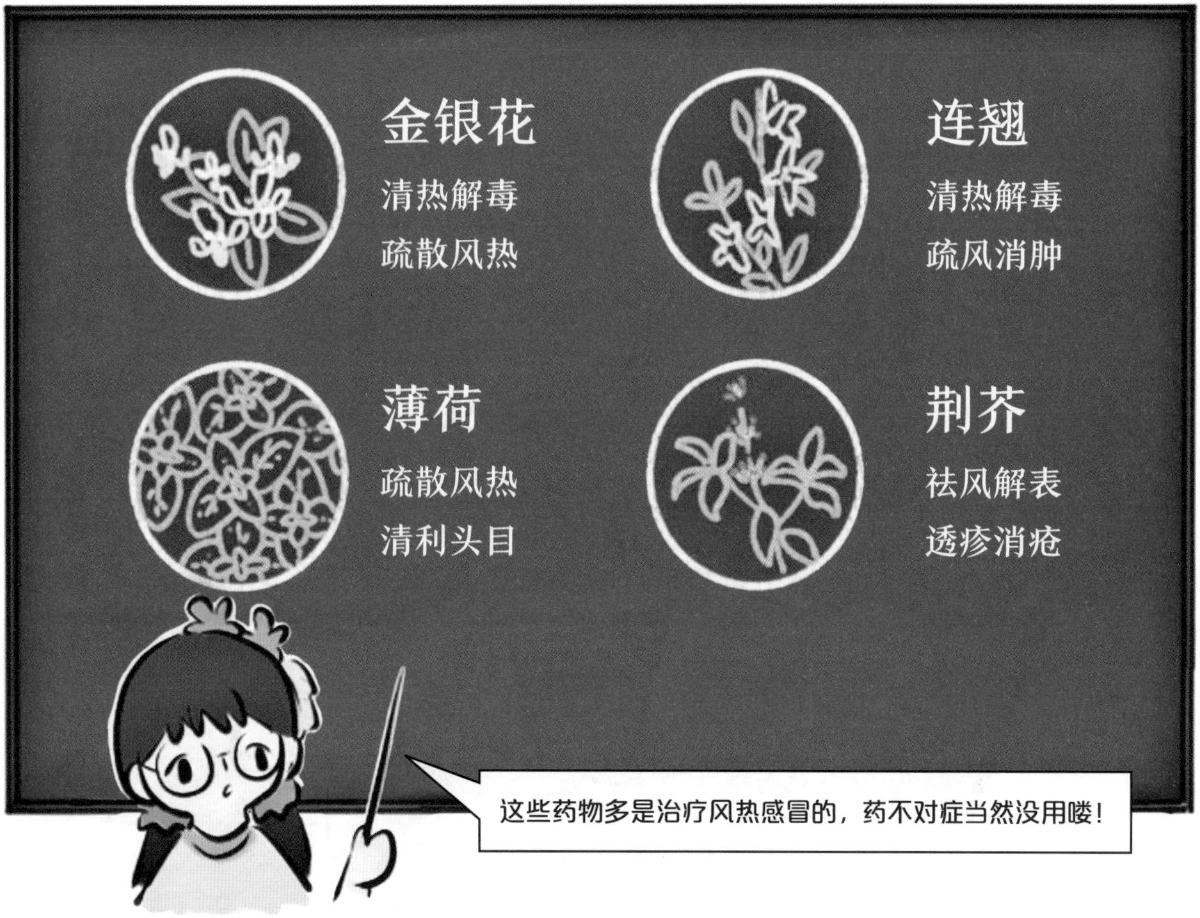
金银花
清热解毒
疏散风热
连翘
清热解毒
疏风消肿
薄荷
疏散风热
清利头目
荆芥
祛风解表
透疹消疮
这些药物多是治疗风热感冒的，药不对症当然没用喽！

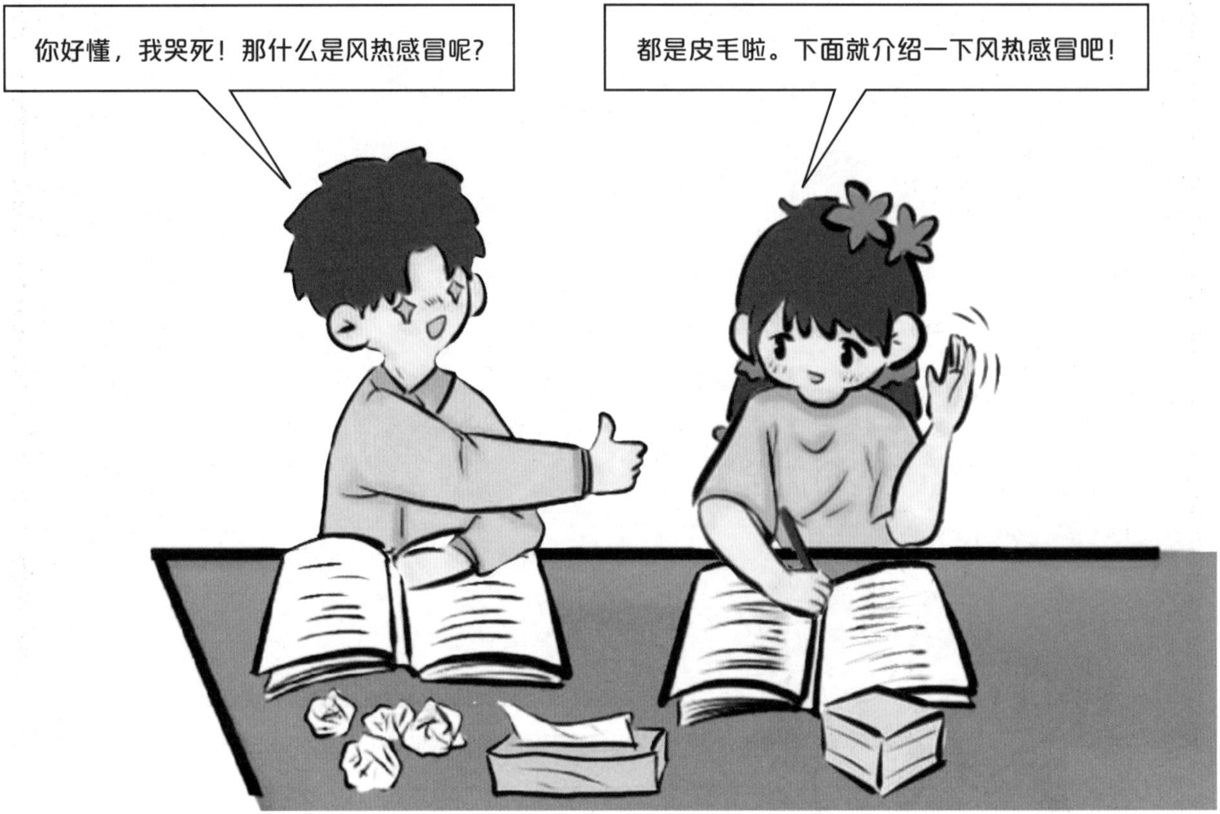
你好懂，我哭死！那什么是风热感冒呢?
都是皮毛啦。下面就介绍一下风热感冒吧！

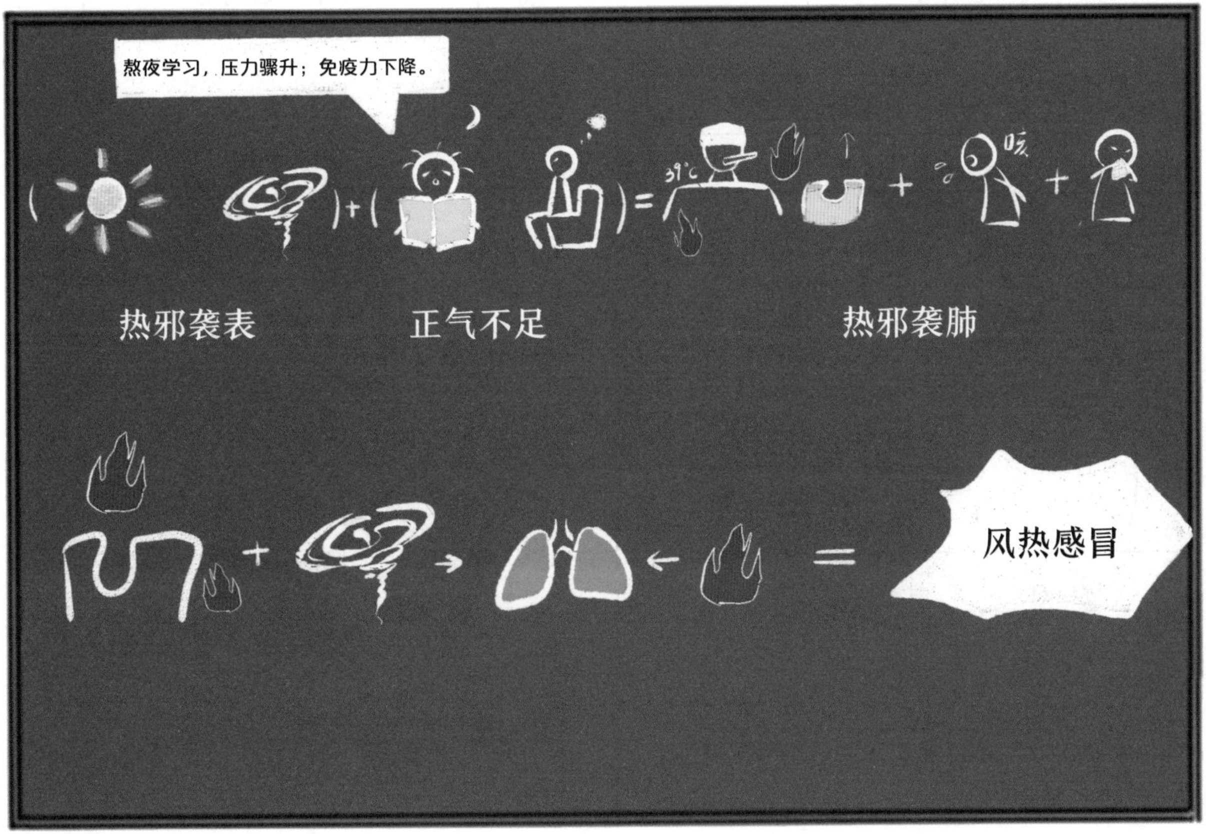
熬夜学习，压力骤升；免疫力下降。
39℃
咳
热邪袭表
正气不足
热邪袭肺
风热感冒

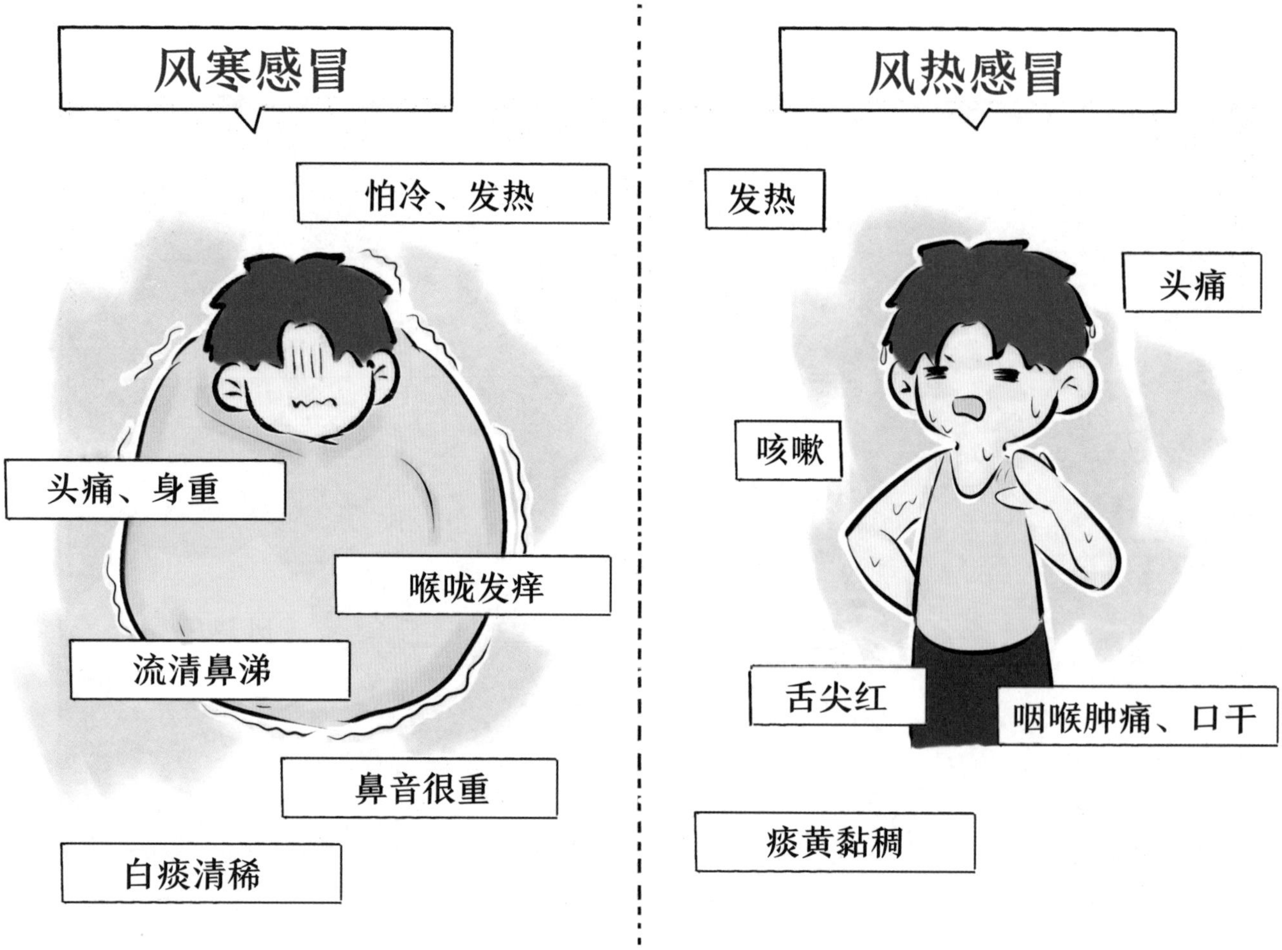
风寒感冒
怕冷、发热
头痛、身重
喉咙发痒
流清鼻涕
鼻音很重
白痰清稀
风热感冒
发热
头痛
咳嗽
舌尖红
咽喉肿痛、口干
痰黄黏稠

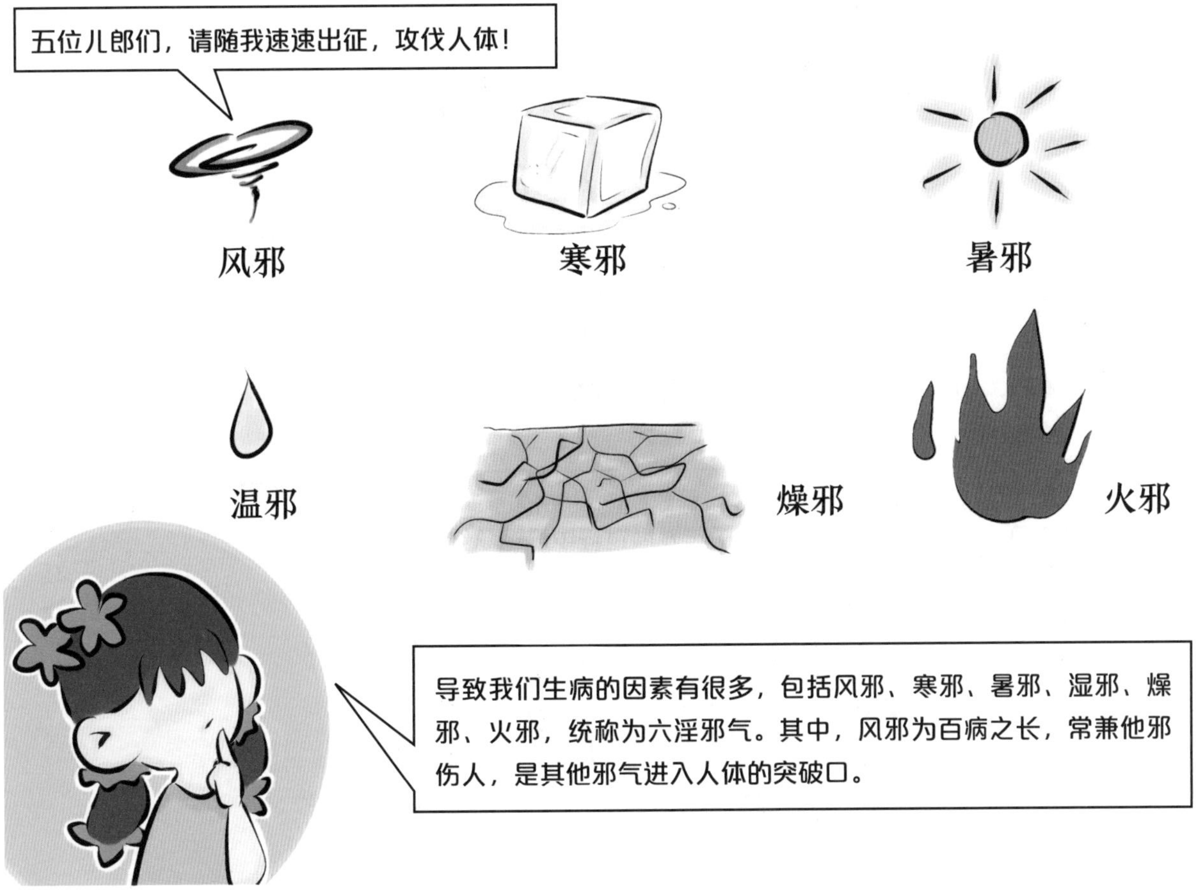
五位儿郎们，请随我速速出征，攻伐人体！
风邪
寒邪
暑邪
温邪
燥邪
火邪
导致我们生病的因素有很多，包括风邪、寒邪、暑邪、湿邪、燥邪、火邪，统称为六淫邪气。其中，风邪为百病之长，常兼他邪伤人，是其他邪气进入人体的突破口。

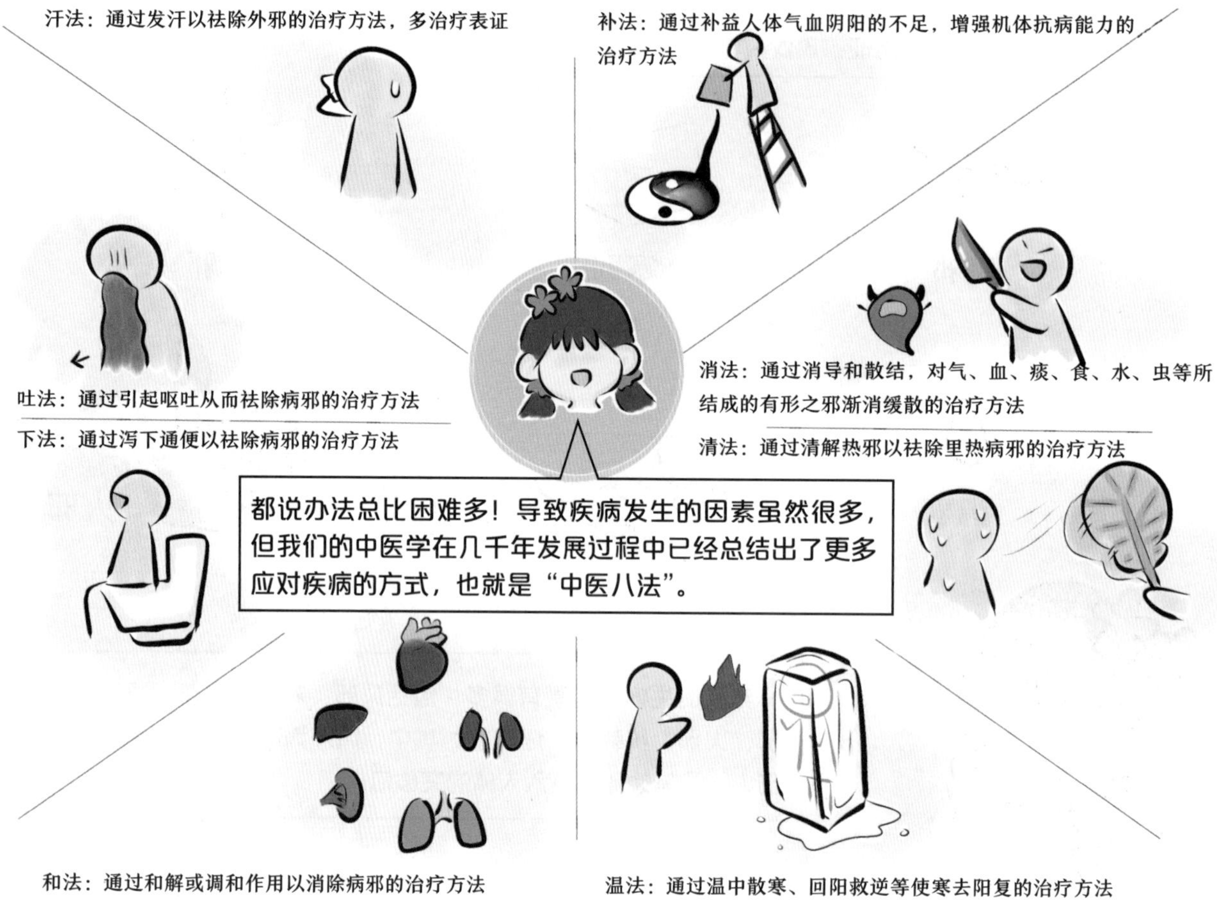
汗法：通过发汗以祛除外邪的治疗方法，多治疗表证
补法：通过补益人体气血阴阳的不足，增强机体抗病能力的治疗方法
吐法：通过引起呕吐从而祛除病邪的治疗方法
下法：通过泻下通便以祛除病邪的治疗方法
都说办法总比困难多！导致疾病发生的因素虽然很多，但我们的中医学在几千年发展过程中已经总结出了更多应对疾病的方式，也就是“中医八法”。
消法：通过消导和散结，对气、血、痰、食、水、虫等所结成的有形之邪渐消缓散的治疗方法
清法：通过清解热邪以祛除里热病邪的治疗方法
和法：通过和解或调和作用以消除病邪的治疗方法
温法：通过温中散寒、回阳救逆等使寒去阳复的治疗方法

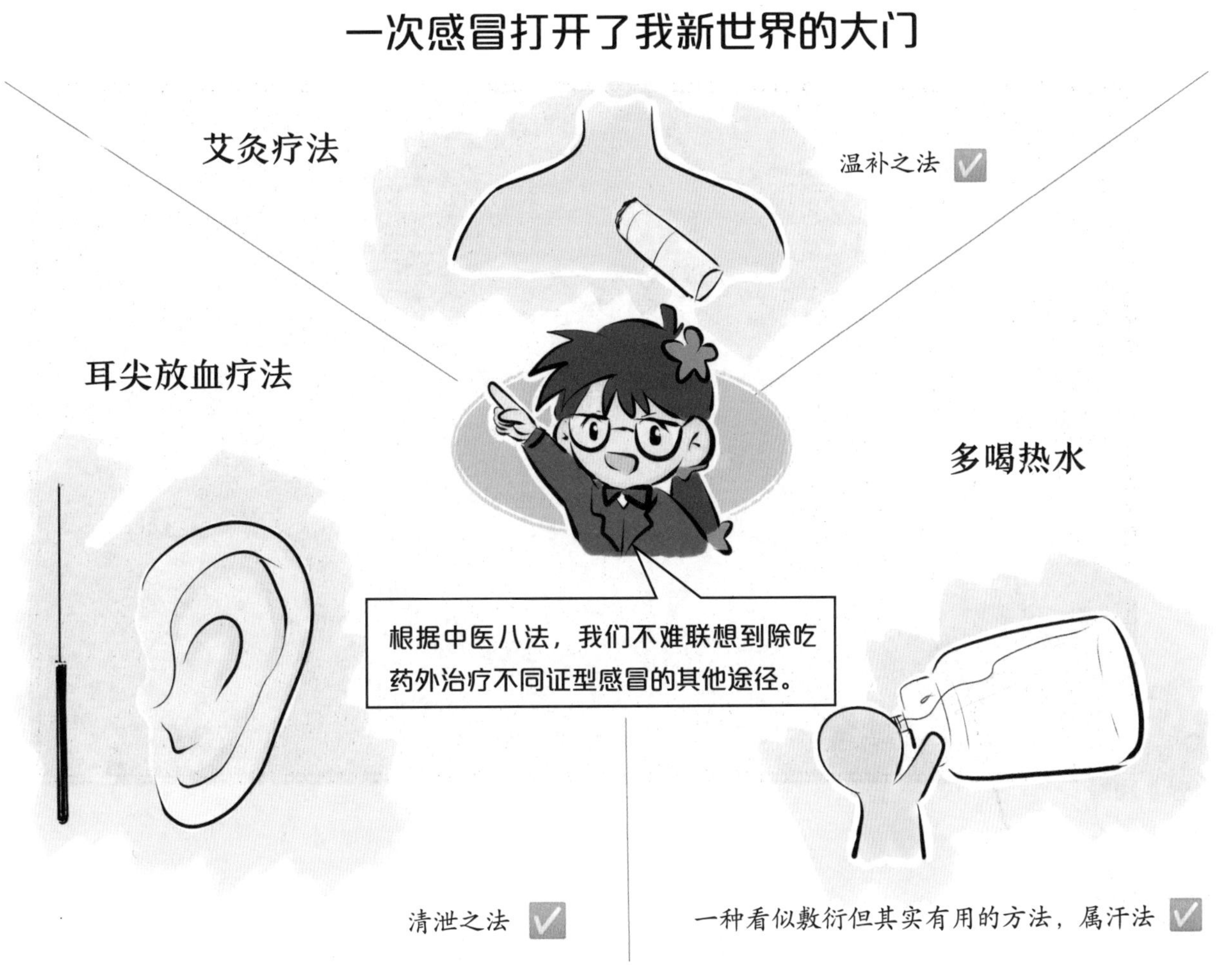
一次感冒打开了我新世界的大门
艾灸疗法
温补之法
耳尖放血疗法
多喝热水
根据中医八法，我们不难联想到除吃药外治疗不同证型感冒的其他途径。
清泄之法
一种看似敷衍但其实有用的方法，属汗法

中医知识小课堂

1. 风寒感冒证

患者多怕冷，低热，无汗，流清涕，头项疼痛，肢节酸痛，口不渴或渴喜热饮。
治疗原则：辛温解表，宣肺散寒。主方荆防败毒散。

2. 风热感冒证

患者多发热明显，鼻塞，头痛面赤，咽喉肿痛，鼻流黄涕，痰液黏稠，口干欲饮。
治疗原则：辛凉解表，宣肺清热。主方银翘散。

3. 暑湿感冒证

患者多见汗少、汗出，热不退，鼻塞流浊涕，头昏重胀痛，胸闷恶心，心烦口渴，口渴黏腻，渴不多饮。
治疗原则：解表清暑，芳香化湿。主方新加香薷饮。

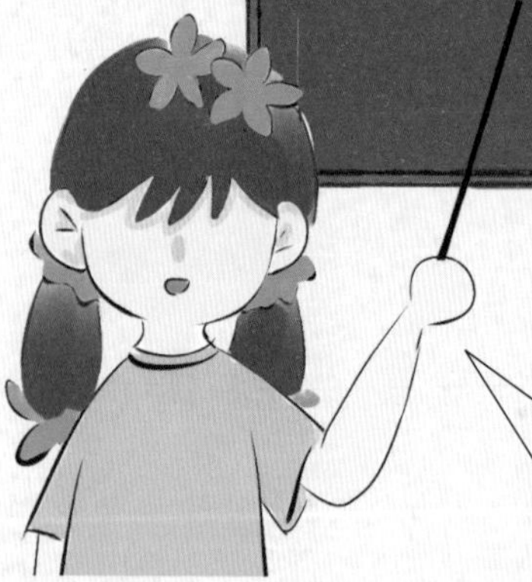

可见，感冒并没有想象中那么简单，需要根据不同的情况分析用药。感冒是中医治疗的优势病种之一，一起来了解一下各种证型吧。

第八式

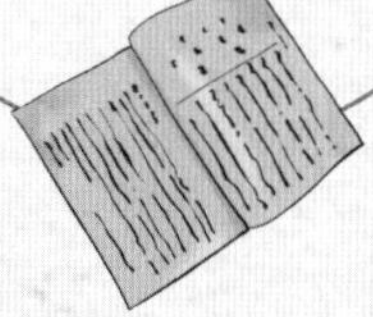

目倦篇

眼睛自救指南

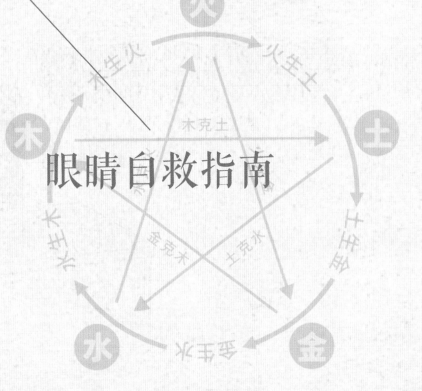

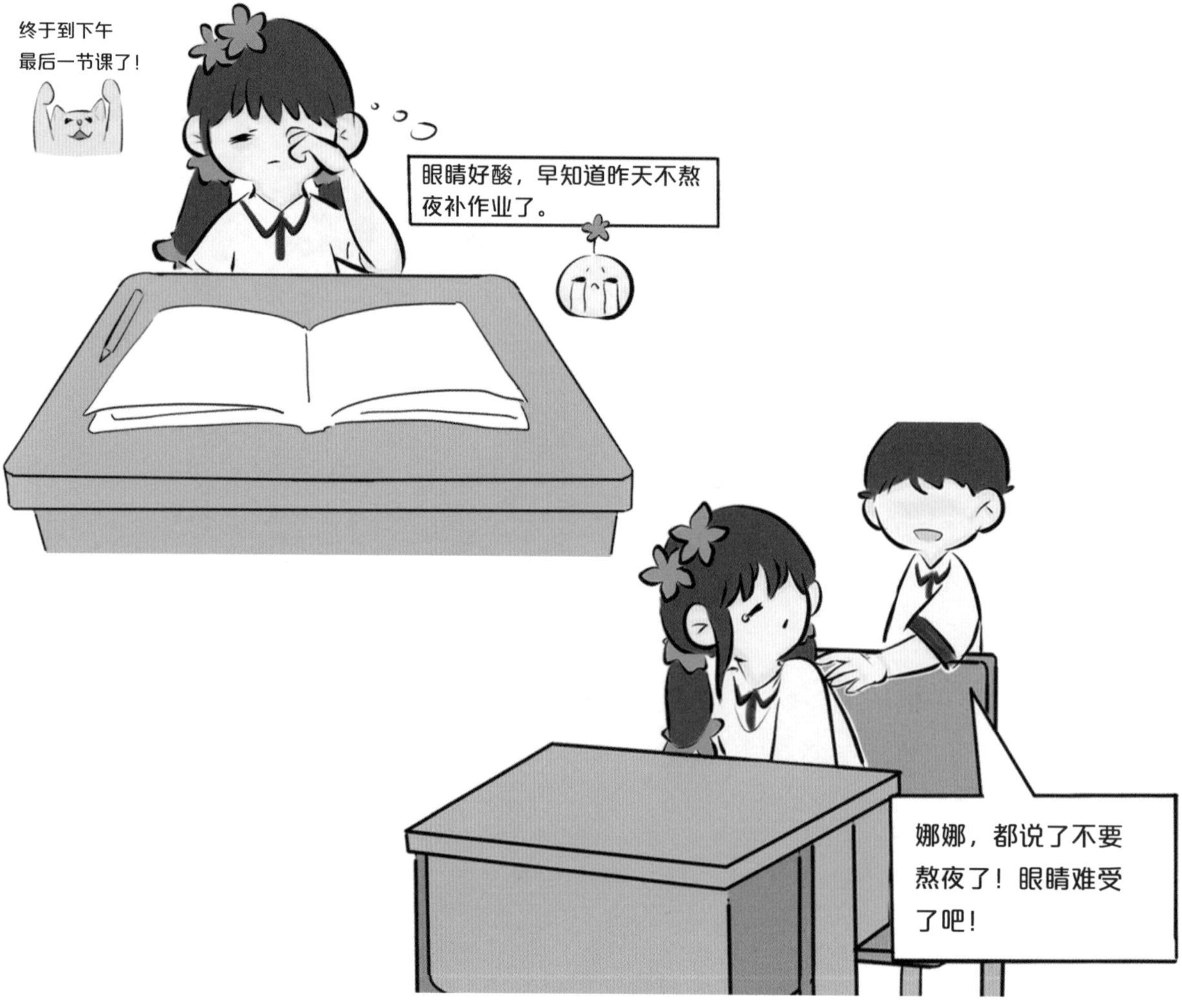
终于到下午
最后一节课了！
眼睛好酸，早知道昨天不熬夜补作业了。
娜娜，都说了不要熬夜了！眼睛难受了吧！

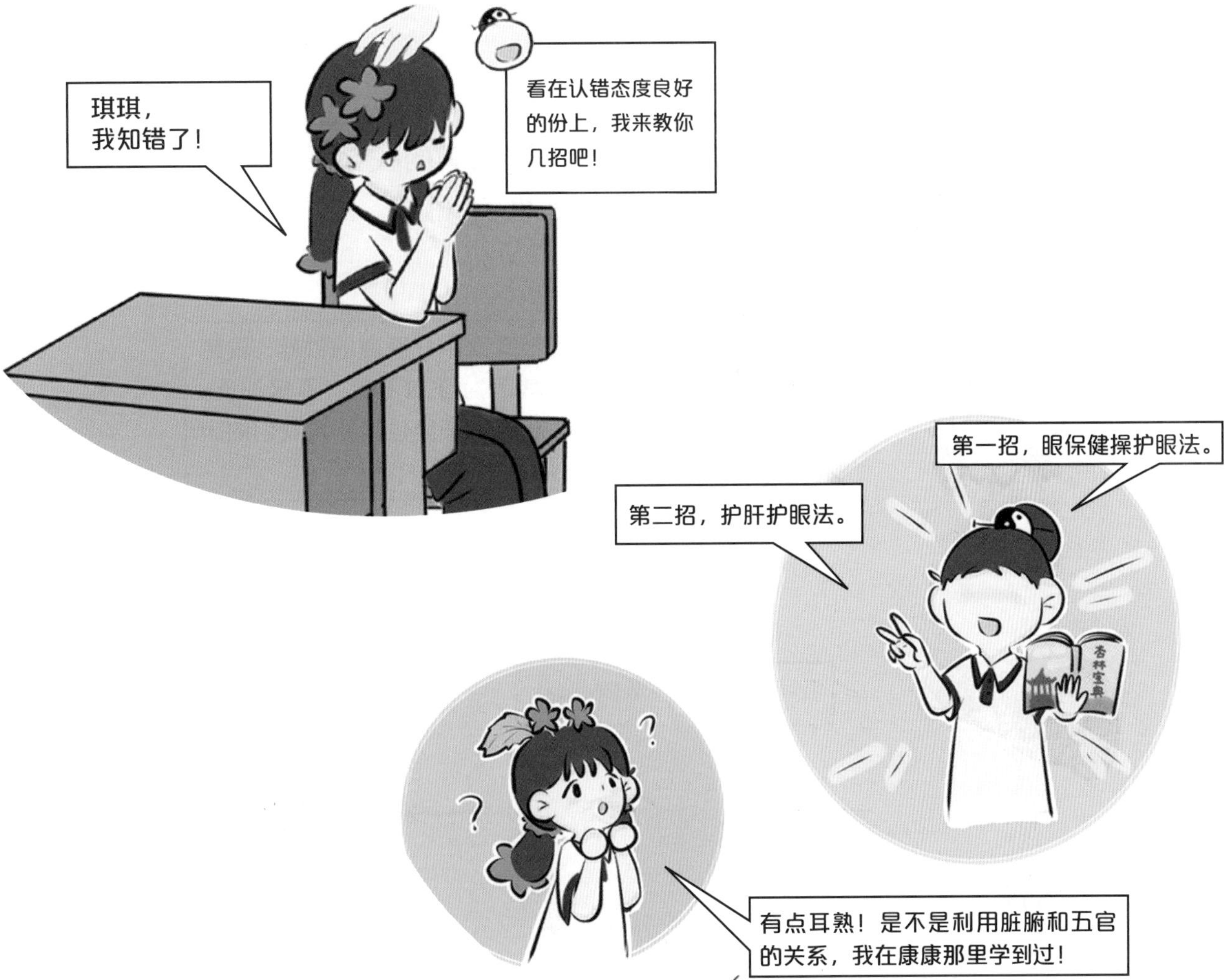
琪琪，
我知错了！
看在认错态度良好的份上，我来教你几招吧！
第一招，眼保健操护眼法。
第二招，护肝护眼法。
有点耳熟！是不是利用脏腑和五官的关系，我在康康那里学到过！

欲知详情如何，请看“第二式　脏腑篇：人体集议宫殿”

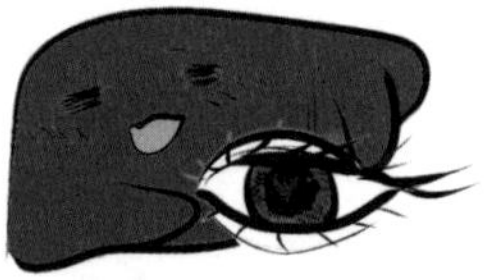

肝：在五官之中，属咱俩的关系最好了！
眼睛：那可不！铁哥们儿嘛！

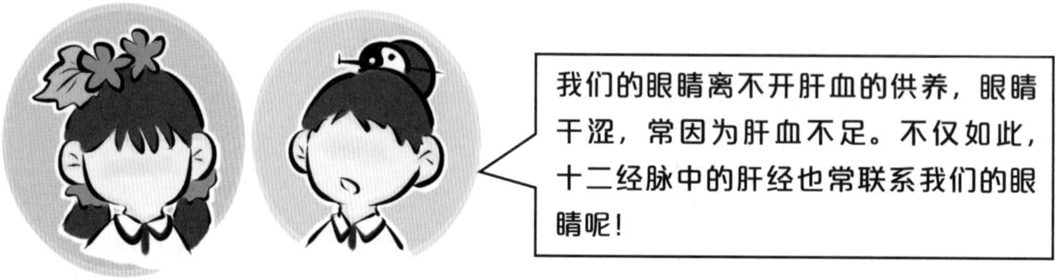

我们的眼睛离不开肝血的供养，眼睛干涩，常因为肝血不足。不仅如此，十二经脉中的肝经也常联系我们的眼睛呢！

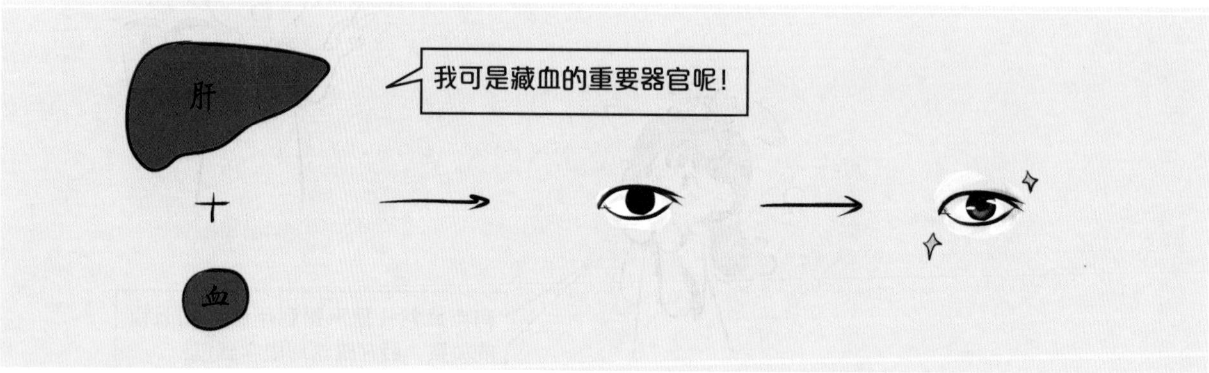

肝
我可是藏血的重要器官呢！
+
血

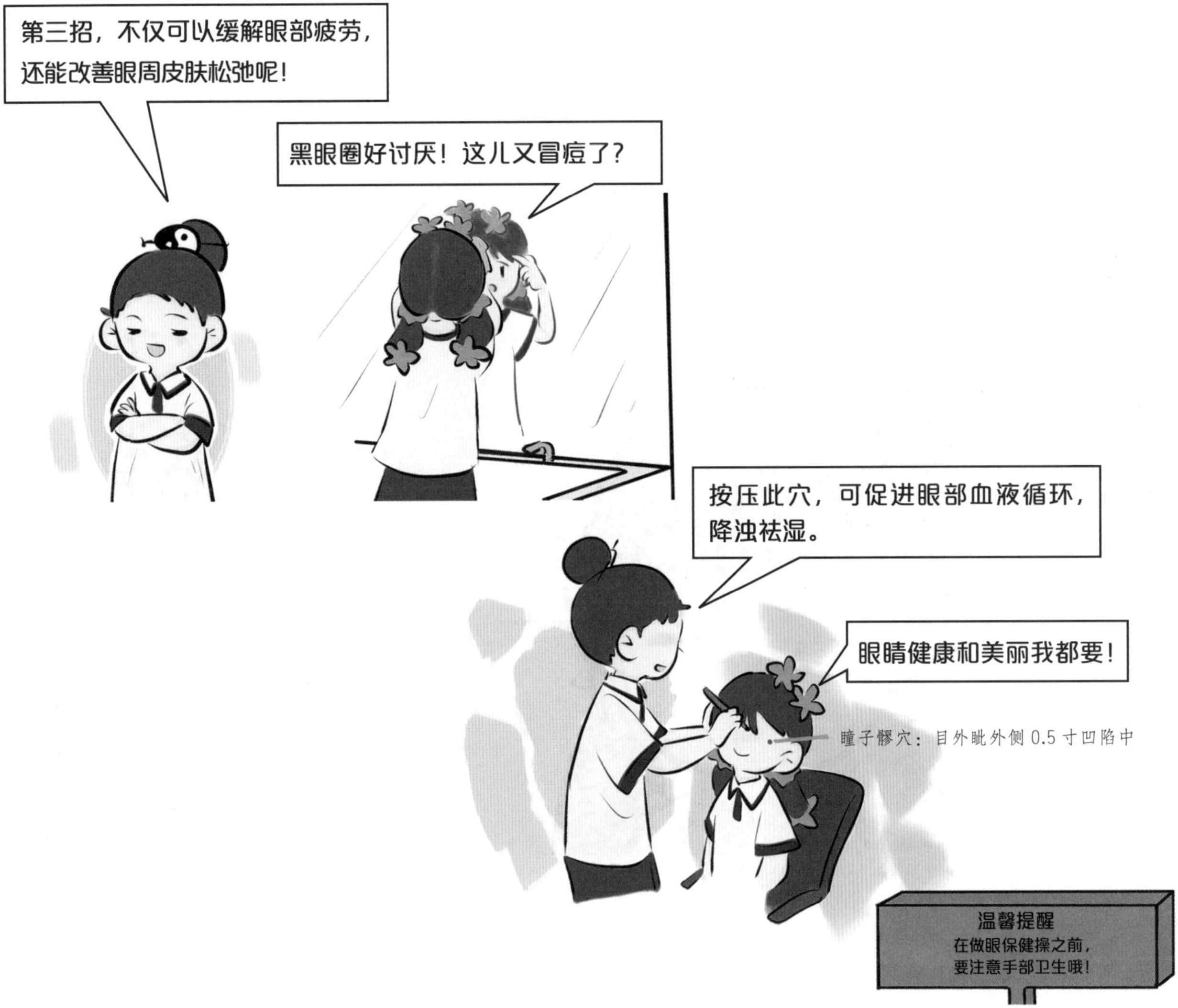
第三招，不仅可以缓解眼部疲劳，还能改善眼周皮肤松弛呢！
黑眼圈好讨厌！这儿又冒痘了？
按压此穴，可促进眼部血液循环，降浊祛湿。
眼睛健康和美丽我都要！
瞳子髎穴：目外眦外侧 0.5 寸凹陷中
温馨提醒
在做眼保健操之前，要注意手部卫生哦！

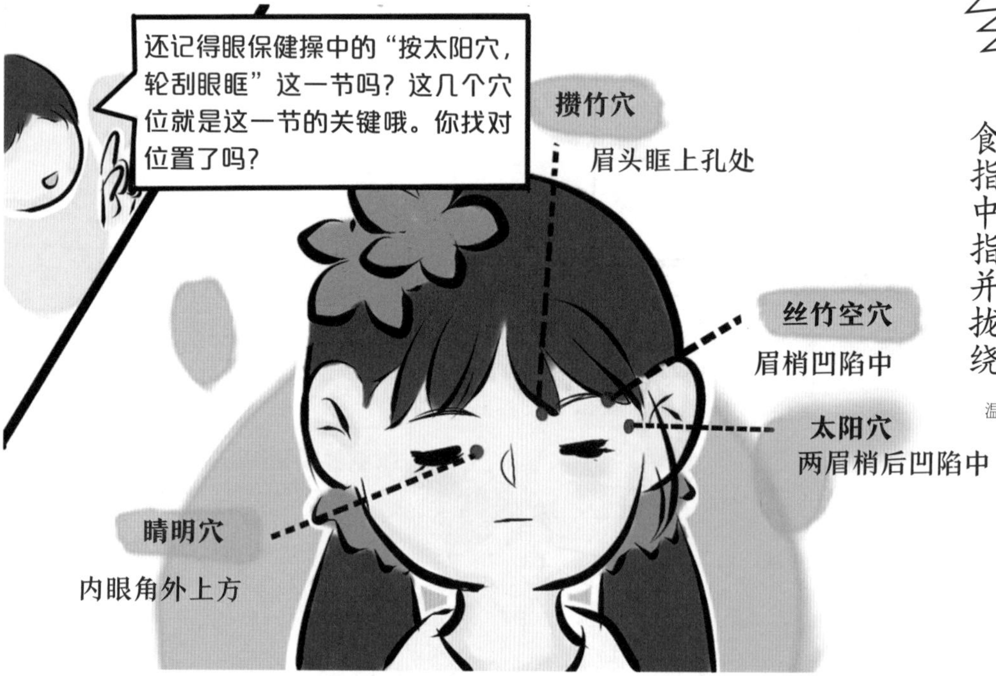
还记得眼保健操中的“按太阳穴，轮刮眼眶”这一节吗？这几个穴位就是这一节的关键哦。你找对位置了吗？
攒竹穴
眉头眶上孔处
丝竹空穴
眉梢凹陷中
太阳穴
两眉梢后凹陷中
睛明穴
内眼角外上方

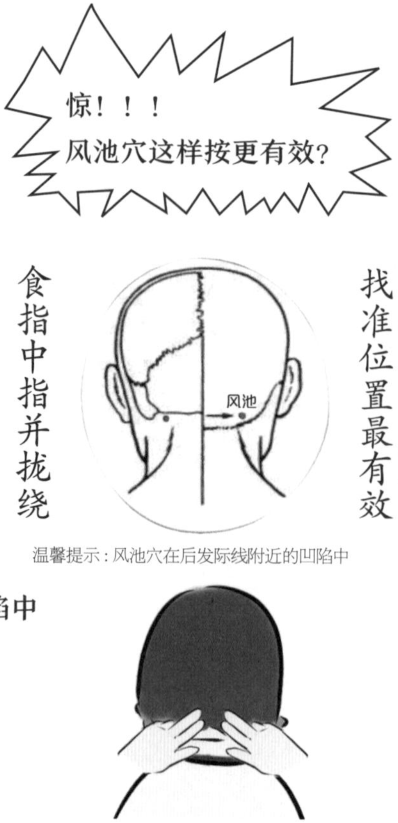
惊！！！
风池穴这样按更有效？
找准位置最有效
风池
食指中指并拢绕
温馨提示：风池穴在后发际线附近的凹陷中

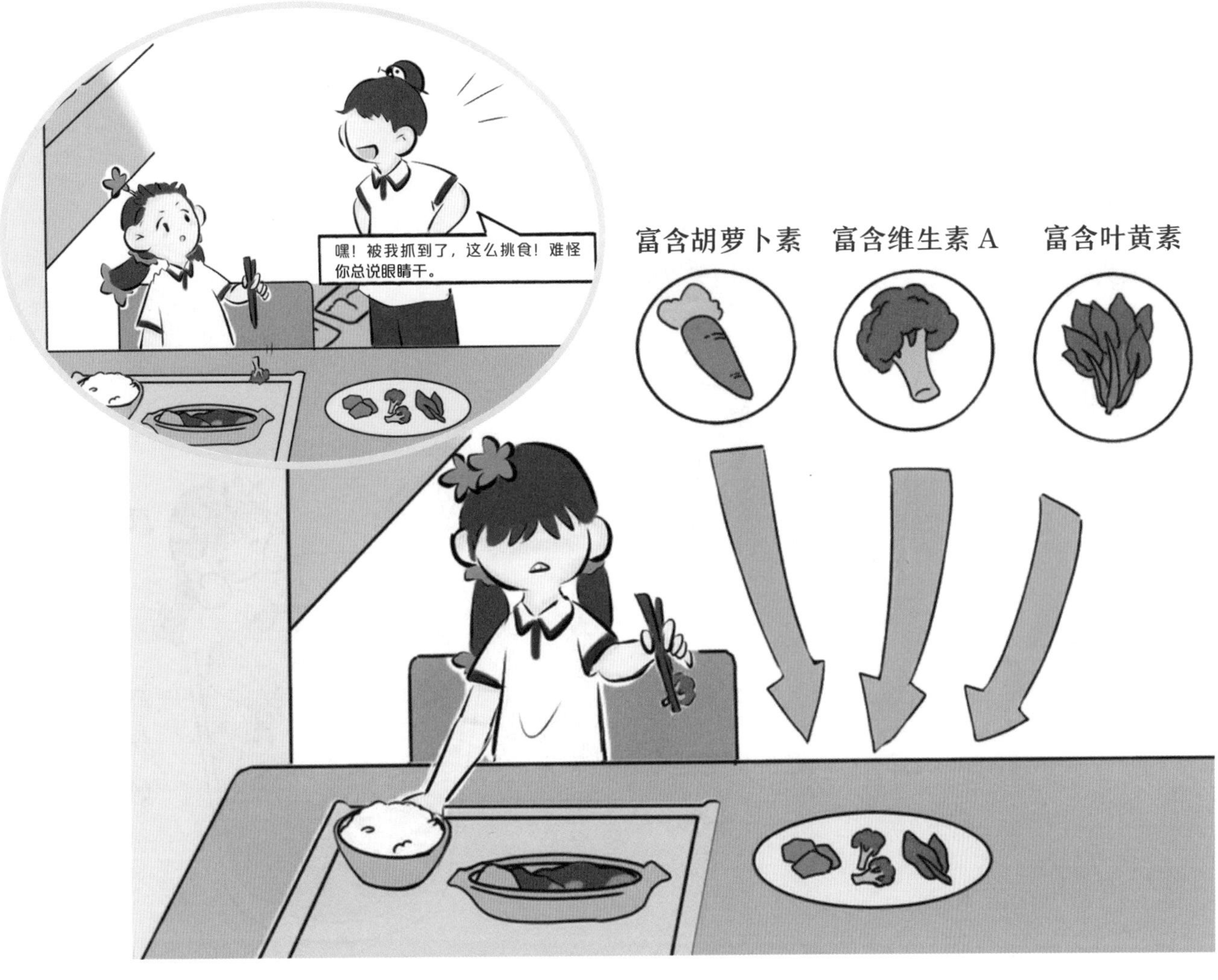
嘿！被我抓到了，这么挑食！难怪你总说眼睛干。
富含胡萝卜素
富含维生素 A
富含叶黄素

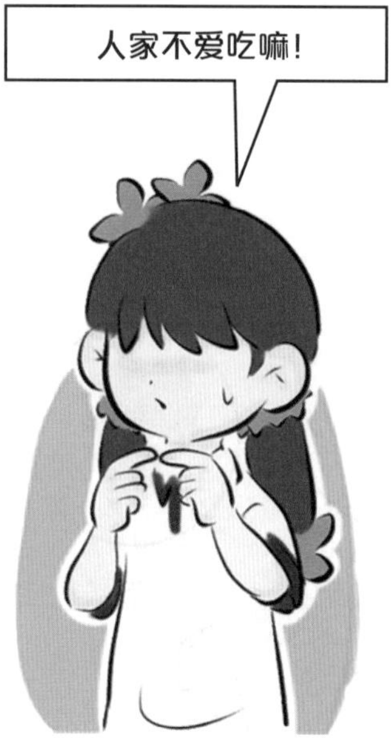

人家不爱吃嘛！

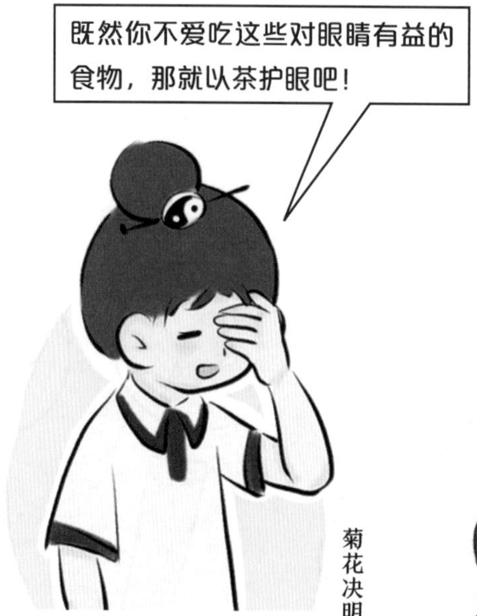

既然你不爱吃这些对眼睛有益的食物，那就以茶护眼吧！

菊花决明子枸杞茶

菊　花：清肝明目
决明子：清热明目
枸杞子：益精明目

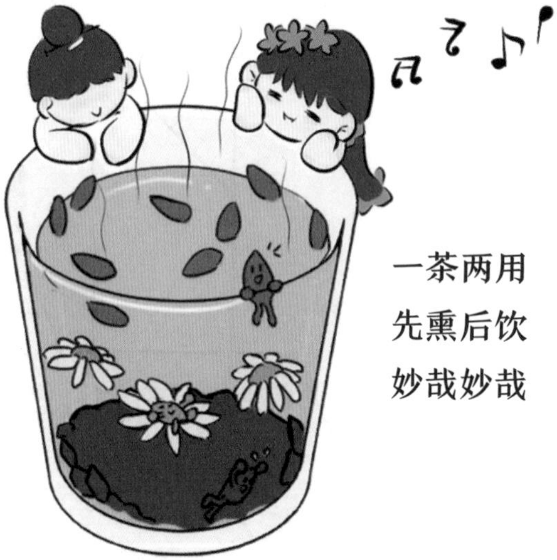

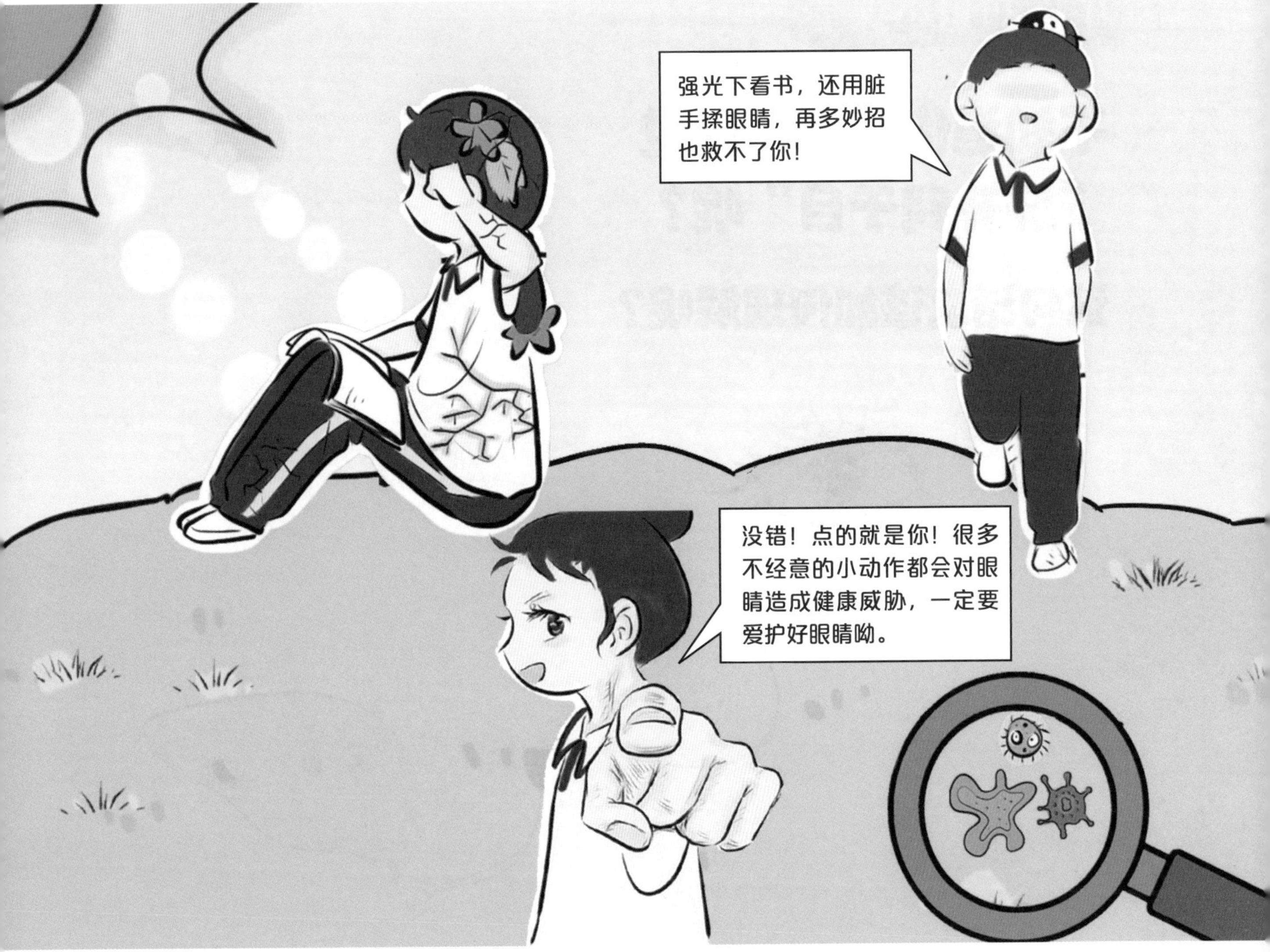
强光下看书，还用脏
手揉眼睛，再多妙招
也救不了你！
没错！点的就是你！很多
不经意的小动作都会对眼
睛造成健康威胁，一定要
爱护好眼睛哟。

中医知识小课堂

不知道你是否听说过“肝开窍于目”呢？

这句话又该如何理解呢？

肝经上连眼睛，肝血对眼睛有重要的滋养作用，眼睛的功能与肝存在直接联系。

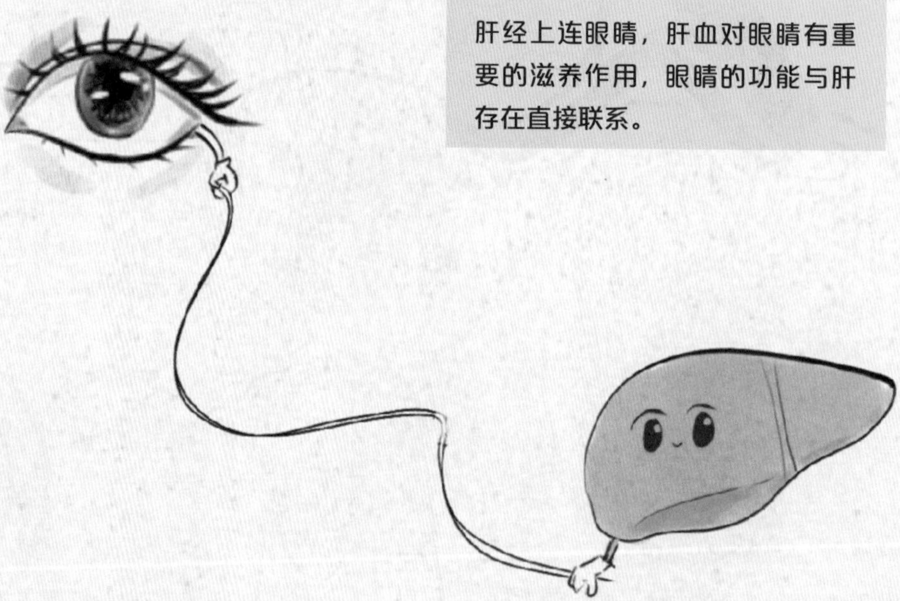

肝的生理功能失调，常可引起眼睛的异常变化。

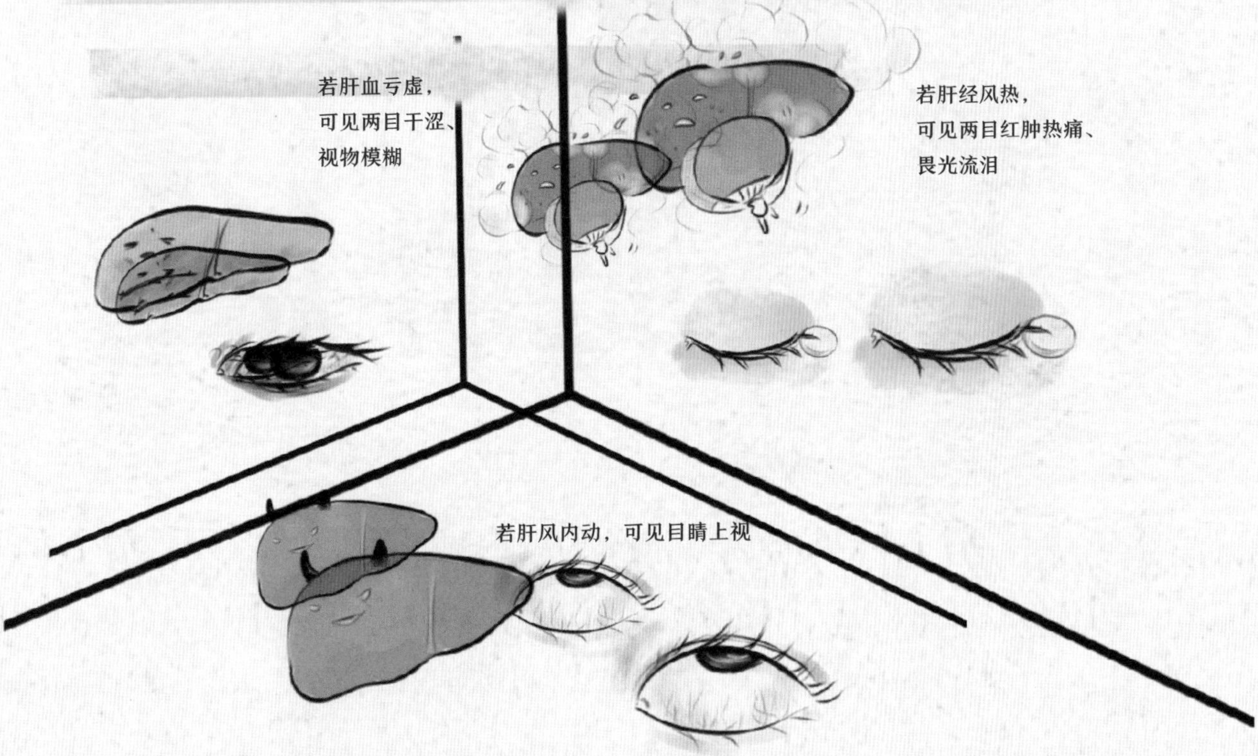

不但肝开窍于目，五脏六腑的精气皆注于目，
目与五脏六腑均有较密切的关系

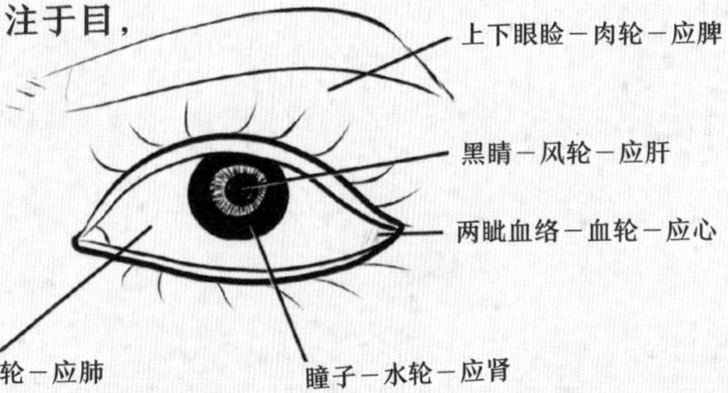

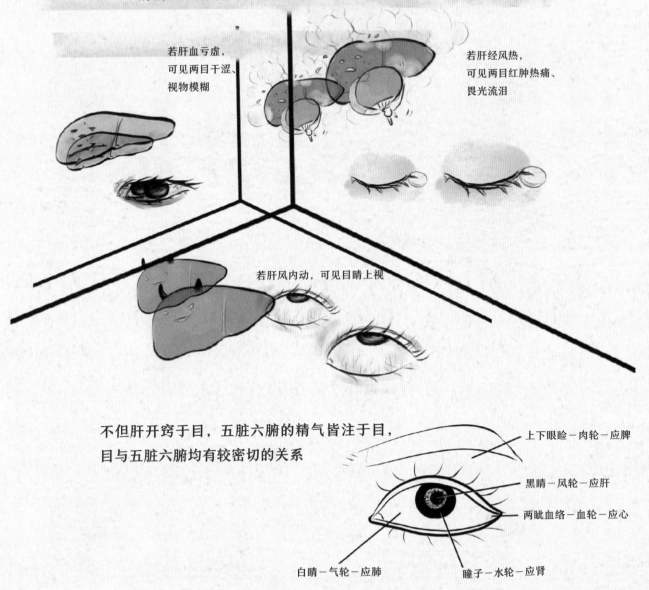

第九式

肥胖篇

剖析肥胖成因

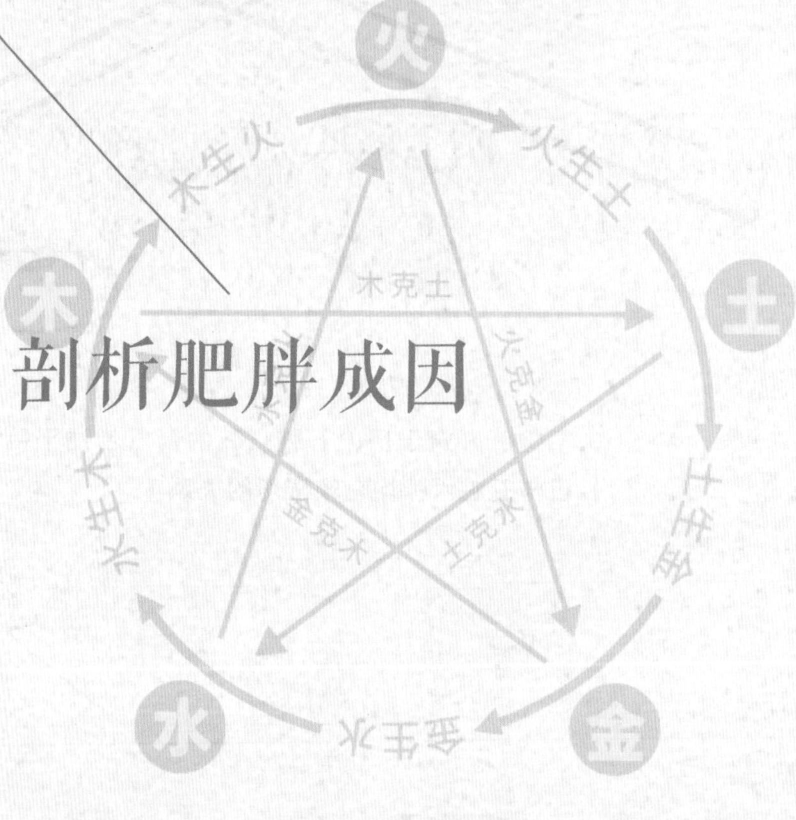

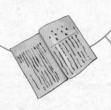

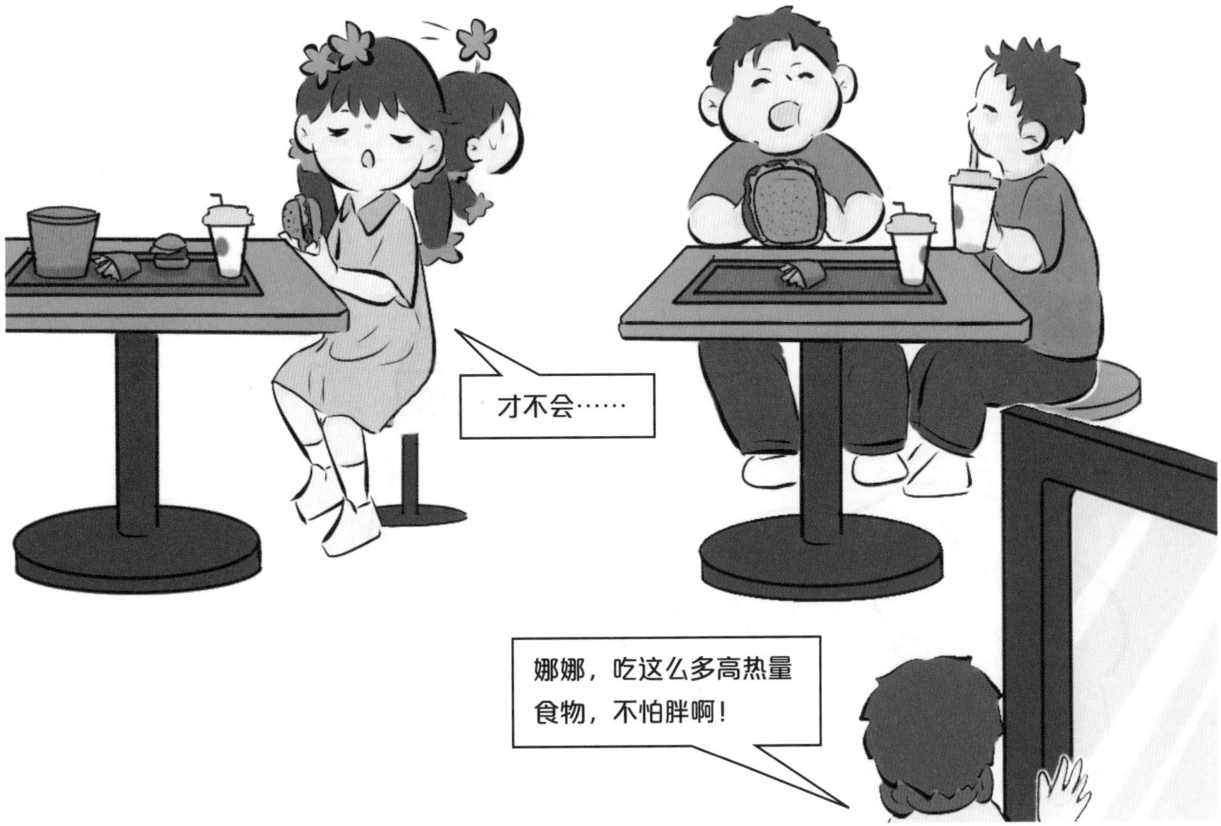
才不会……
娜娜，吃这么多高热量食物，不怕胖啊！

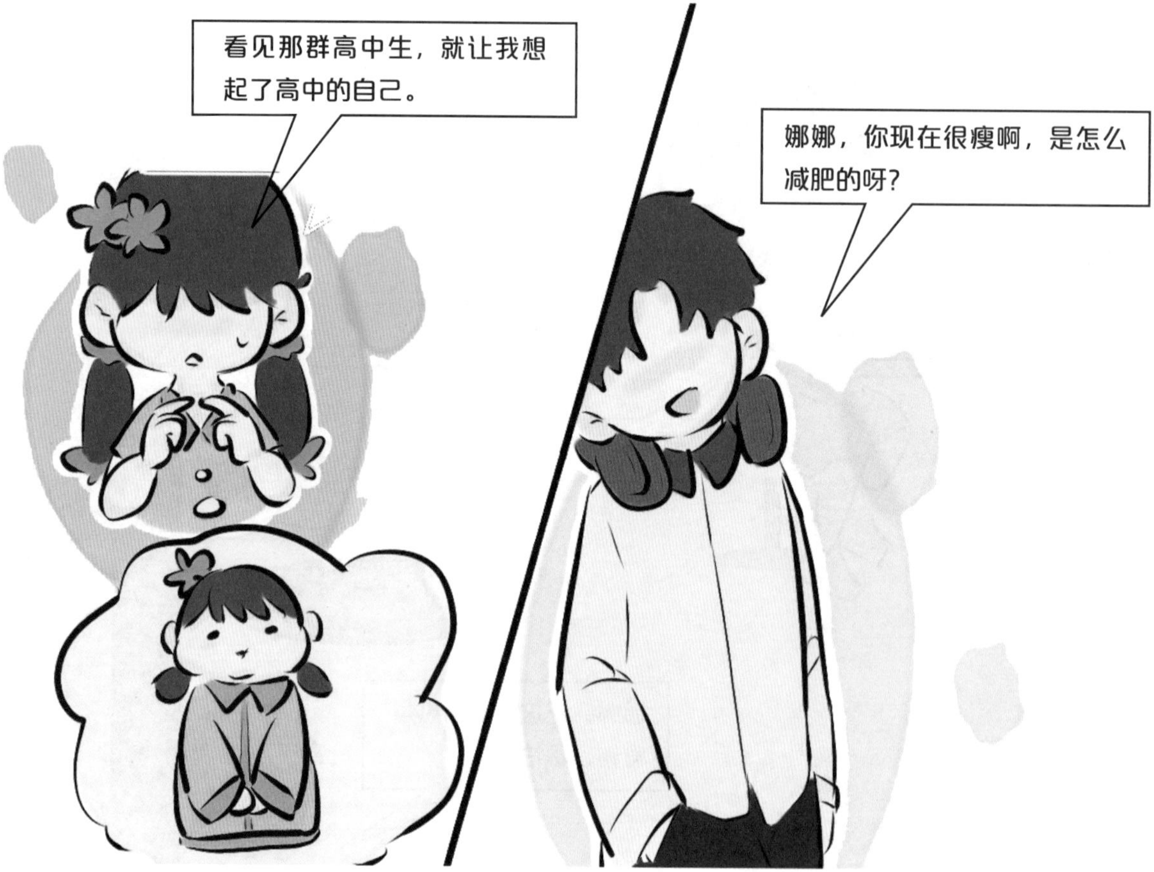
看见那群高中生，就让我想起了高中的自己。
娜娜，你现在很瘦啊，是怎么减肥的呀？

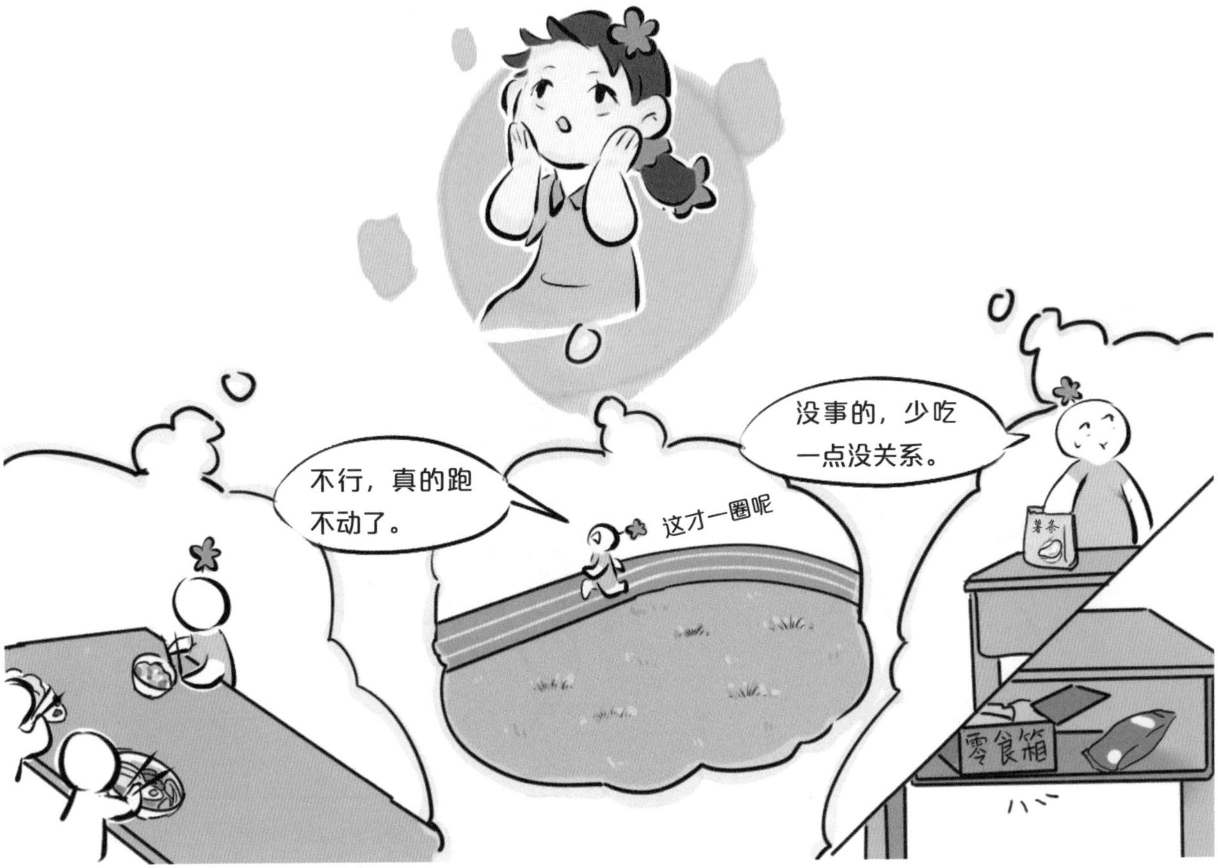
不行，真的跑
不动了。
这才一圈呢
没事的，少吃
一点没关系。
薯条
零食箱

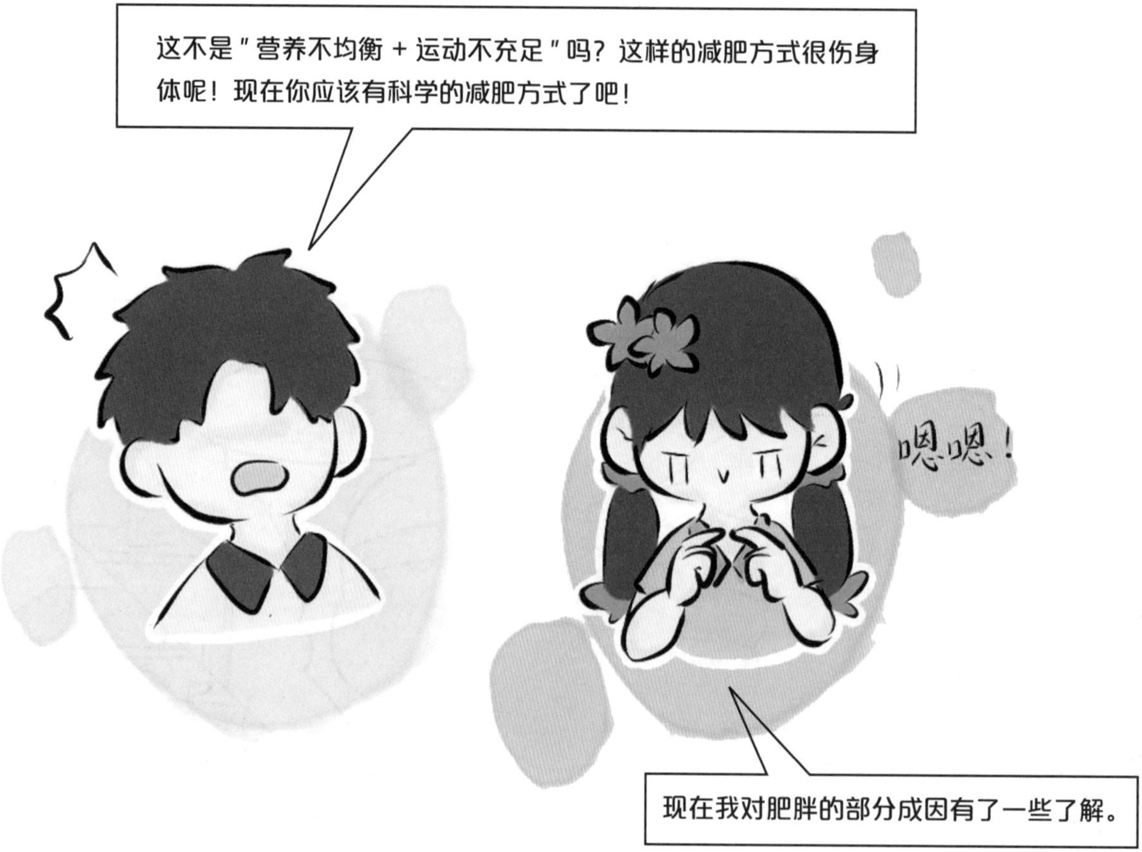
这不是"营养不均衡＋运动不充足"吗？这样的减肥方式很伤身体呢！现在你应该有科学的减肥方式了吧！
嗯嗯！
现在我对肥胖的部分成因有了一些了解。

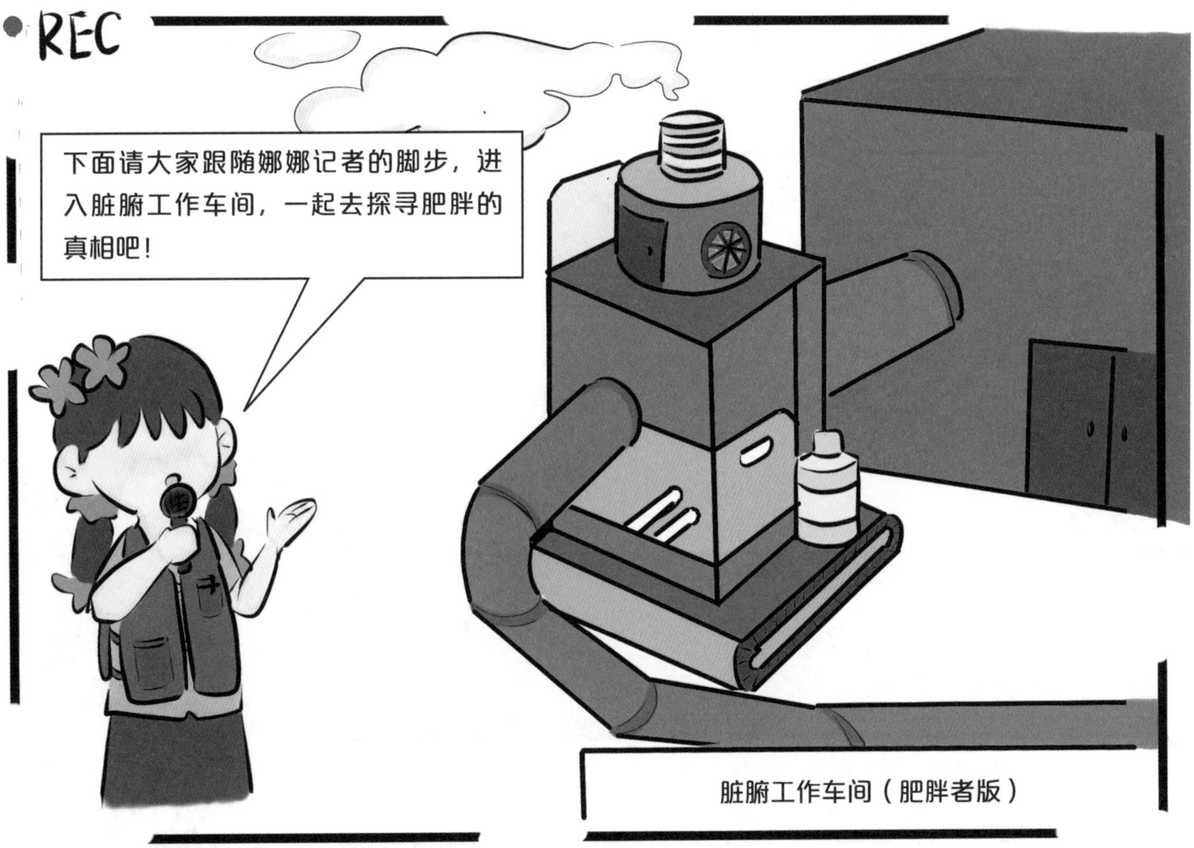
REC
下面请大家跟随娜娜记者的脚步，进入脏腑工作车间，一起去探寻肥胖的真相吧！
脏腑工作车间（肥胖者版）

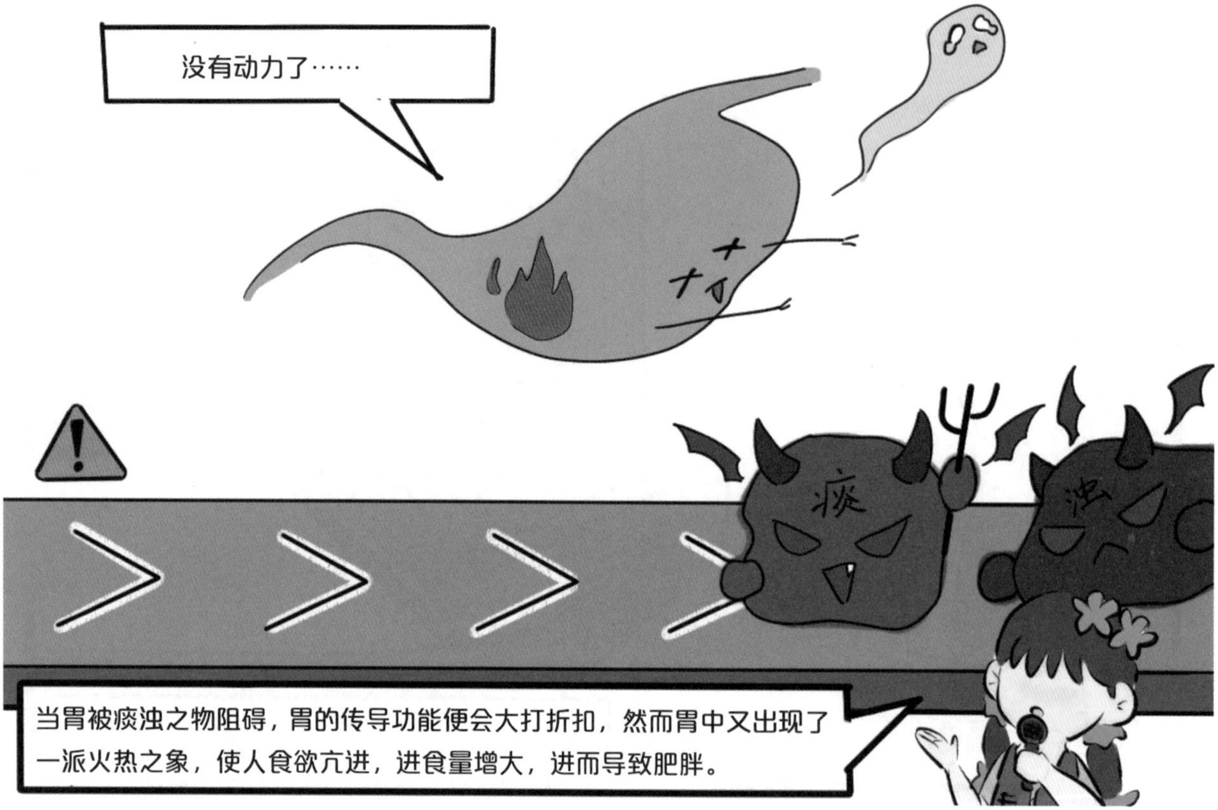
没有动力了……
痰
浊
当胃被痰浊之物阻碍，胃的传导功能便会大打折扣，然而胃中又出现了一派火热之象，使人食欲亢进，进食量增大，进而导致肥胖。

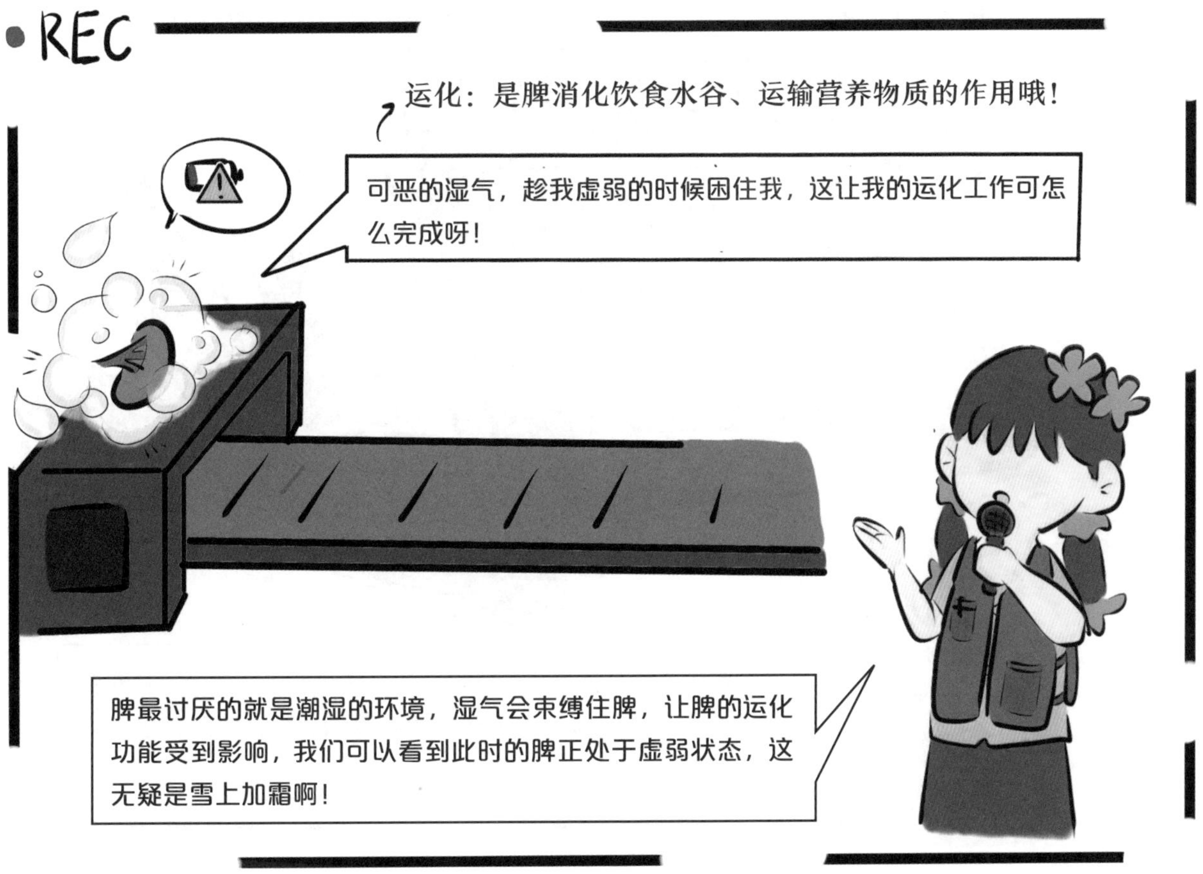
REC
运化：是脾消化饮食水谷、运输营养物质的作用哦！
可恶的湿气，趁我虚弱的时候困住我，这让我的运化工作可怎么完成呀！
脾最讨厌的就是潮湿的环境，湿气会束缚住脾，让脾的运化功能受到影响，我们可以看到此时的脾正处于虚弱状态，这无疑是雪上加霜啊！

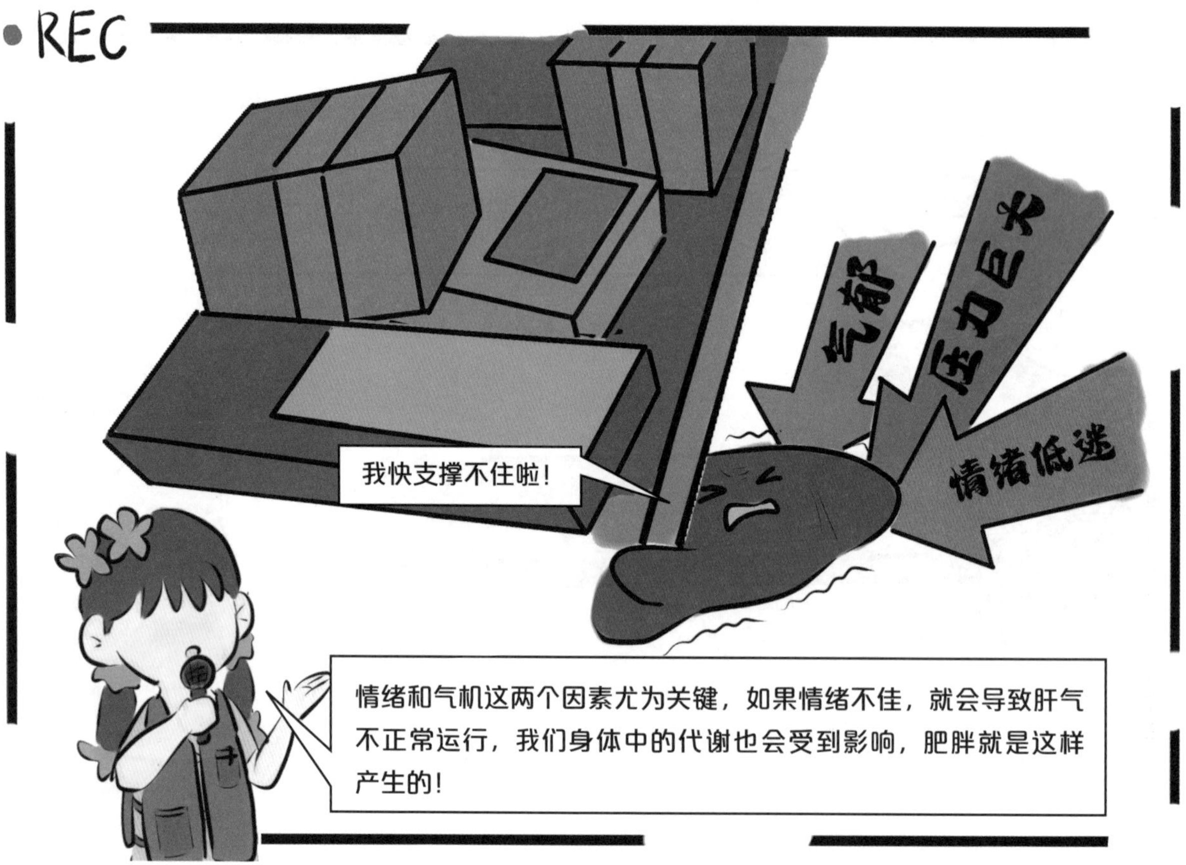
REC
我快支撑不住啦！
气郁
压力巨大
情绪低迷
情绪和气机这两个因素尤为关键，如果情绪不佳，就会导致肝气不正常运行，我们身体中的代谢也会受到影响，肥胖就是这样产生的！

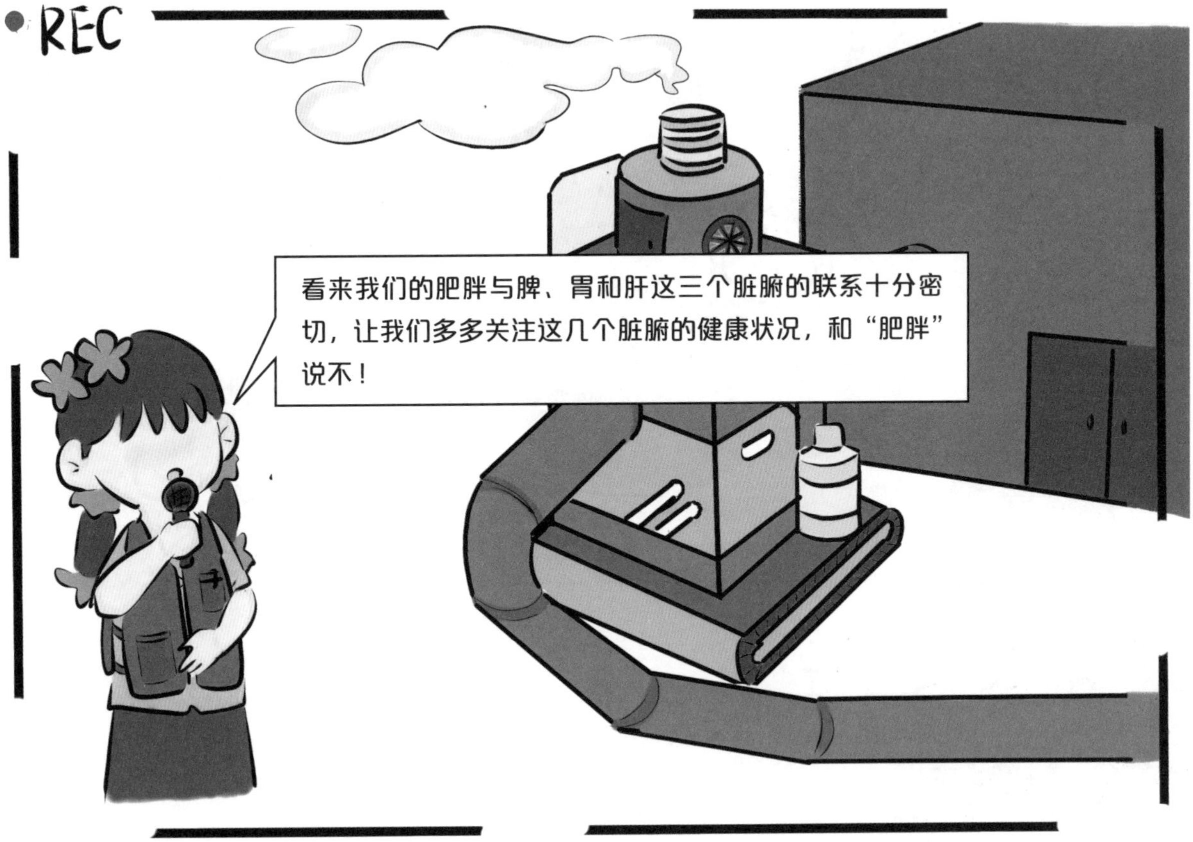
REC
看来我们的肥胖与脾、胃和肝这三个脏腑的联系十分密切，让我们多多关注这几个脏腑的健康状况，和“肥胖”说不！

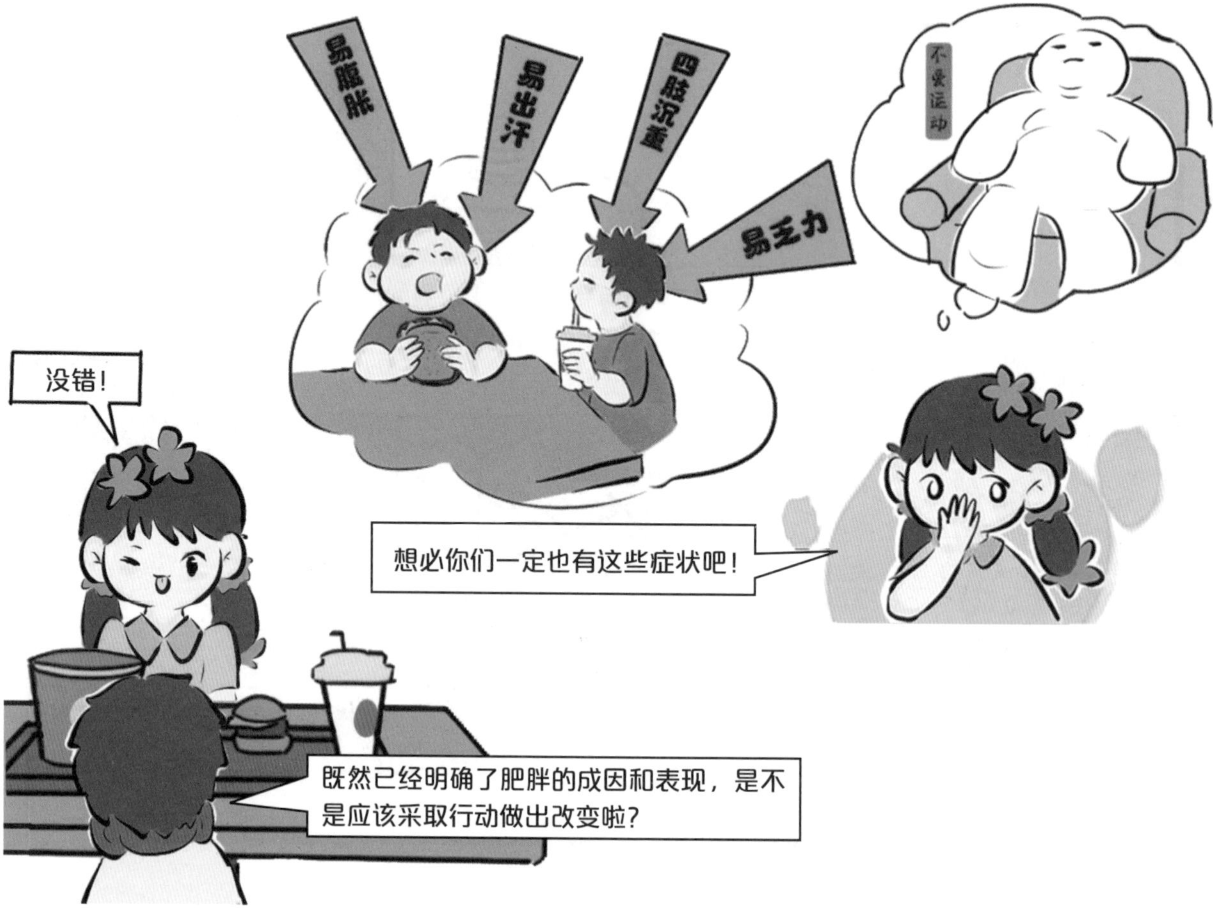
易腹胀
易出汗
四肢沉重
易乏力
不爱运动
没错！
想必你们一定也有这些症状吧！
既然已经明确了肥胖的成因和表现，是不是应该采取行动做出改变啦？

1 健康饮食

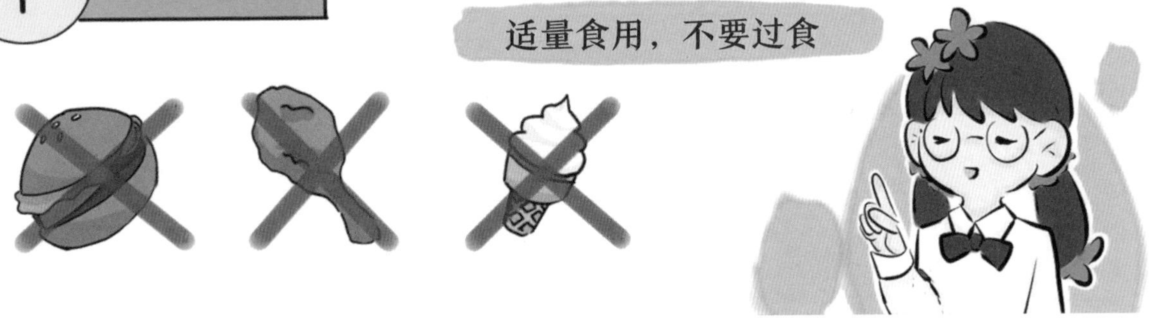

2 不要“好吃懒做”

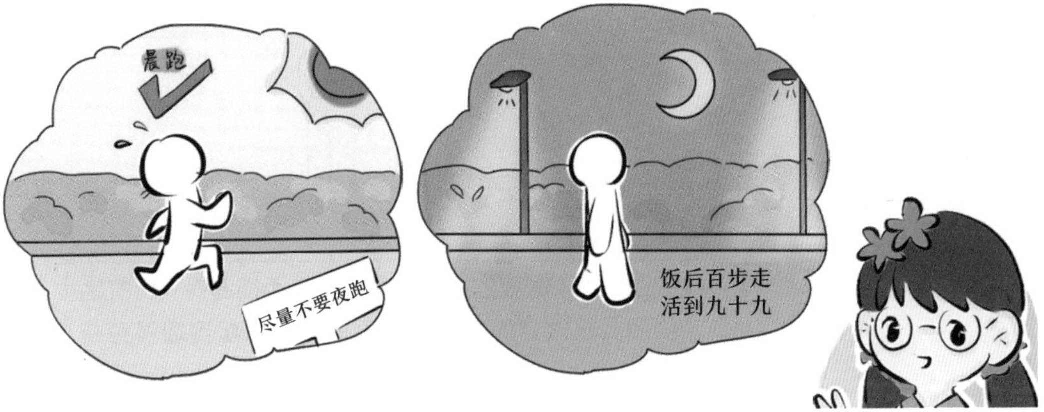

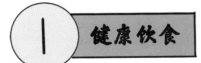

3 中医功法来帮忙

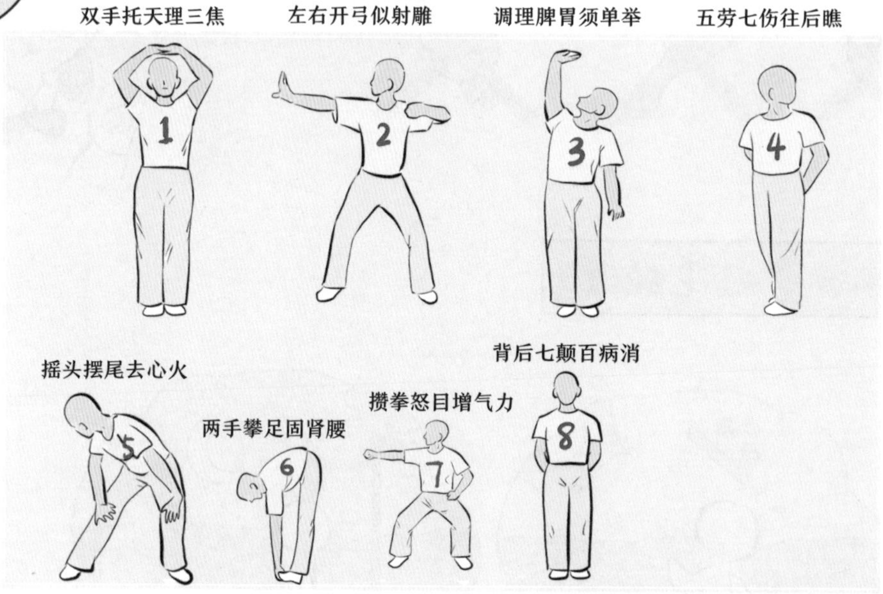
双手托天理三焦
左右开弓似射雕
调理脾胃须单举
五劳七伤往后瞧
摇头摆尾去心火
两手攀足固肾腰
攒拳怒目增气力
背后七颠百病消

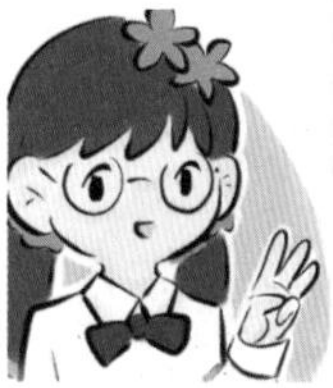

八段锦是传统中医养生操的一种，具有柔筋健骨、行气活血、协调五脏六腑的作用，长期锻炼可以起到增强免疫力、抗疲劳及减肥的效果。

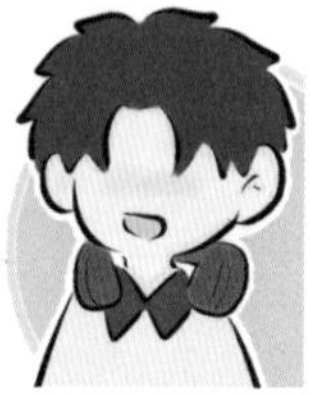

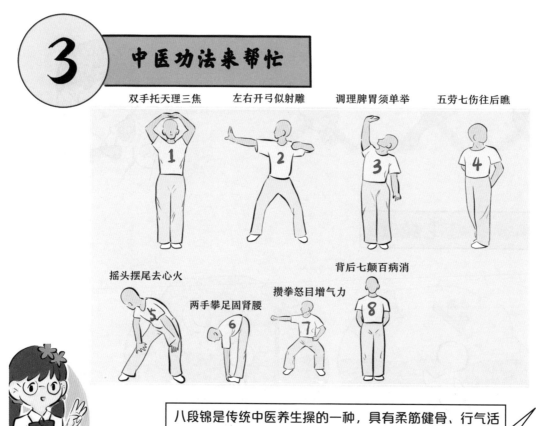

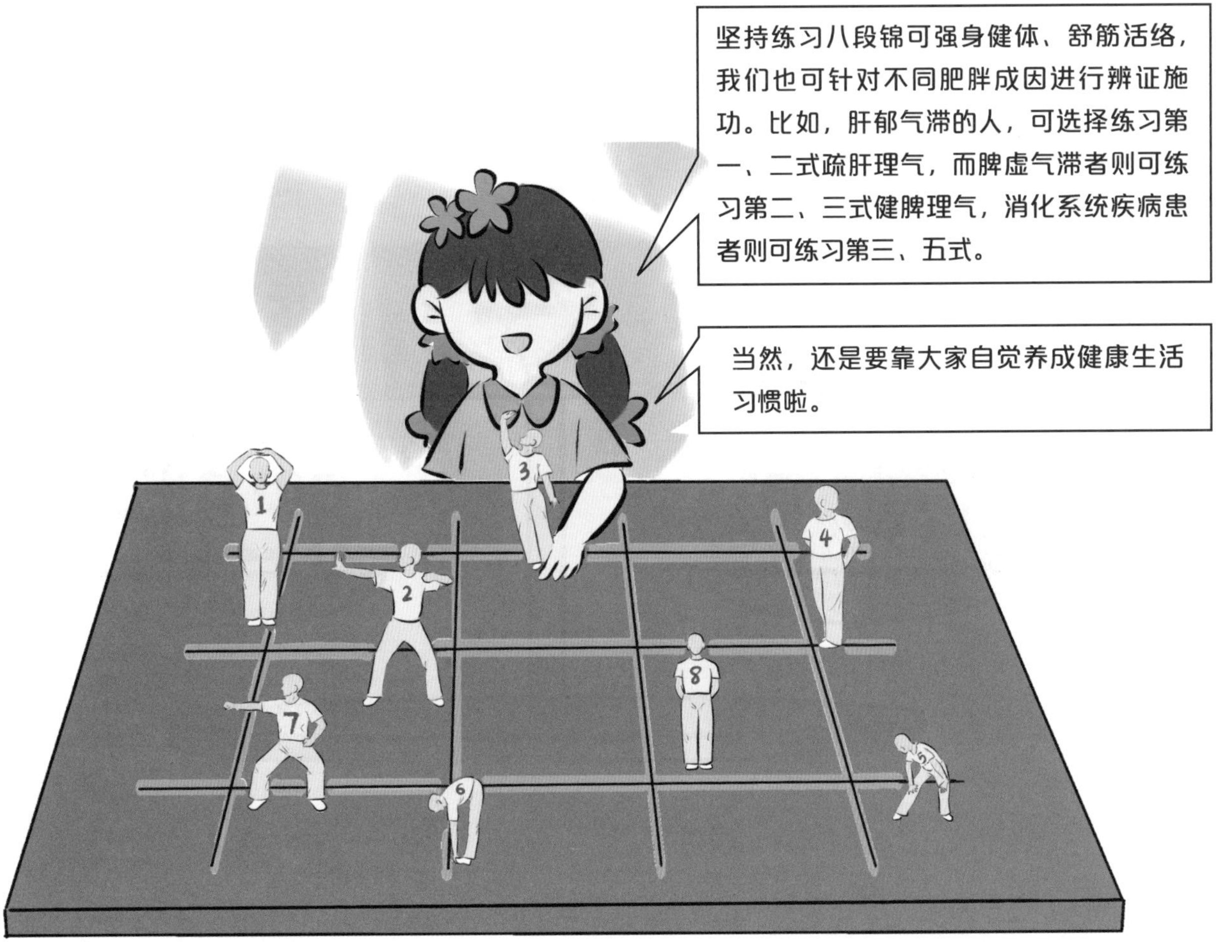
坚持练习八段锦可强身健体、舒筋活络，我们也可针对不同肥胖成因进行辨证施功。比如，肝郁气滞的人，可选择练习第一、二式疏肝理气，而脾虚气滞者则可练习第二、三式健脾理气，消化系统疾病患者则可练习第三、五式。
当然，还是要靠大家自觉养成健康生活习惯啦。
1
2
3
4
5
6
7
8

中医知识小课堂

从中医学角度来说，肥胖多以上述证型为主，以祛湿化痰、疏肝理气、活血化瘀、清热泄实为基本治则。

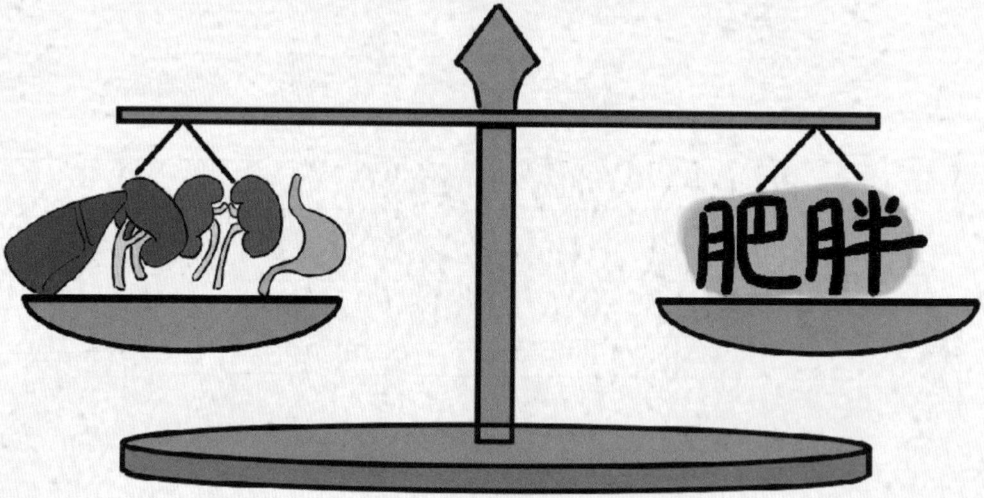

1．脾肾两虚证

临床表现：神疲乏力，腰酸腿软，面浮肢肿，大便稀软，甚则形寒肢冷，小便频数。

治则：健脾补肾。

健脾补肾汤：党参、黄芪、黄精、山药、山萸肉等。

2．脾虚肝郁证

临床表现：精神抑郁，胸闷腹胀，两肋胀痛，纳呆便溏，月经不调。

治则：健脾化湿，疏肝理气。

舒肝健脾汤：香附、木香、佛手、党参、茯苓。

3．湿热内停证

临床表现：头身重困，肢体浮肿，胸闷腹胀，纳呆脘痞，渴不欲饮，溲赤不利，女子带下黄稠。

治法：清利湿热。

清热利湿汤：柴胡、栀子、龙胆草、茅根。

4．脾虚湿盛证

临床表现：形体肥胖，肢体困重，少气懒言，倦怠乏力，嗜卧，纳呆呕恶，大便溏薄。

治法：健脾除湿。

健脾汤：党参、山药、莲子、白扁豆、茯苓。

纳呆：消化不良、食欲不振，进食后有饱滞之感的症状。

便溏：大便稀溏不成形或呈米糊状、大便黏滞、排泄不顺畅，以及有排不尽的感觉。

脘痞：腹部的胀闷痞满不舒。

溲赤：小便短赤。

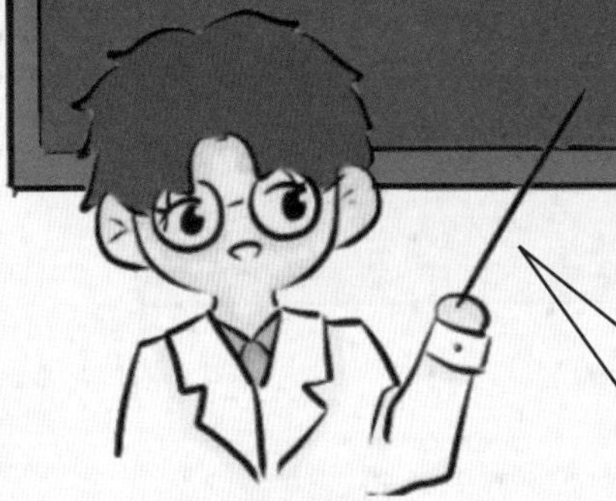

大家不妨尝试着把漫画里高中生的症状和以下证型匹配，看看你们掌握得如何。

中医知识小课堂

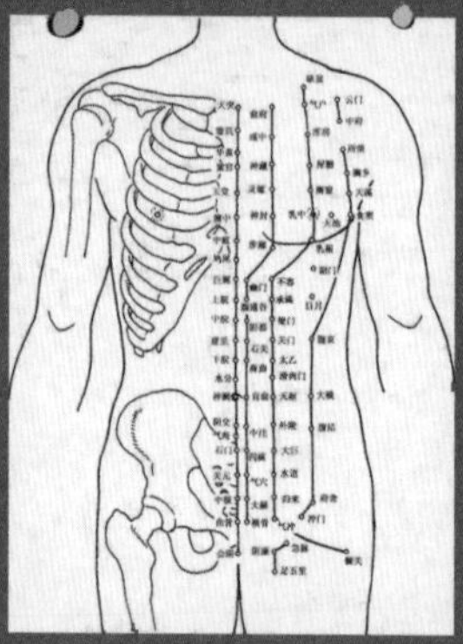

1. 腹部穴位

(1) 上腹部的上脘、中脘、下脘、巨阙、滑肉门等，有助于调和脾胃，治疗各种脾胃不和，还可以控制食欲。

(2) 下腹部穴位，如气海、关元，可起到益气温阳、通经活络的作用，健脾和胃、温阳通经。

2. 腿上穴位：

足三里、上巨虚等穴位，共同起到调和脾胃的作用。

艾灸减肥的同时，控制食欲，增加运动量，与艾灸相配合，减肥效果才会更好。在艾灸过程中也要建立良好的生活习惯，当体重达到理想状态停止艾灸后，良好的生活习惯可保证体重不出现反弹哦。

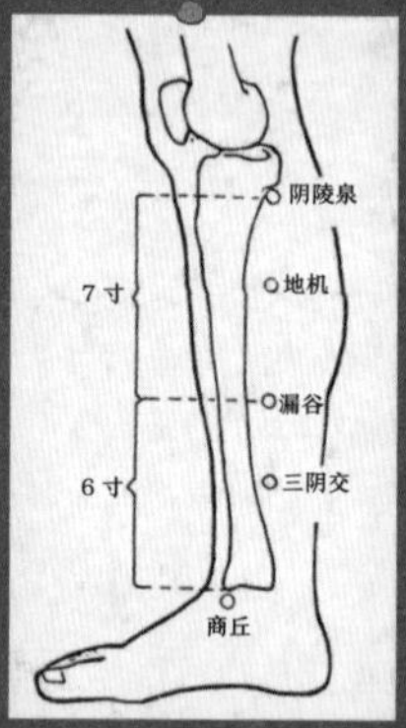

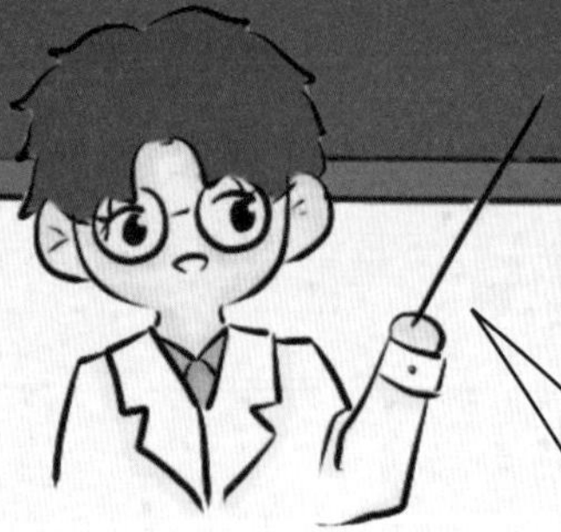

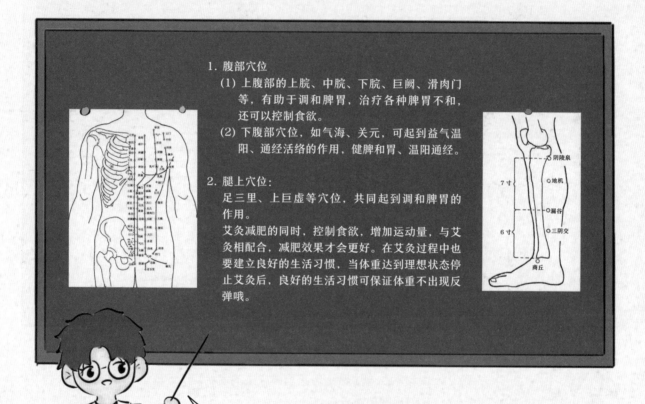

找到属于自己肥胖的原因了吗？接下来就让我们一起解决掉这些问题吧！让肥油咔咔掉！通过艾灸的方式，促进局部的血液循环，使身体新陈代谢的速度变快，从而达到一定的减肥效果。

第十式

痤疮篇

以豆战痘

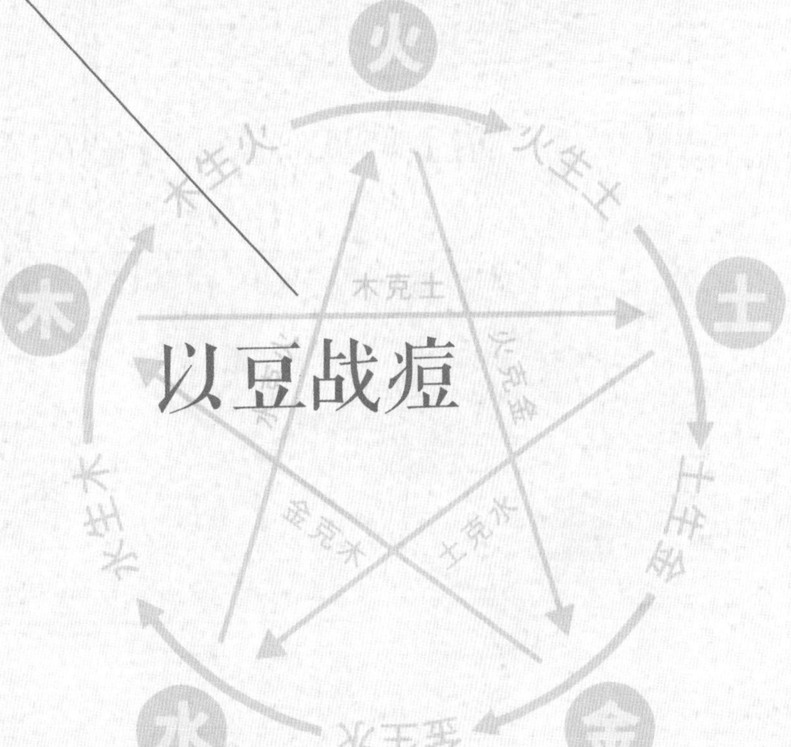

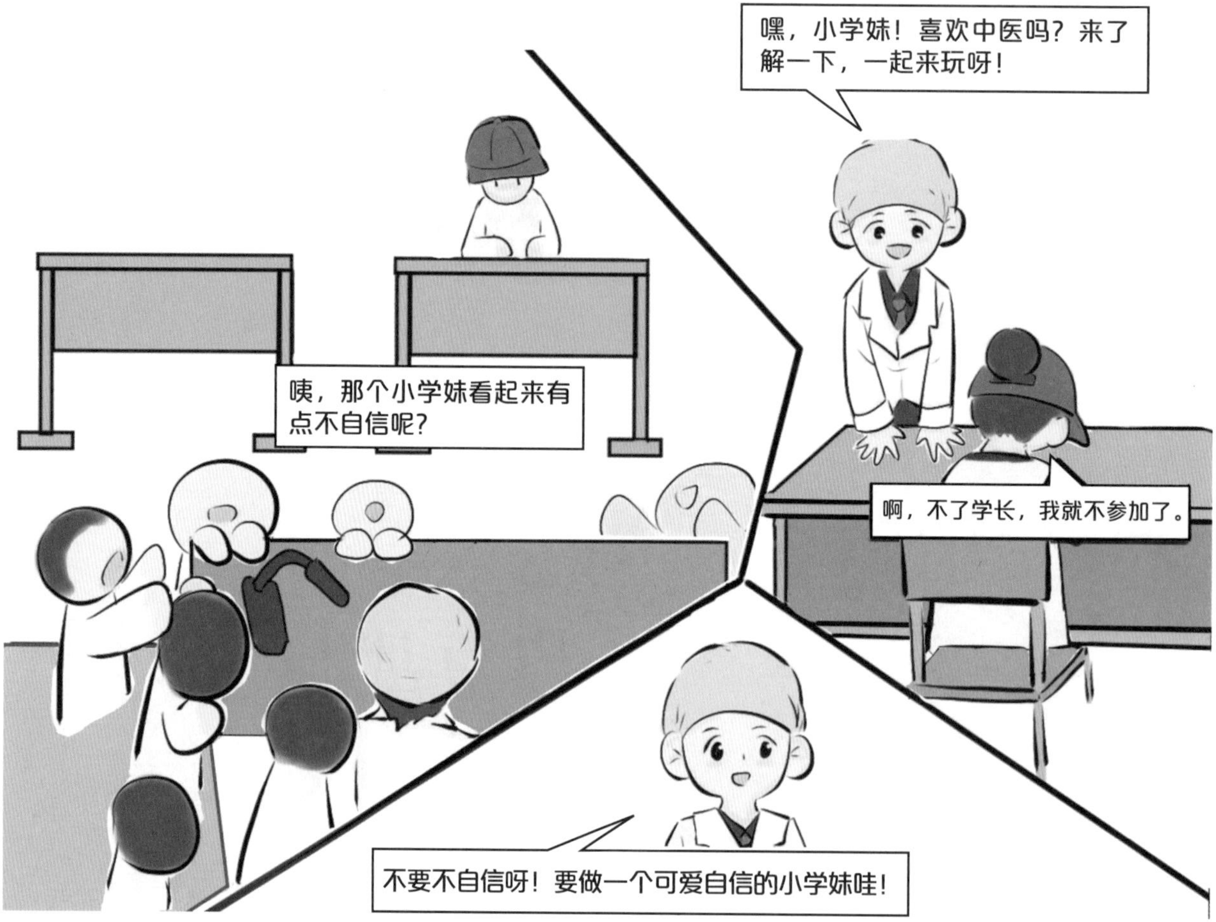
咦，那个小学妹看起来有点不自信呢？
嘿，小学妹！喜欢中医吗？来了解一下，一起来玩呀！
啊，不了学长，我就不参加了。
不要不自信呀！要做一个可爱自信的小学妹哇！

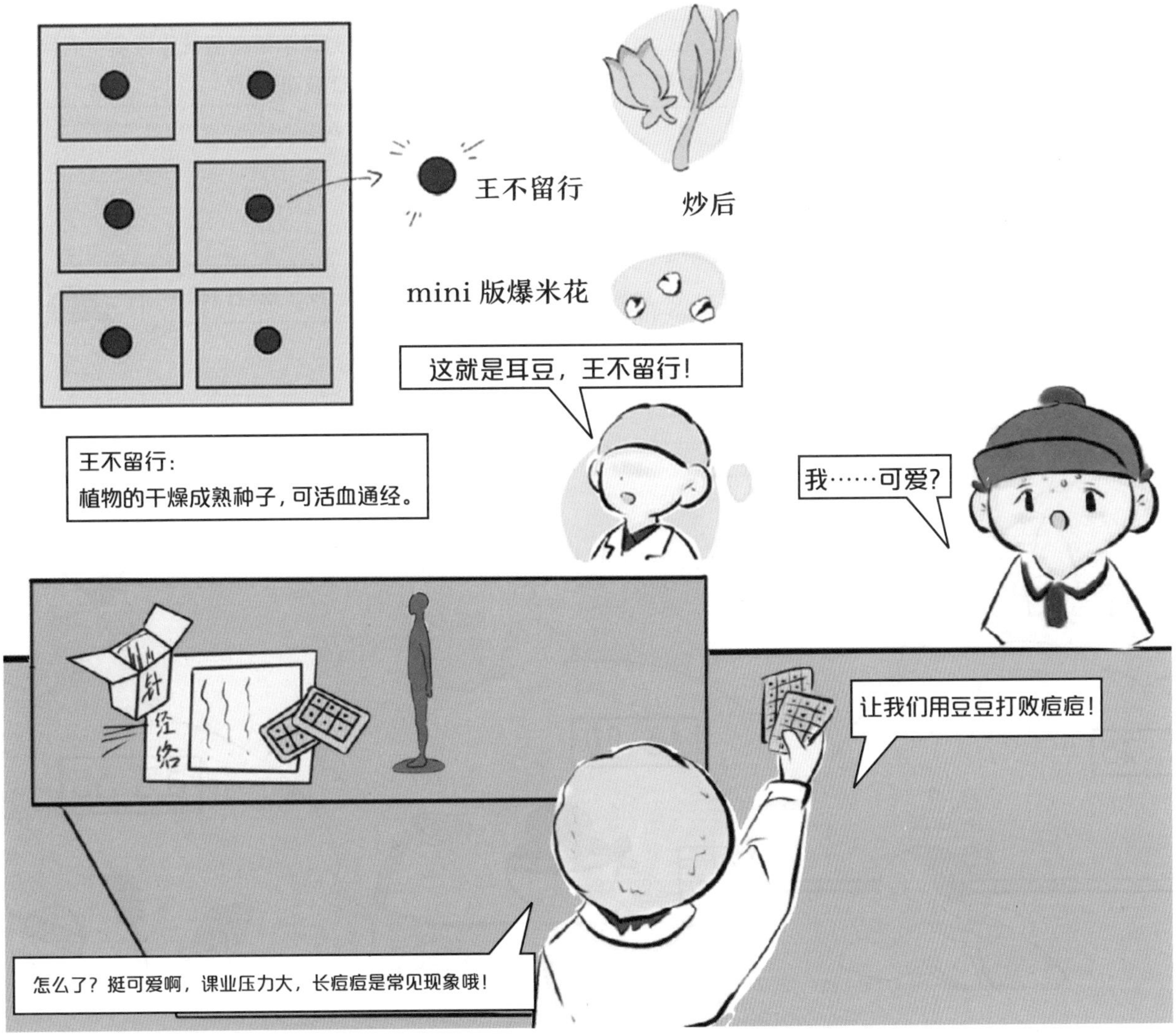
王不留行
炒后
mini 版爆米花
这就是耳豆，王不留行！
王不留行：
植物的干燥成熟种子，可活血通经。
我……可爱？
针
经络
让我们用豆豆打败痘痘！
怎么了？挺可爱啊，课业压力大，长痘痘是常见现象哦！

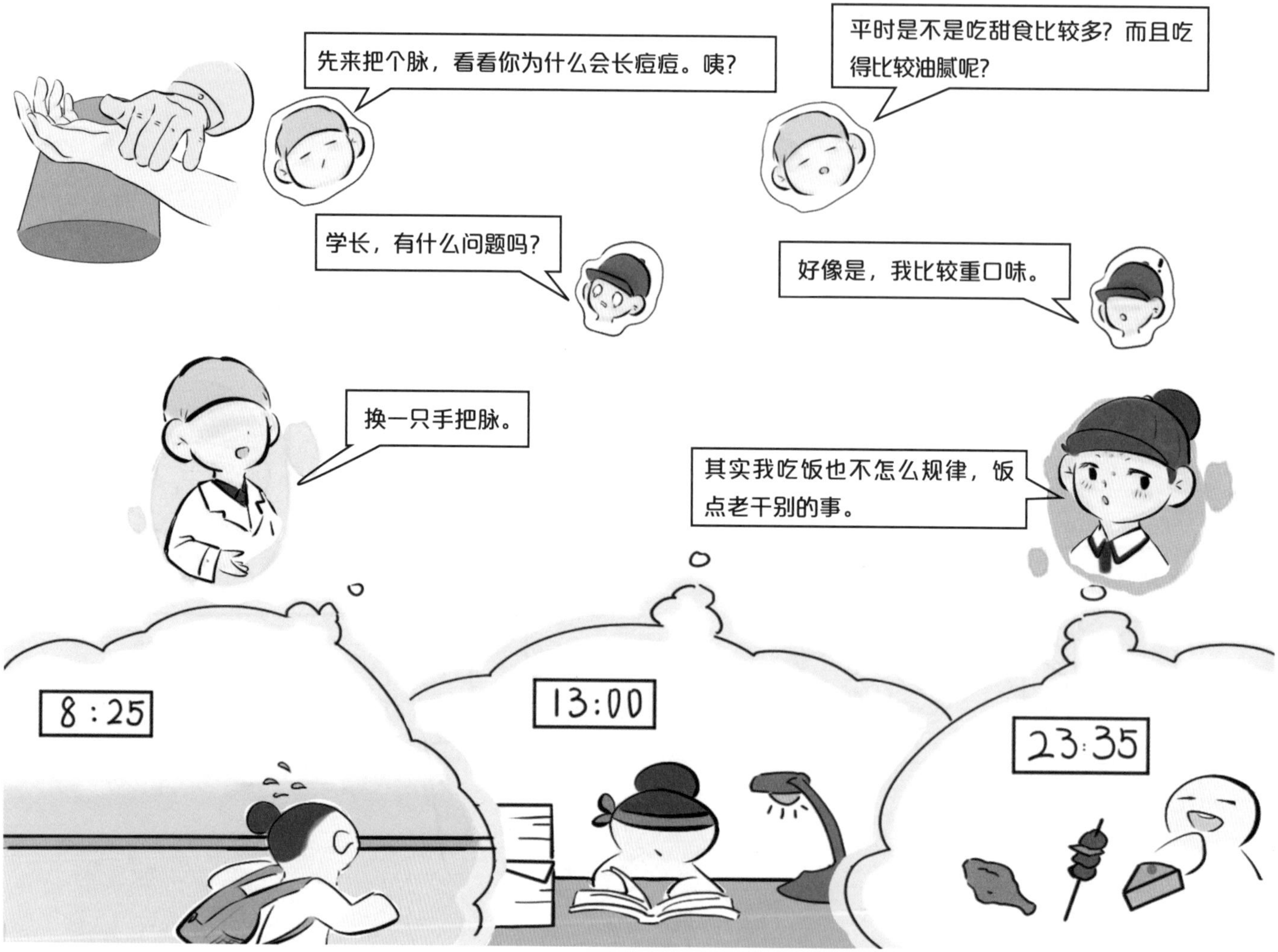
先来把个脉，看看你为什么会长痘痘。咦？
学长，有什么问题吗？
平时是不是吃甜食比较多？而且吃得比较油腻呢？
好像是，我比较重口味。
换一只手把脉。
其实我吃饭也不怎么规律，饭点老干别的事。
8:25
13:00
23:35

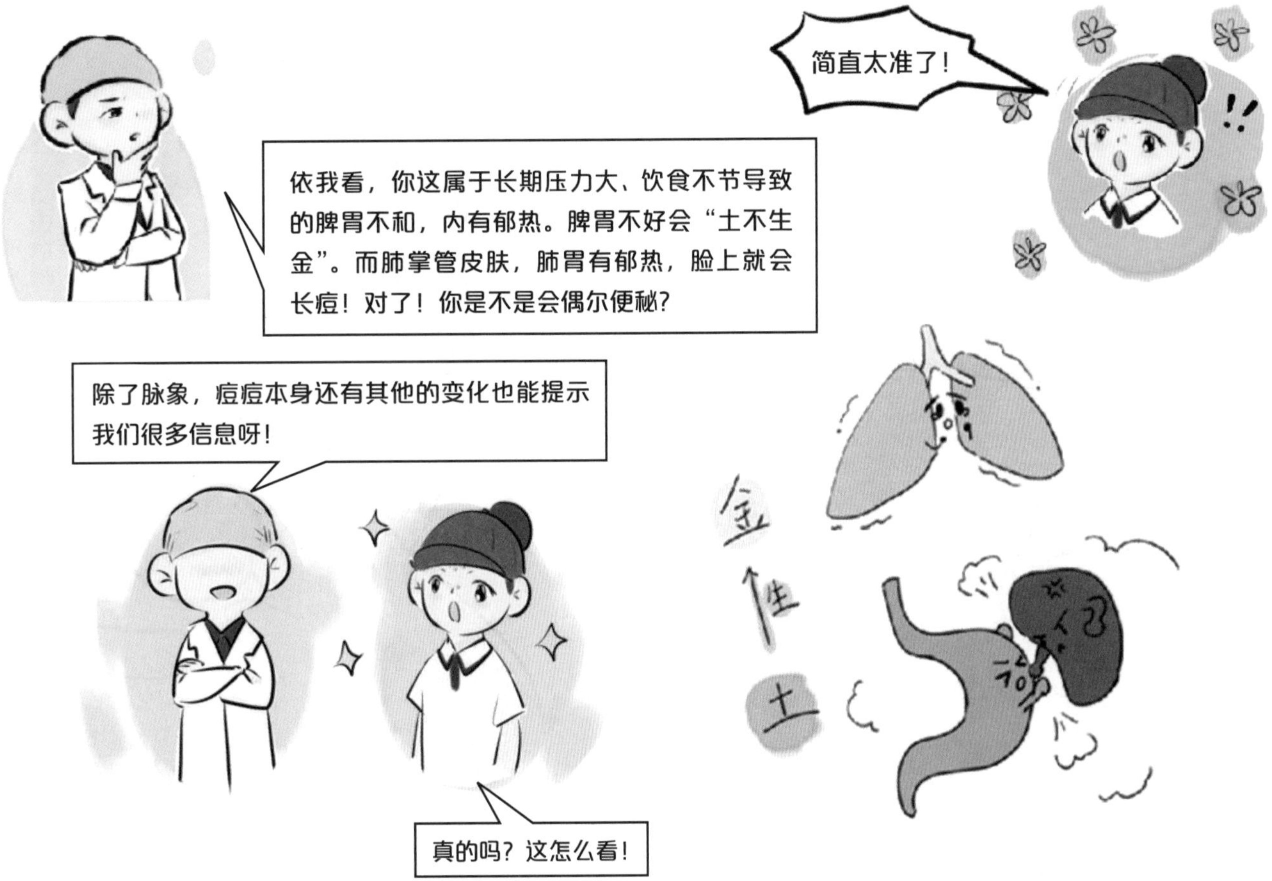
依我看，你这属于长期压力大、饮食不节导致的脾胃不和，内有郁热。脾胃不好会“土不生金”。而肺掌管皮肤，肺胃有郁热，脸上就会长痘！对了！你是不是会偶尔便秘？
简直太准了！
除了脉象，痘痘本身还有其他的变化也能提示我们很多信息呀！
真的吗？这怎么看！
金
生
土

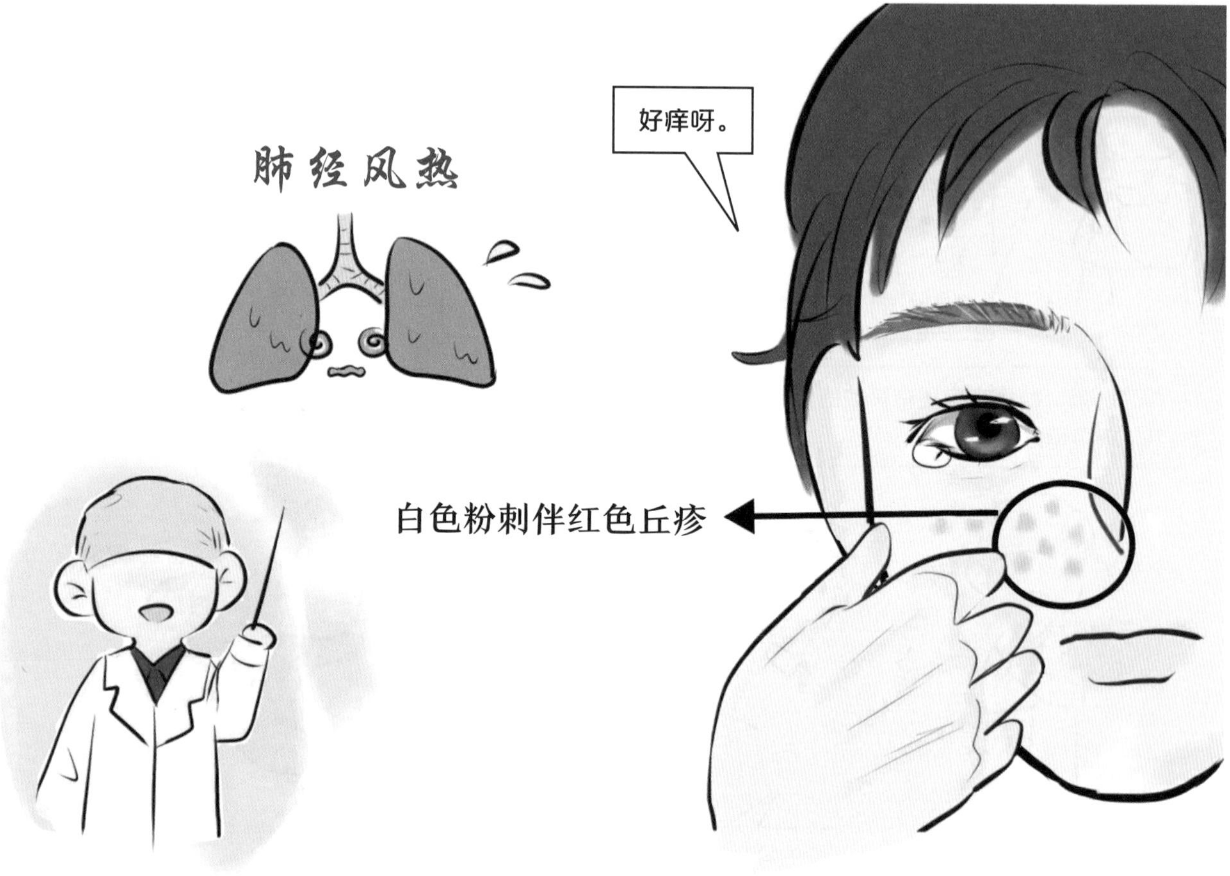
肺经风热
好痒呀。
白色粉刺伴红色丘疹

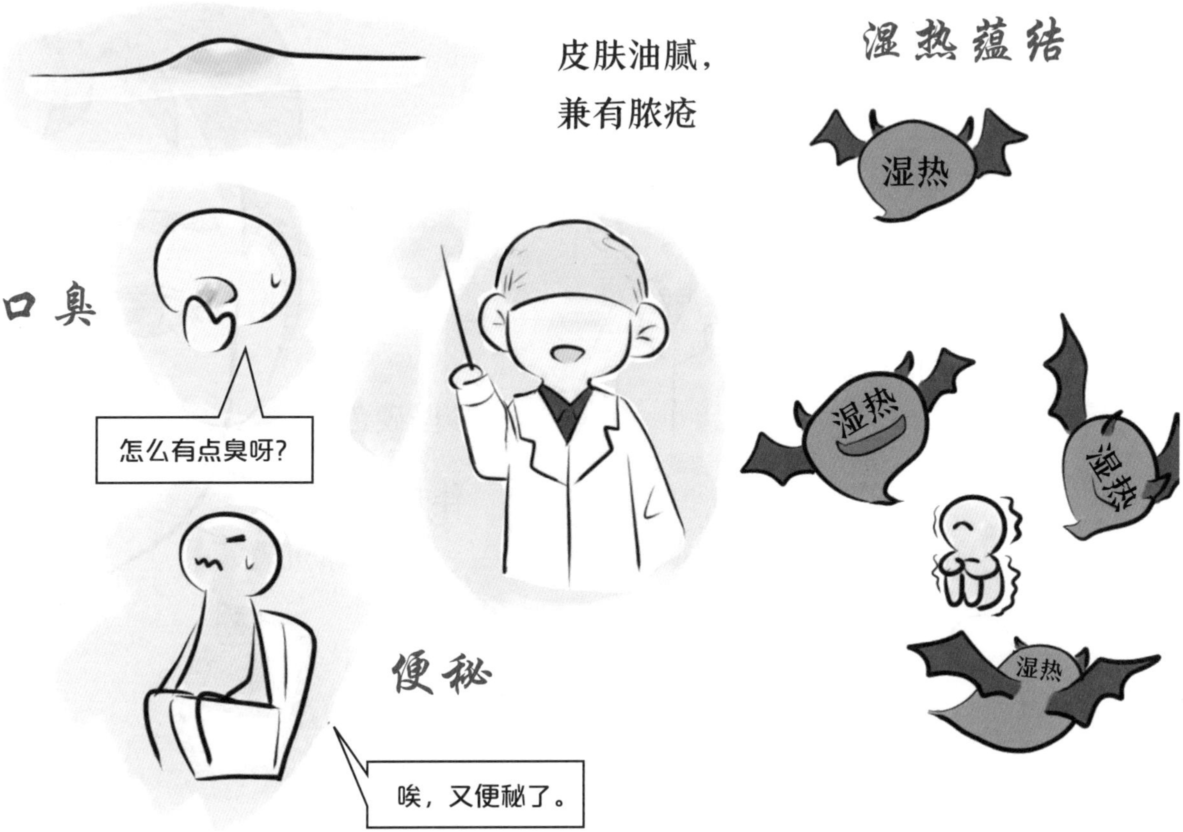
皮肤油腻，
兼有脓疮
湿热蕴结
湿热
湿热
湿热
湿热
口臭
怎么有点臭呀？
便秘
唉，又便秘了。

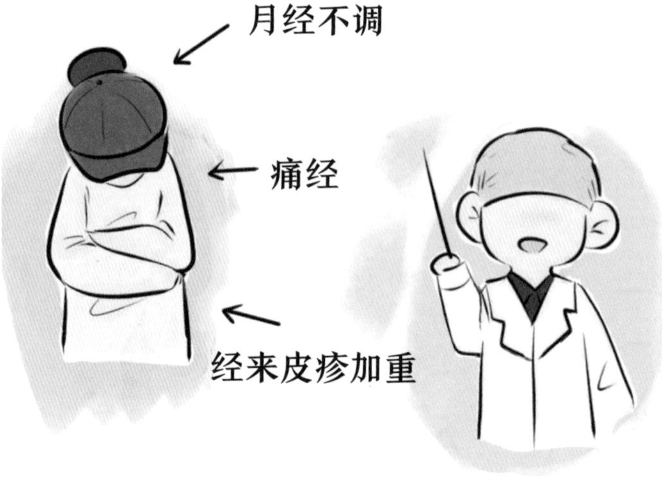

冲任不调

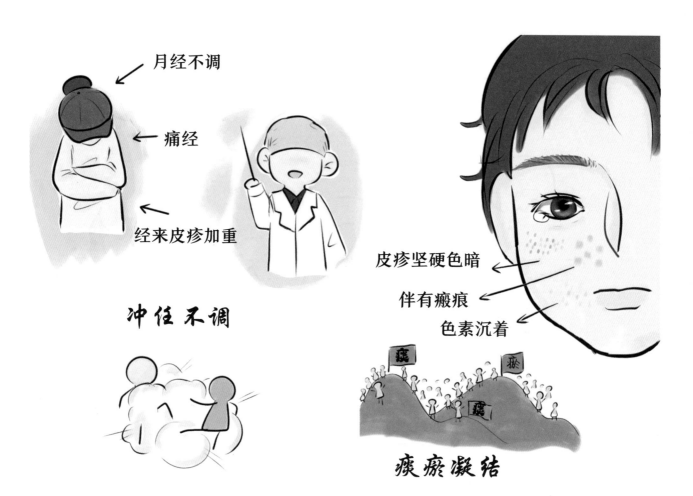

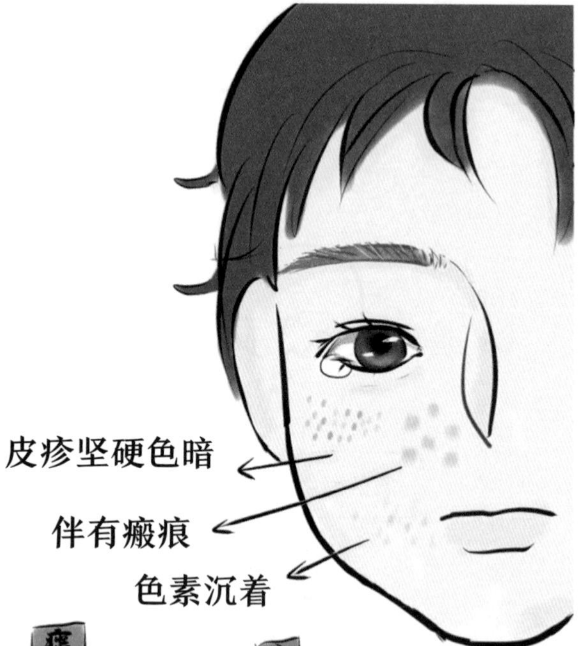

痰瘀凝结

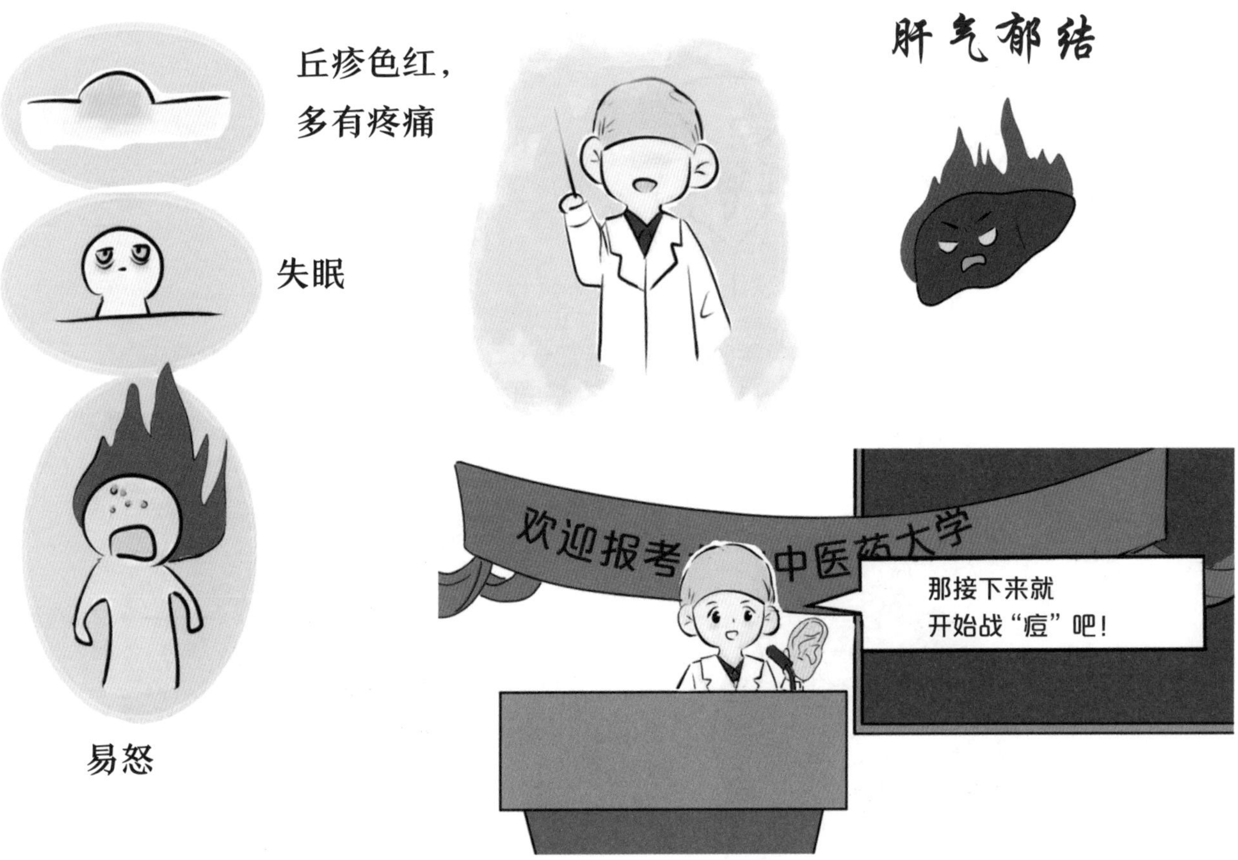
丘疹色红，
多有疼痛
失眠
易怒
肝气郁结
欢迎报考
中医药大学
那接下来就
开始战“痘”吧！

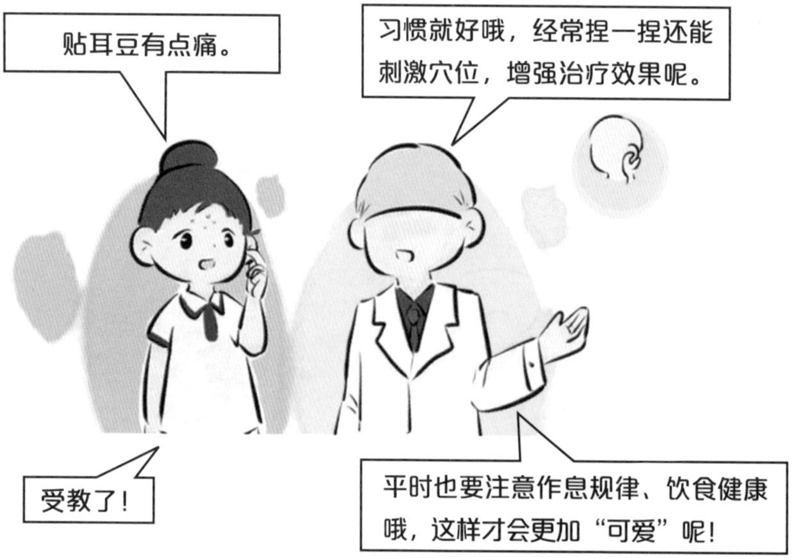
贴耳豆有点痛。
习惯就好哦，经常捏一捏还能刺激穴位，增强治疗效果呢。
受教了！
平时也要注意作息规律、饮食健康哦，这样才会更加“可爱”呢！

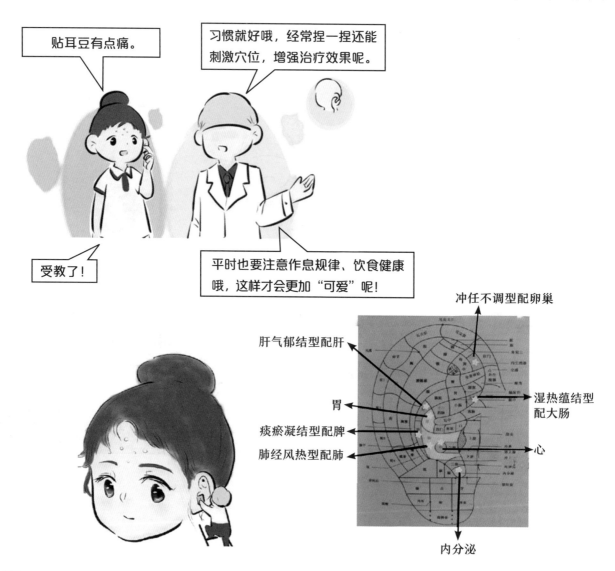

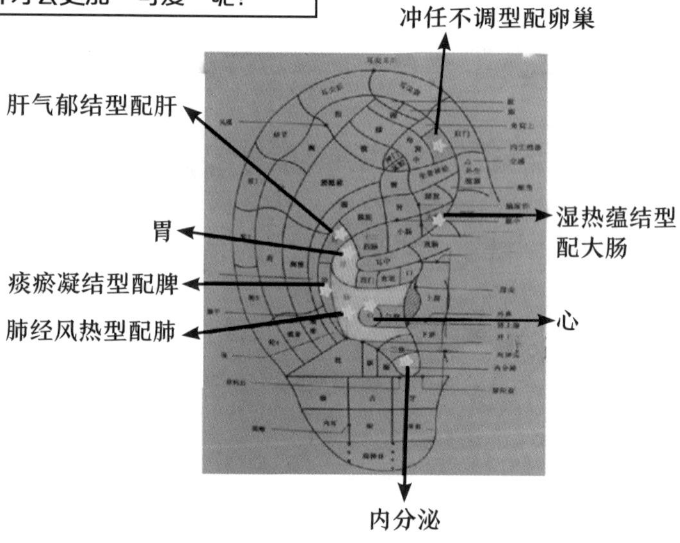
冲任不调型配卵巢
肝气郁结型配肝
胃
痰瘀凝结型配脾
肺经风热型配肺
湿热蕴结型配大肠
心
内分泌

中医知识小课堂

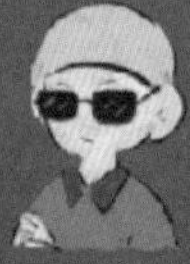

耳朵，不仅是有单一用途的听觉器官，还暗藏玄机。

啥是耳穴？

耳朵与脏腑经络联系密切。现代医学在生物全息疗法的系统中将耳朵看作是整个人体的缩影，耳郭上的近百个穴位，反映着全身各系统、器官的功能状况，称之为耳穴。

当人生病时，耳郭上一些特定部位会出现局部阳性反应，如压痛、皮屑、血络，这些现象可以作为诊断参考，同时，刺激耳穴，对相应的脏腑也有一定的调治作用。痤疮作为一种常见的皮肤病，亦可利用耳豆进行调理。不过调理时，也要注意辨证论治，抓准病因呀！

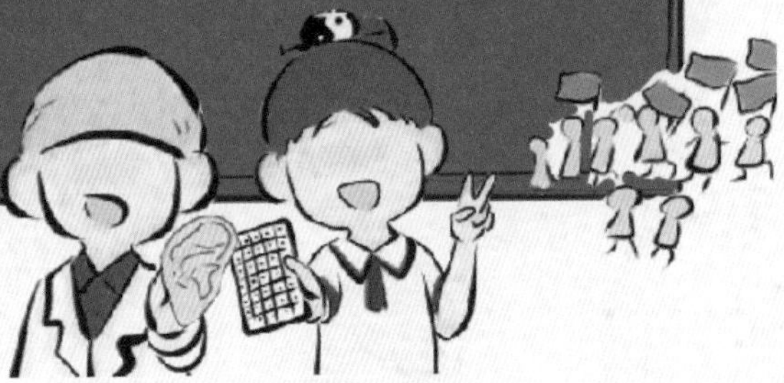

第十一式

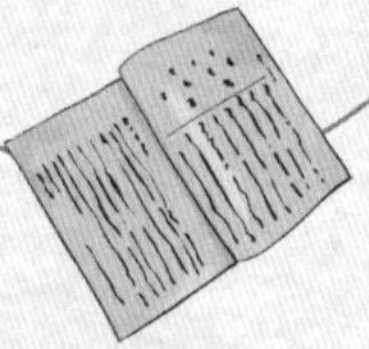

痛经篇

寻找人体镇痛片

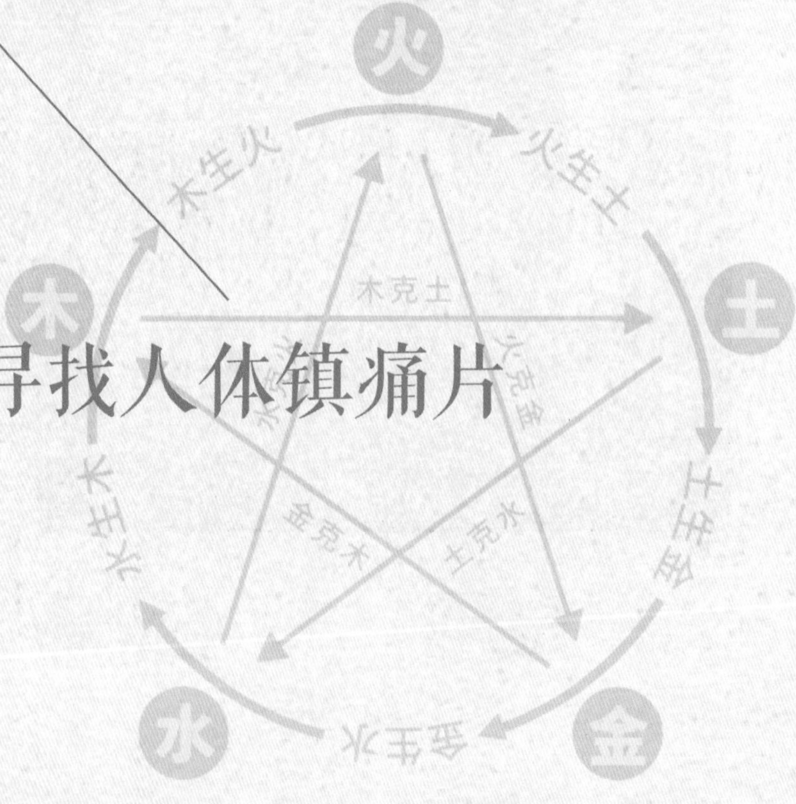

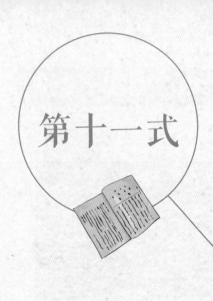

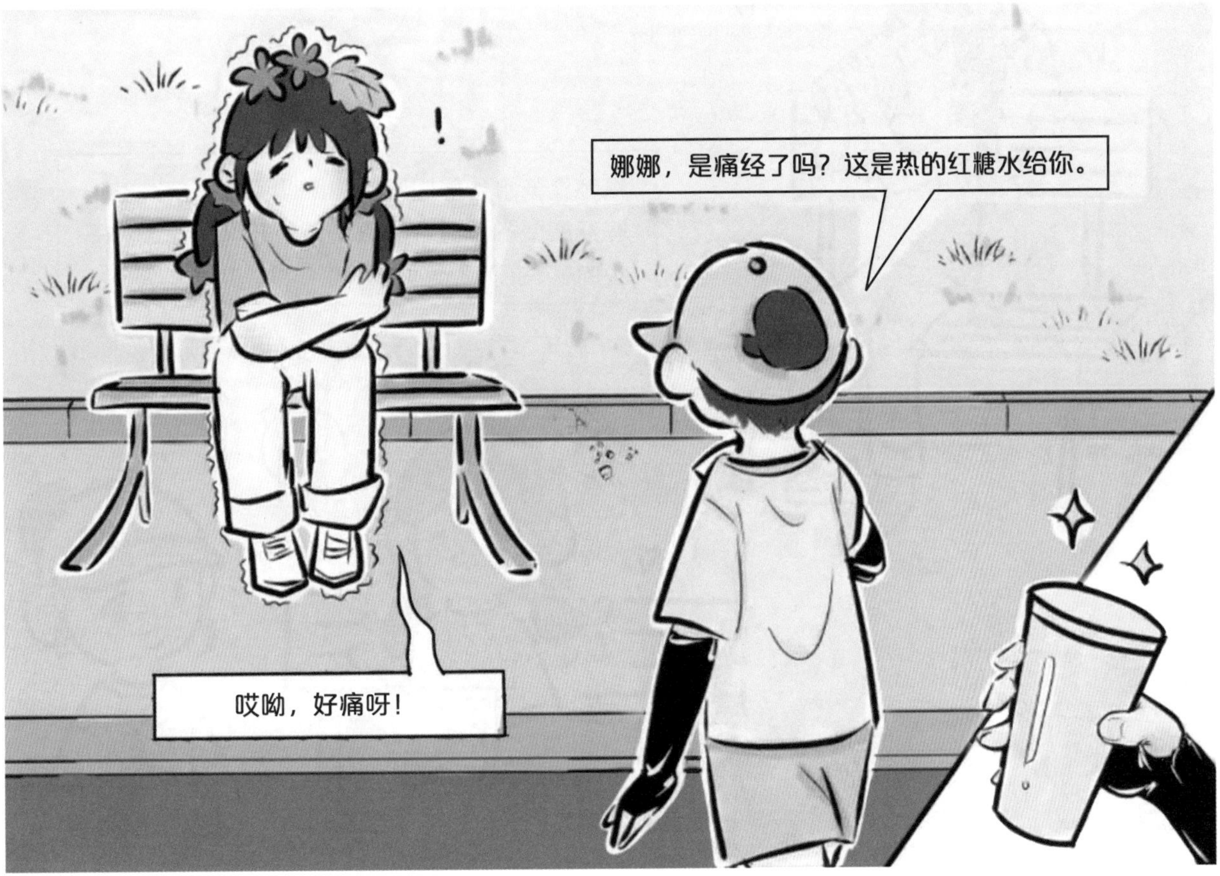
!
娜娜，是痛经了吗？这是热的红糖水给你。
哎呦，好痛呀！

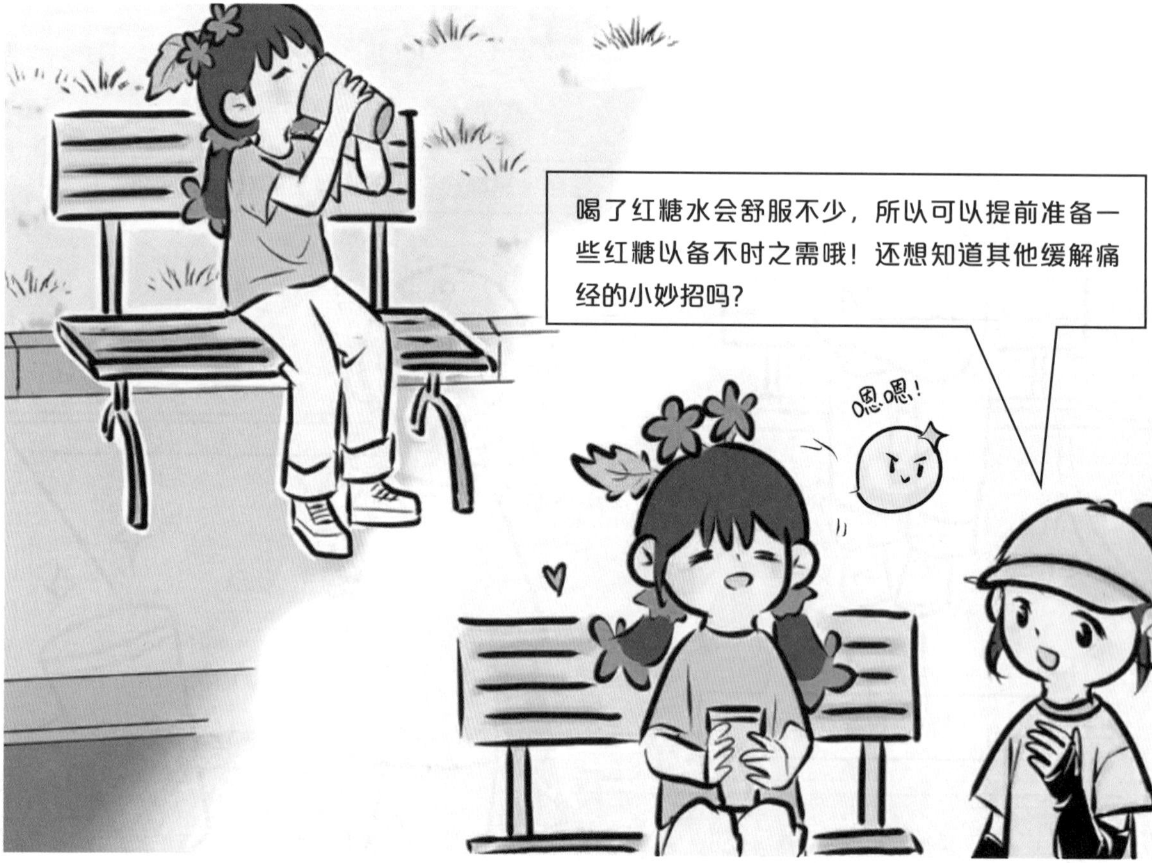
喝了红糖水会舒服不少，所以可以提前准备一些红糖以备不时之需哦！还想知道其他缓解痛经的小妙招吗？
嗯嗯！

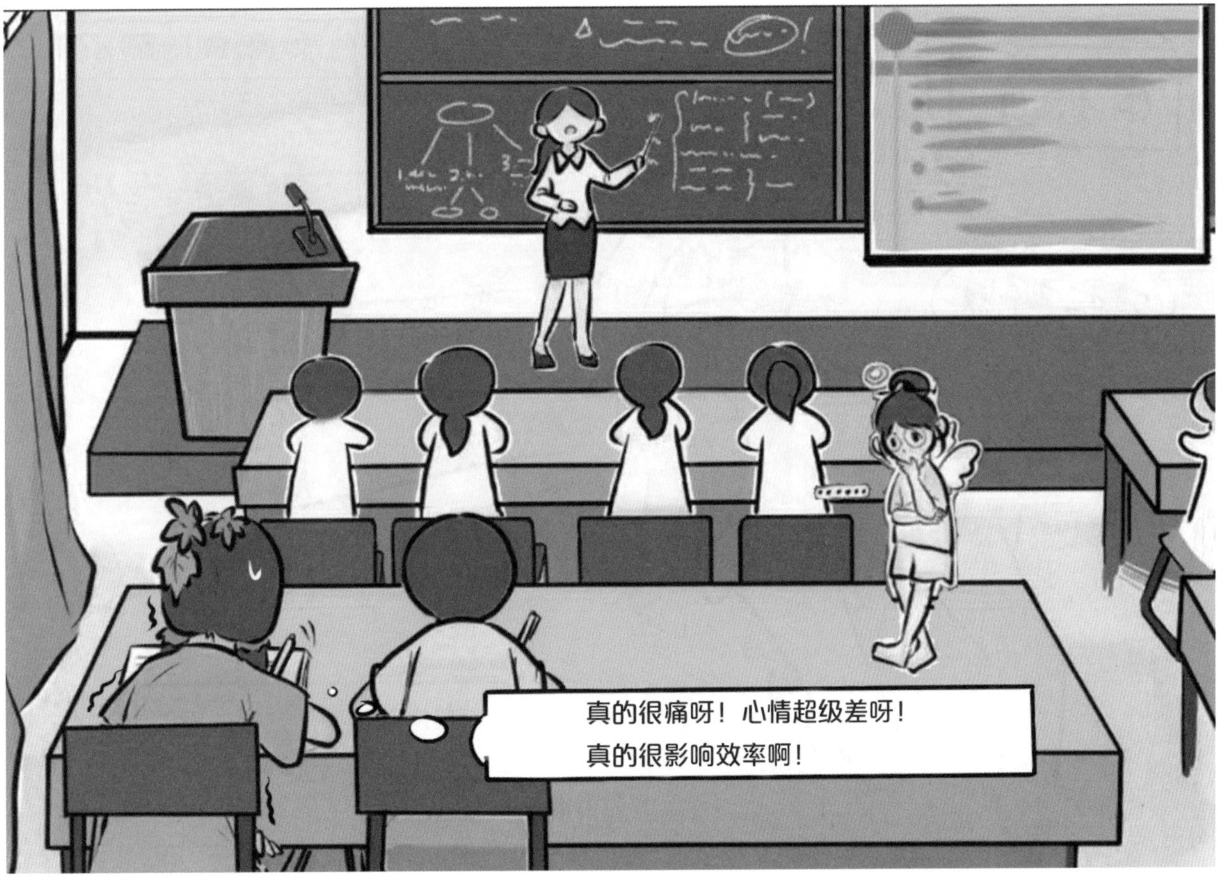
真的很痛呀！心情超级差呀！
真的很影响效率啊！

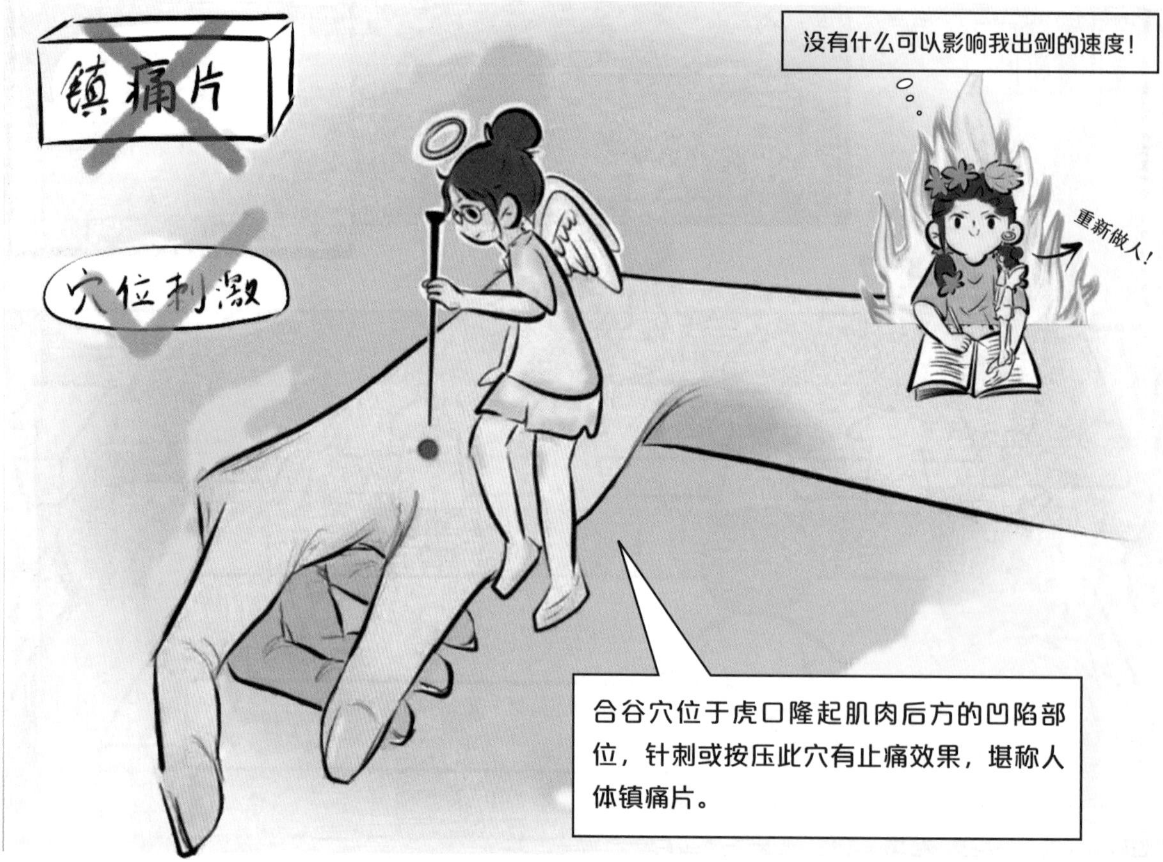
镇痛片
穴位刺激
没有什么可以影响我出剑的速度！
重新做人！
合谷穴位于虎口隆起肌肉后方的凹陷部位，针刺或按压此穴有止痛效果，堪称人体镇痛片。

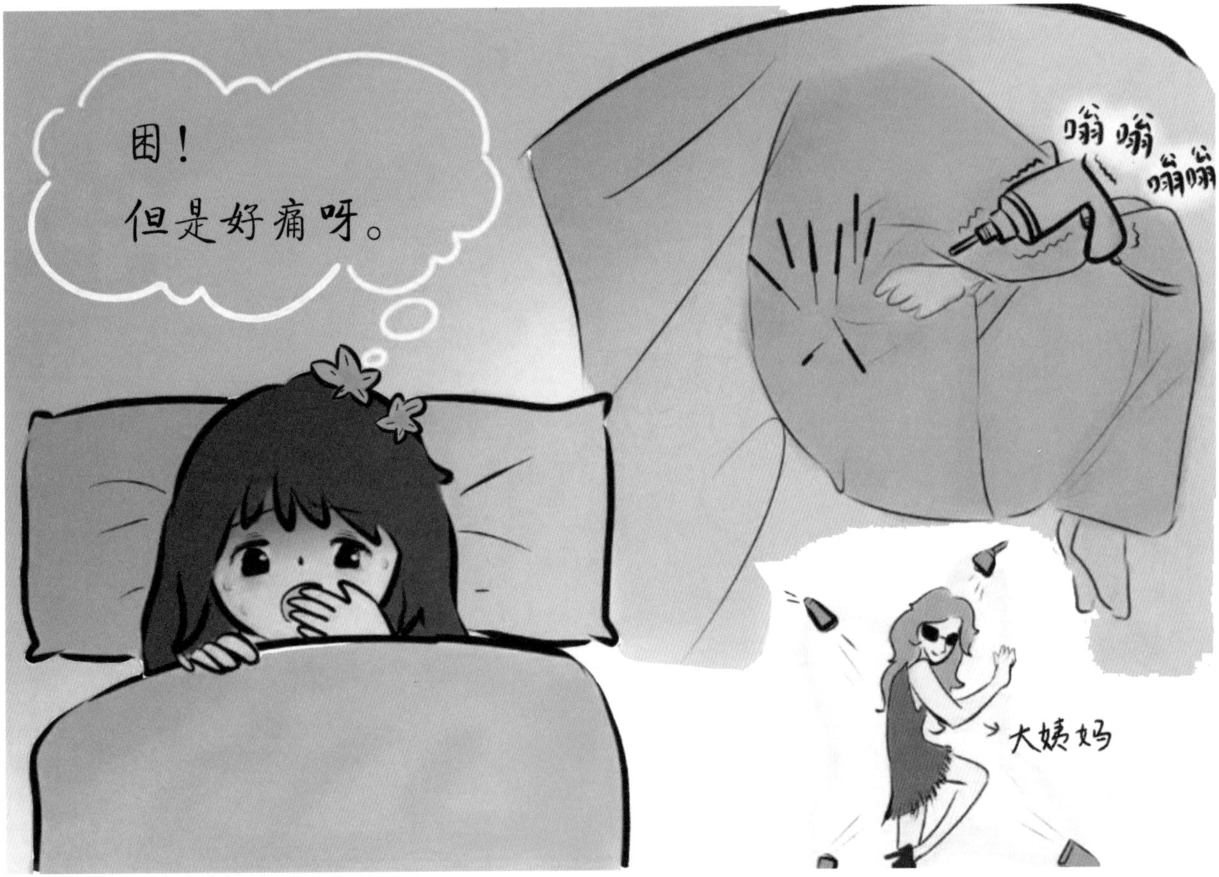
困！
但是好痛呀。
嗡嗡
嗡嗡
大姨妈

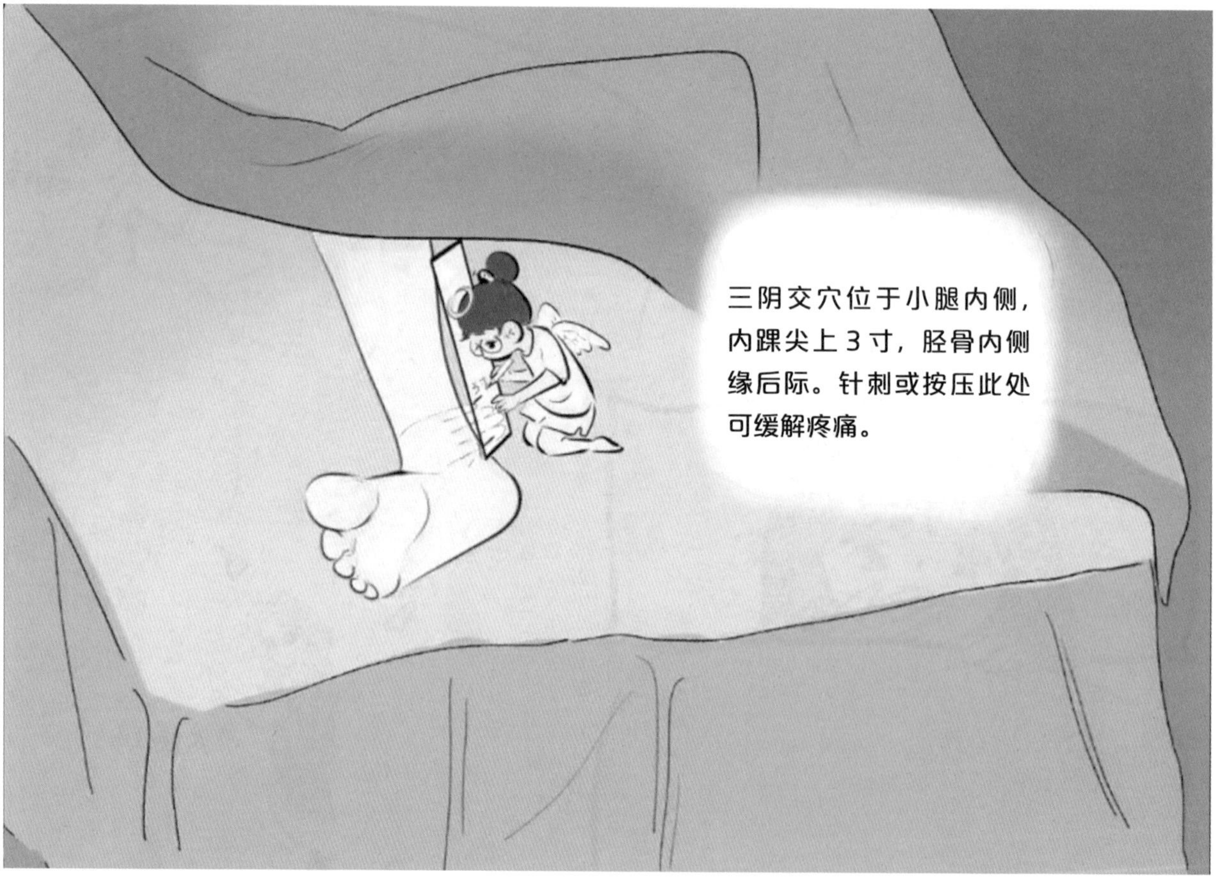
三阴交穴位于小腿内侧，
内踝尖上 3 寸，胫骨内侧
缘后际。针刺或按压此处
可缓解疼痛。

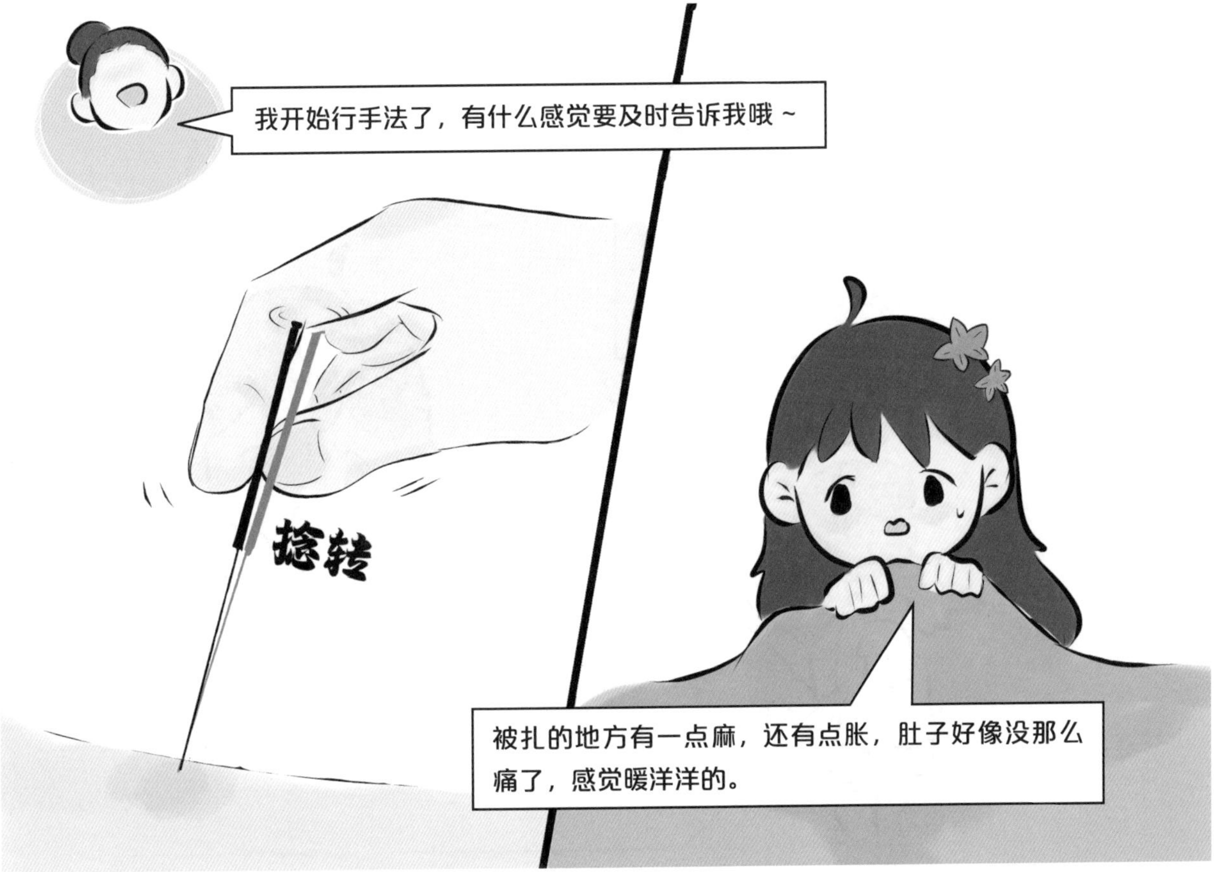
我开始行手法了，有什么感觉要及时告诉我哦～
捻转
被扎的地方有一点麻，还有点胀，肚子好像没那么痛了，感觉暖洋洋的。

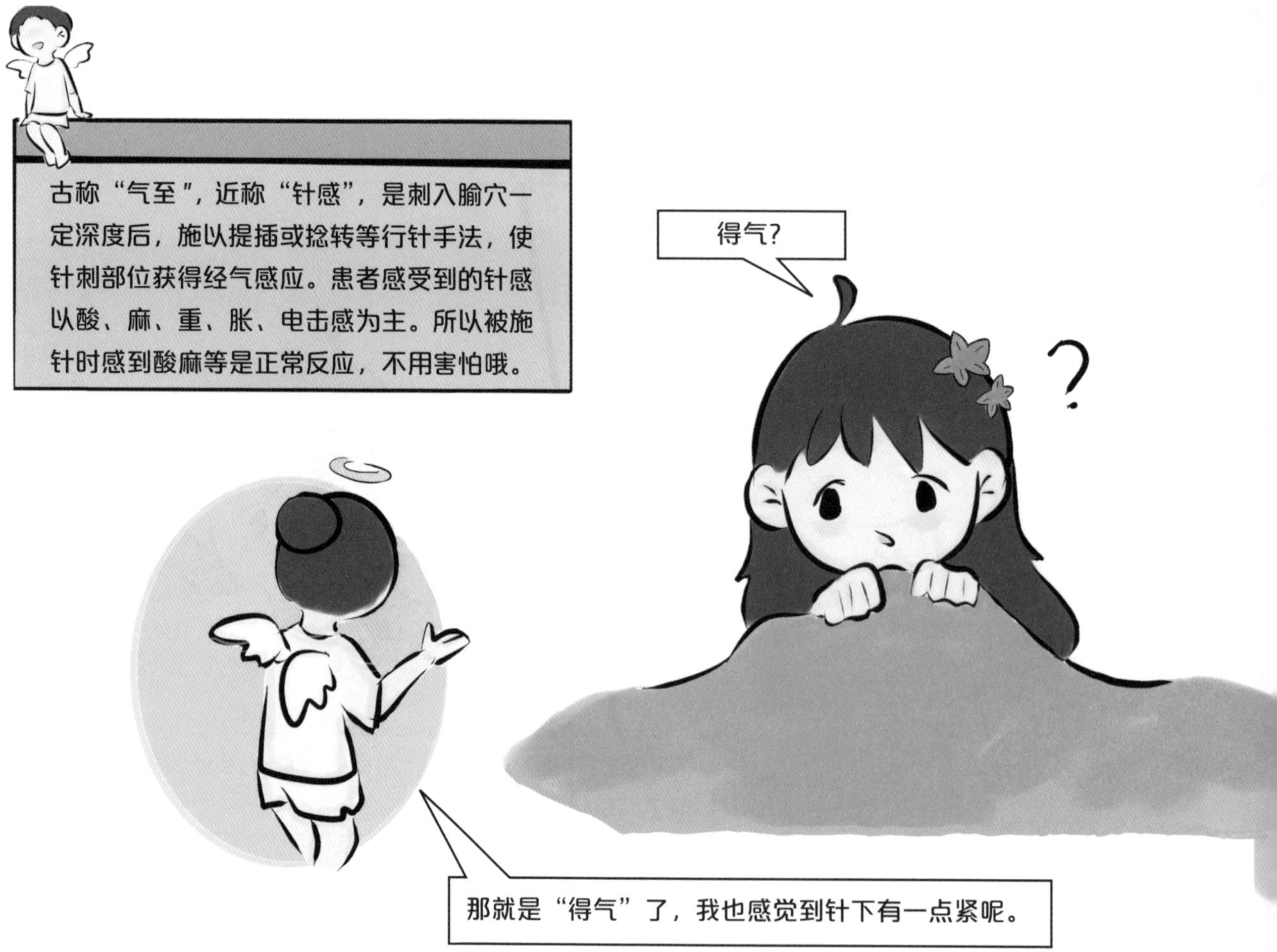
古称“气至”，近称“针感”，是刺入腧穴一定深度后，施以提插或捻转等行针手法，使针刺部位获得经气感应。患者感受到的针感以酸、麻、重、胀、电击感为主。所以被施针时感到酸麻等是正常反应，不用害怕哦。
得气?
那就是“得气”了，我也感觉到针下有一点紧呢。

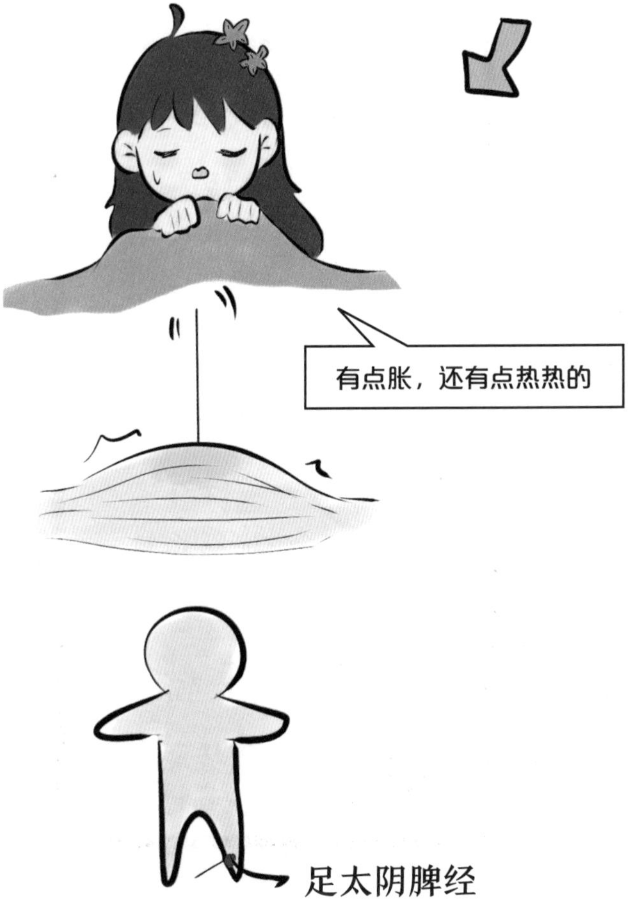
有点胀，还有点热热的
足太阴脾经

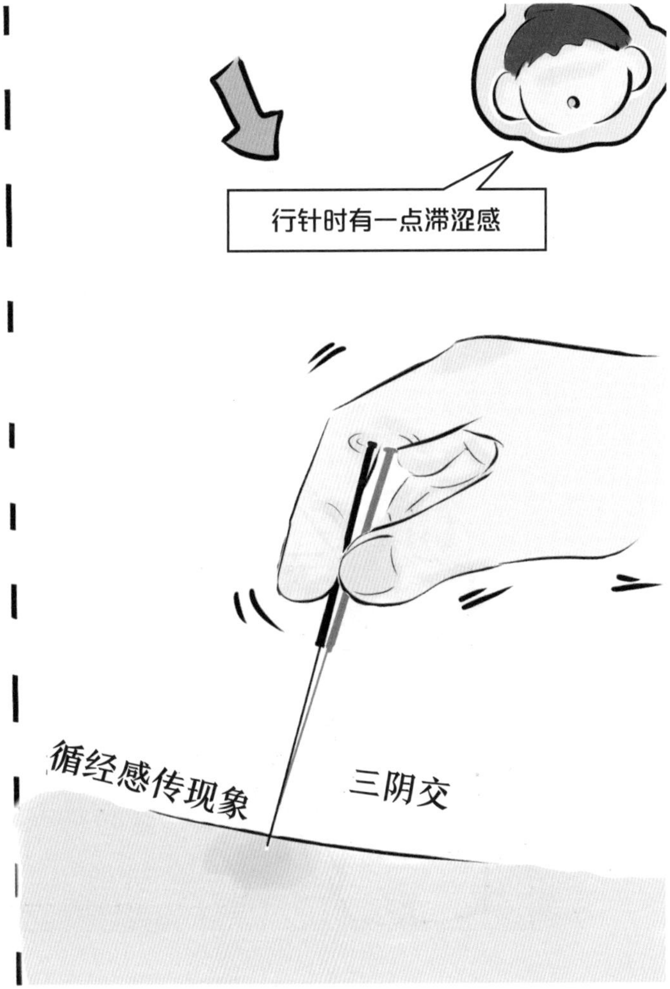
行针时有一点滞涩感
循经感传现象
三阴交

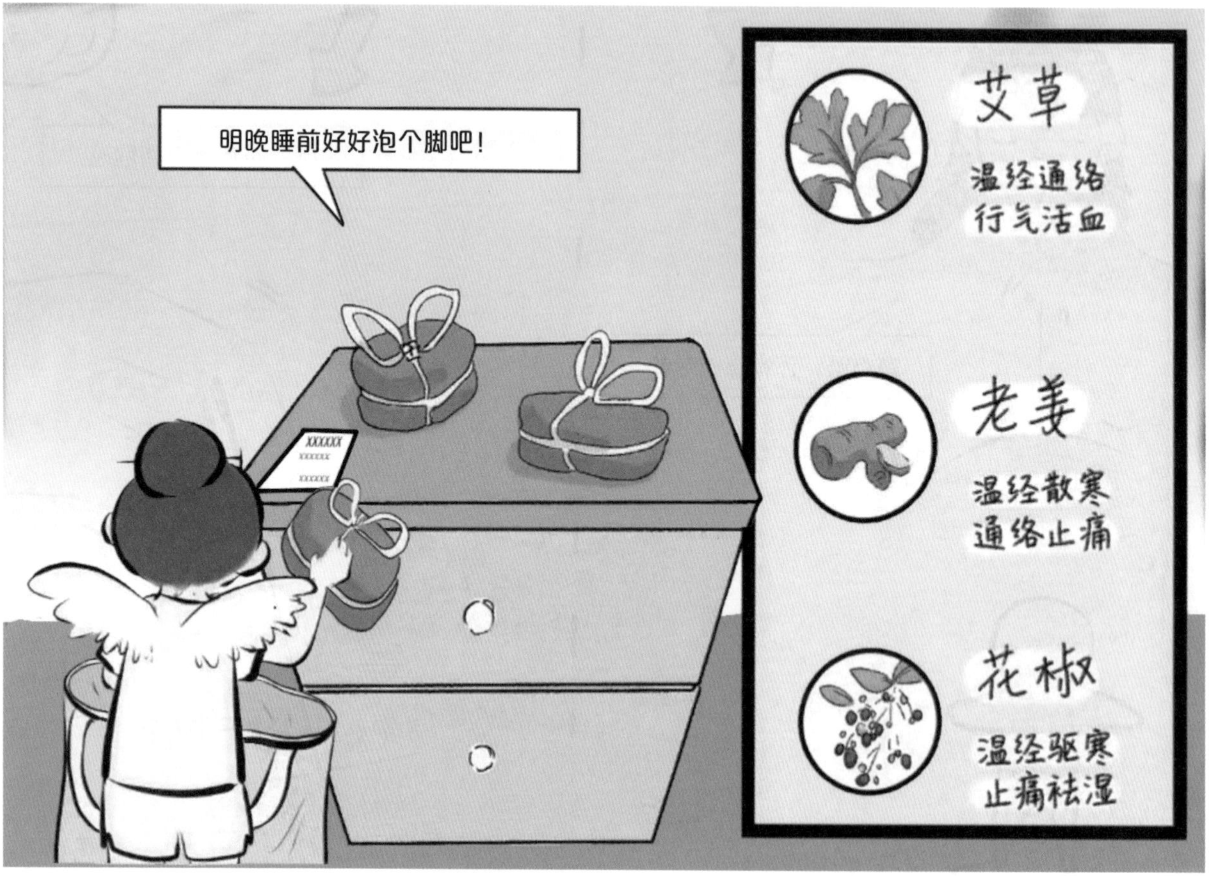
明晚睡前好好泡个脚吧！
艾草
温经通络
行气活血
老姜
温经散寒
通络止痛
花椒
温经驱寒
止痛祛湿

除了这些，一定要记得对以下行为说不！

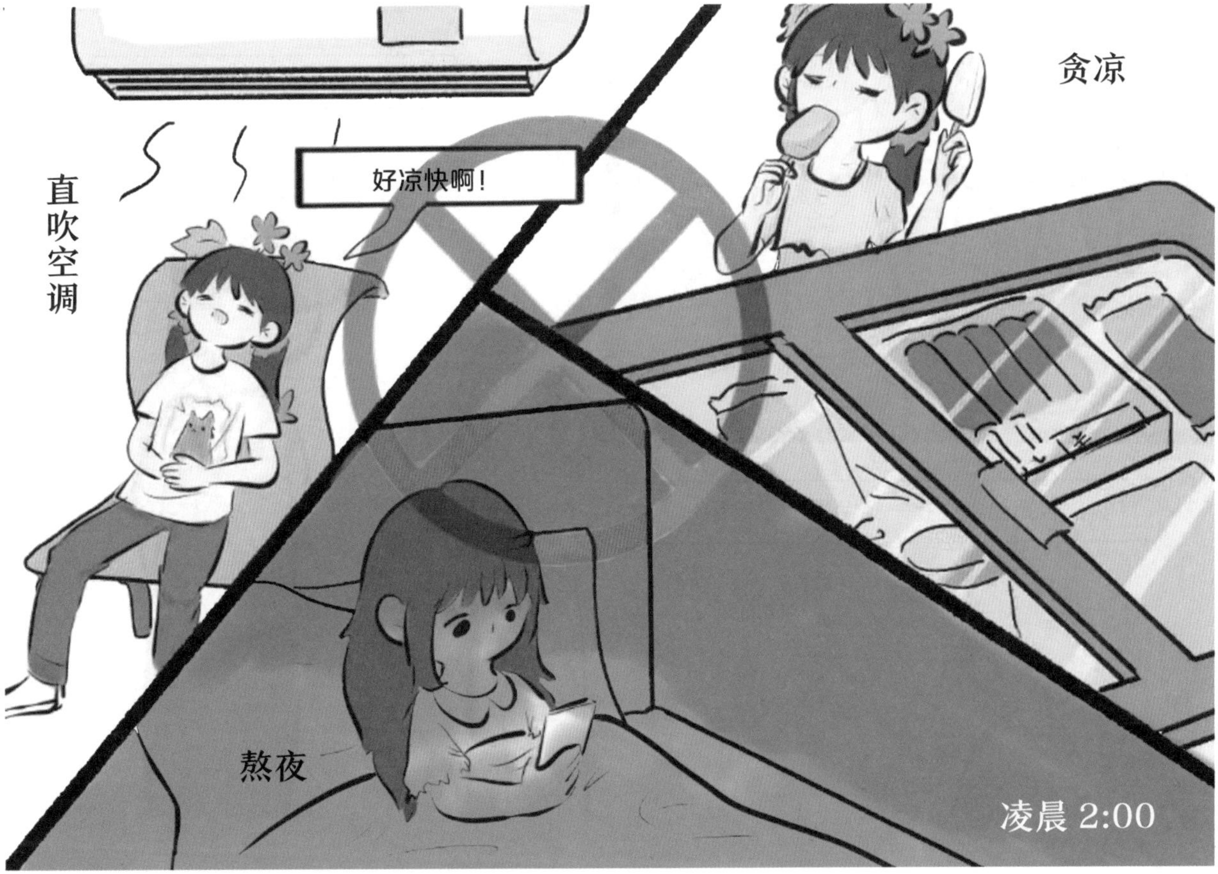

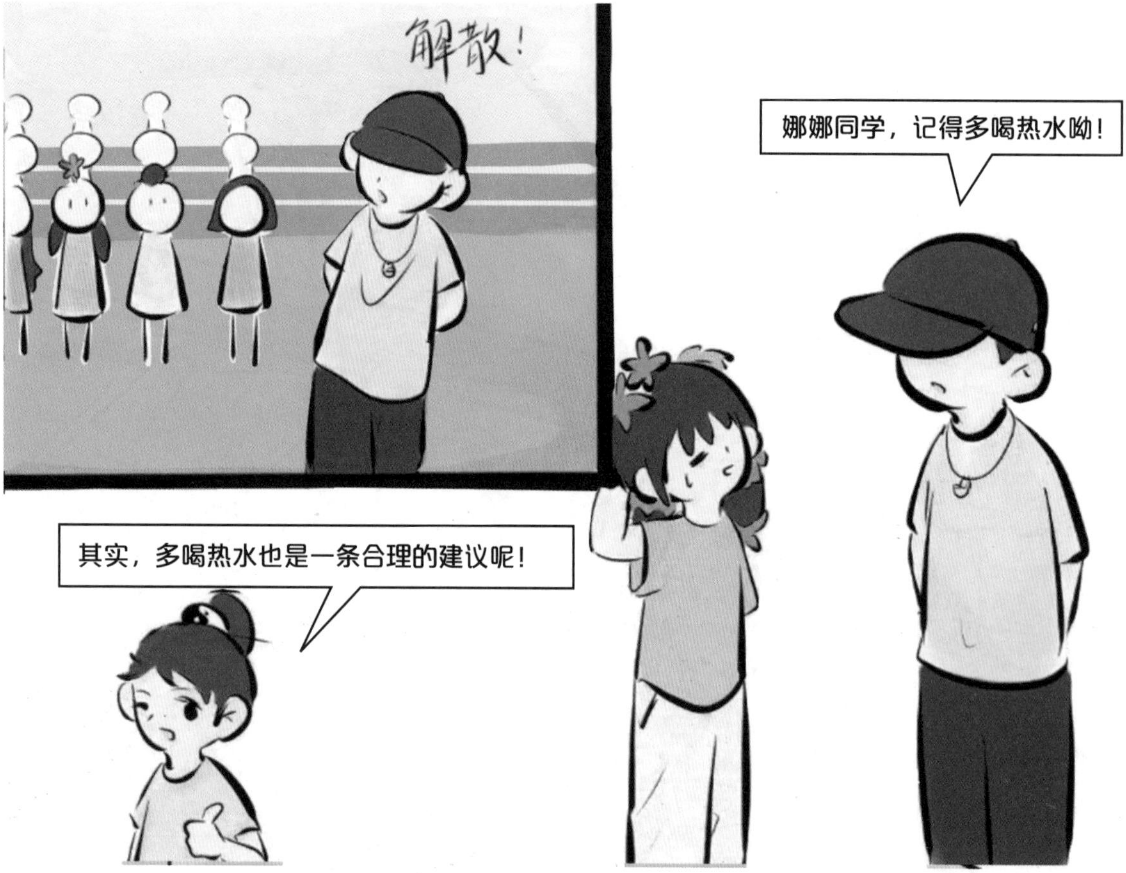
解散！
娜娜同学，记得多喝热水哟！
其实，多喝热水也是一条合理的建议呢！

中医知识小课堂

还记得中医基础理论篇中的藏象吗？从脏腑角度，让我们来看看造成痛经的原因吧。

胞宫

又名女子胞、子处、子宫、子脏、血室、胞室等，是女性的重要内生殖器官。

胞中

人体生命之根。调和阴阳，调理气血，助胞宫之代谢。胞中者，包含丹田、下焦、膀胱、肝、胆、肾，为精气所聚之处，属脏腑三才之部。

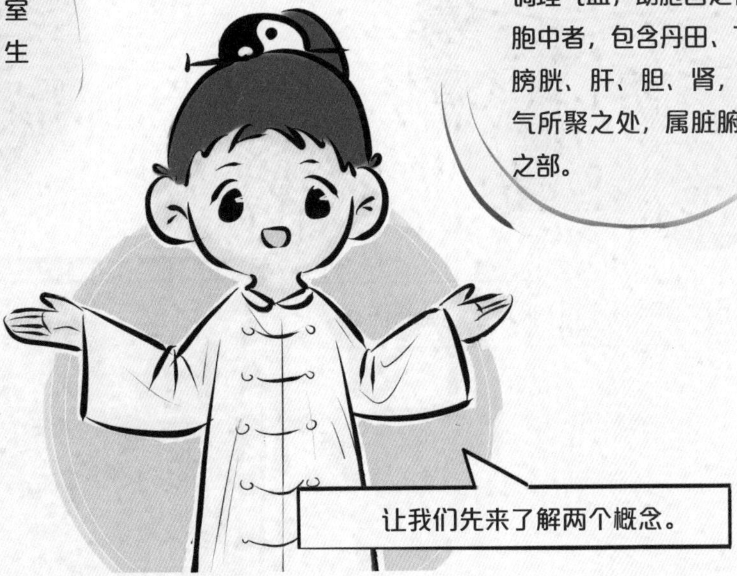

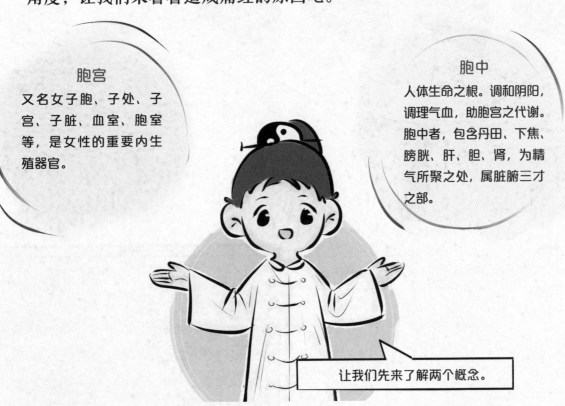

中医知识小课堂

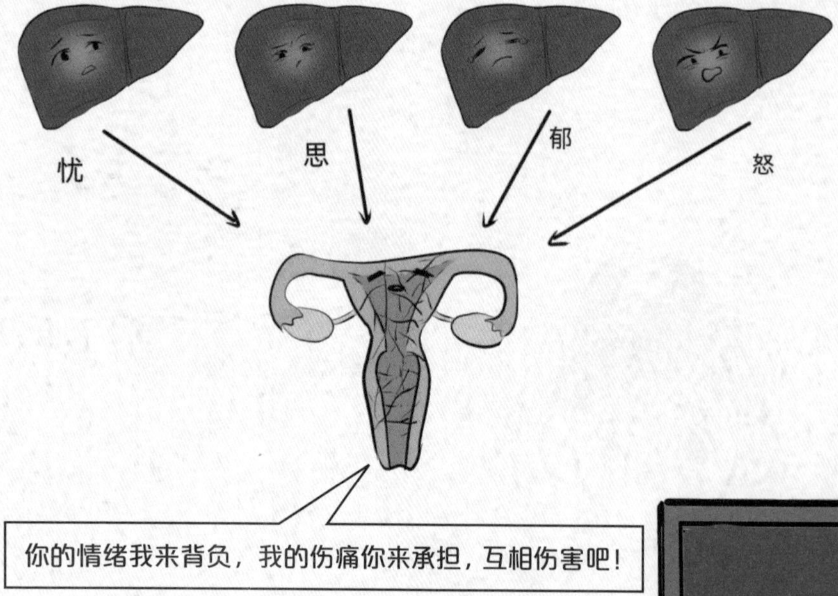

忧
思
郁
怒
你的情绪我来背负，我的伤痛你来承担，互相伤害吧！

肝气郁滞

如果平时不注意控制情绪，时常忧、思、郁、怒，就容易导致气滞血瘀，产生的瘀血阻滞在胞宫，使得胞宫的气血运行不畅，不通则痛。

中医知识小课堂

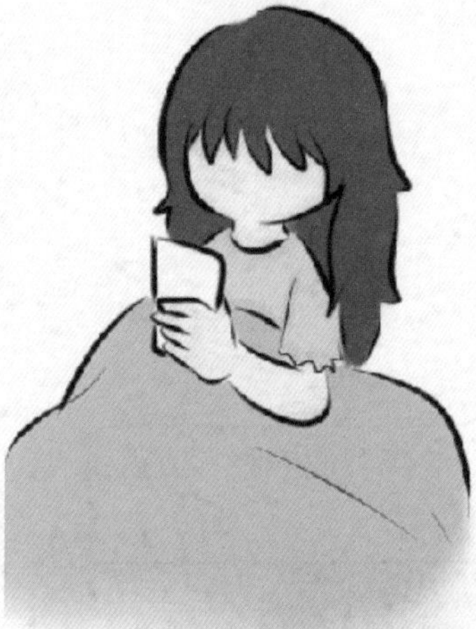

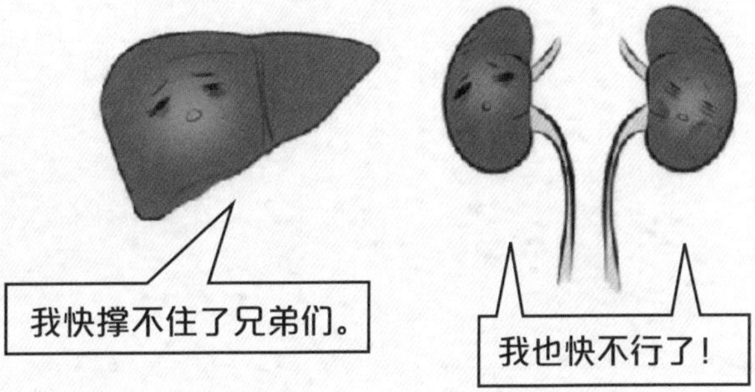

我快撑不住了兄弟们。
我也快不行了！

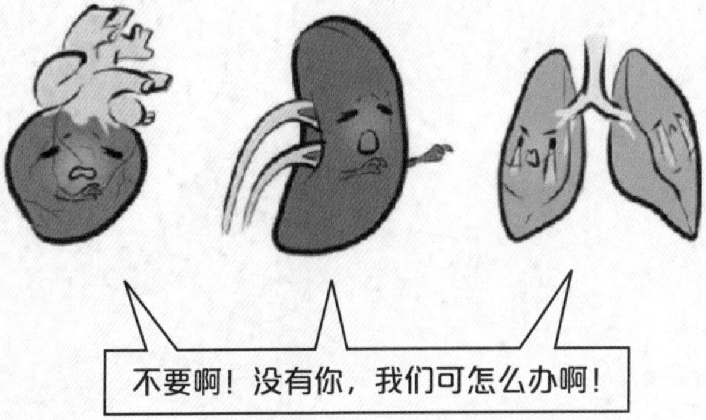

不要啊！没有你，我们可怎么办啊！

血瘀气阻

白天养阳，夜晚养阴，熬夜无法养阴，损伤肝阴，当熬夜把五脏六腑的阴都伤了后，就会开始伤阳，此时各脏器阴阳失调而使气血不畅，气血不循经脉滋养五脏而阻滞于胞中，形成瘀血，从而引起痛经。

中医知识小课堂

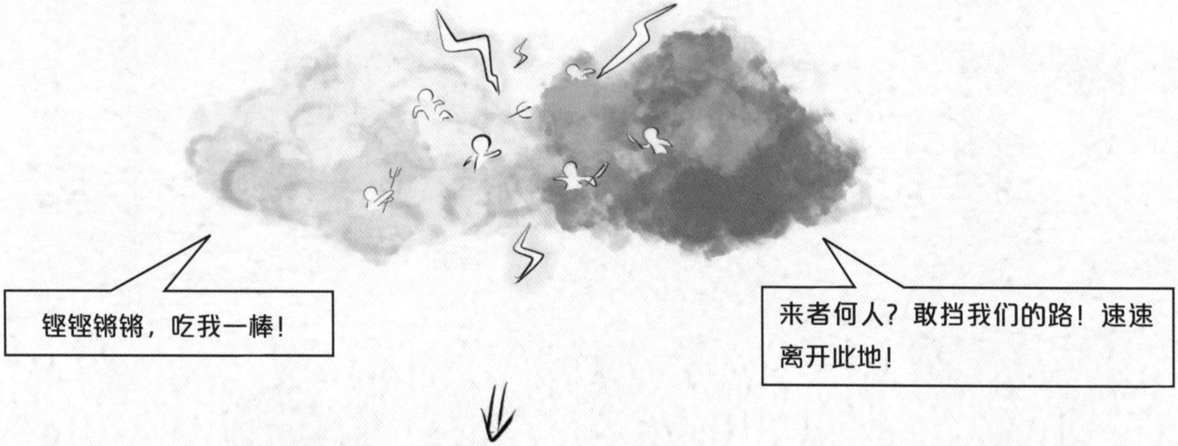
锉锉锵锵，吃我一棒！
来者何人？敢挡我们的路！速速离开此地！

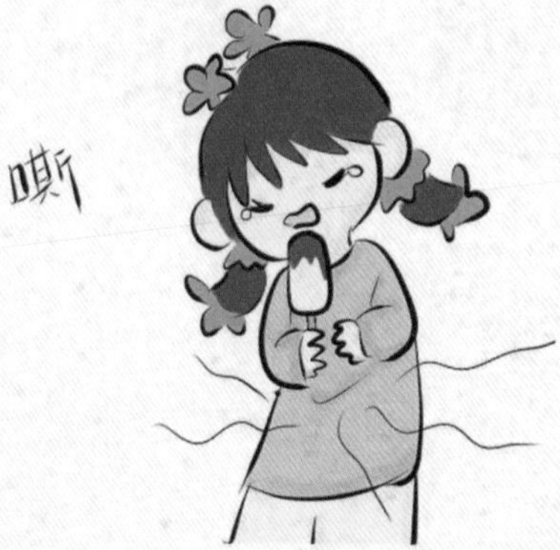
嘶

寒湿凝滞

月经期间，淋雨感寒或过食生冷，人体感受寒湿之气并与经血相互搏结，寒湿因素使得经血凝聚而运行不畅，客于胞中，于是造成了不通则痛之象。

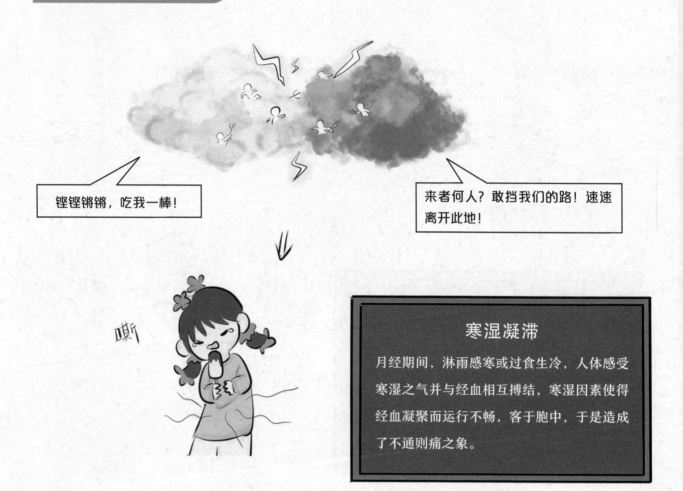

第十二式

颈椎篇

不做低头族

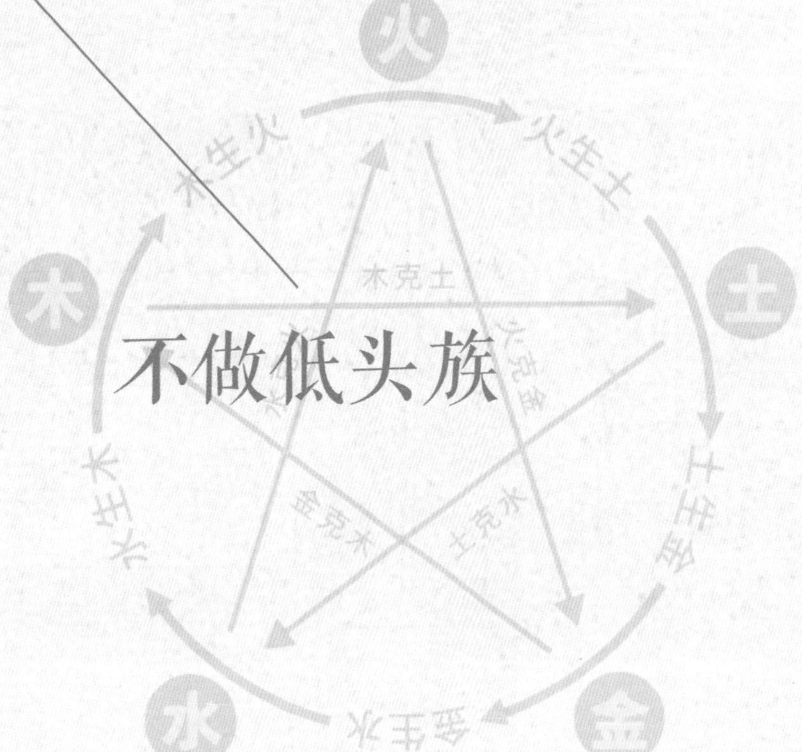

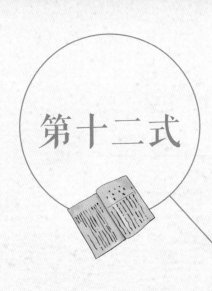

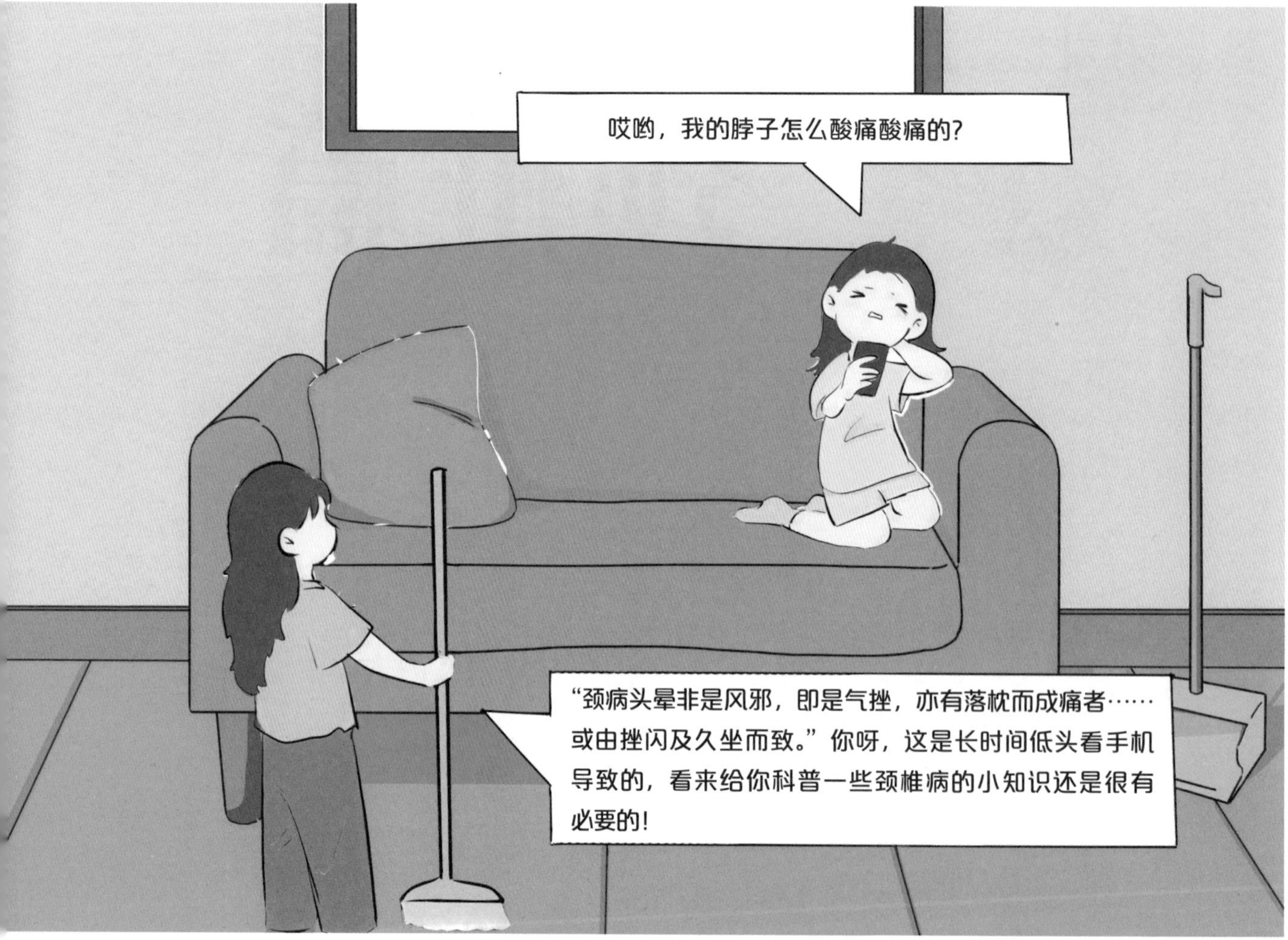
哎哟，我的脖子怎么酸痛酸痛的?
“颈病头晕非是风邪，即是气挫，亦有落枕而成痛者……或由挫闪及久坐而致。”你呀，这是长时间低头看手机导致的，看来给你科普一些颈椎病的小知识还是很有必要的!

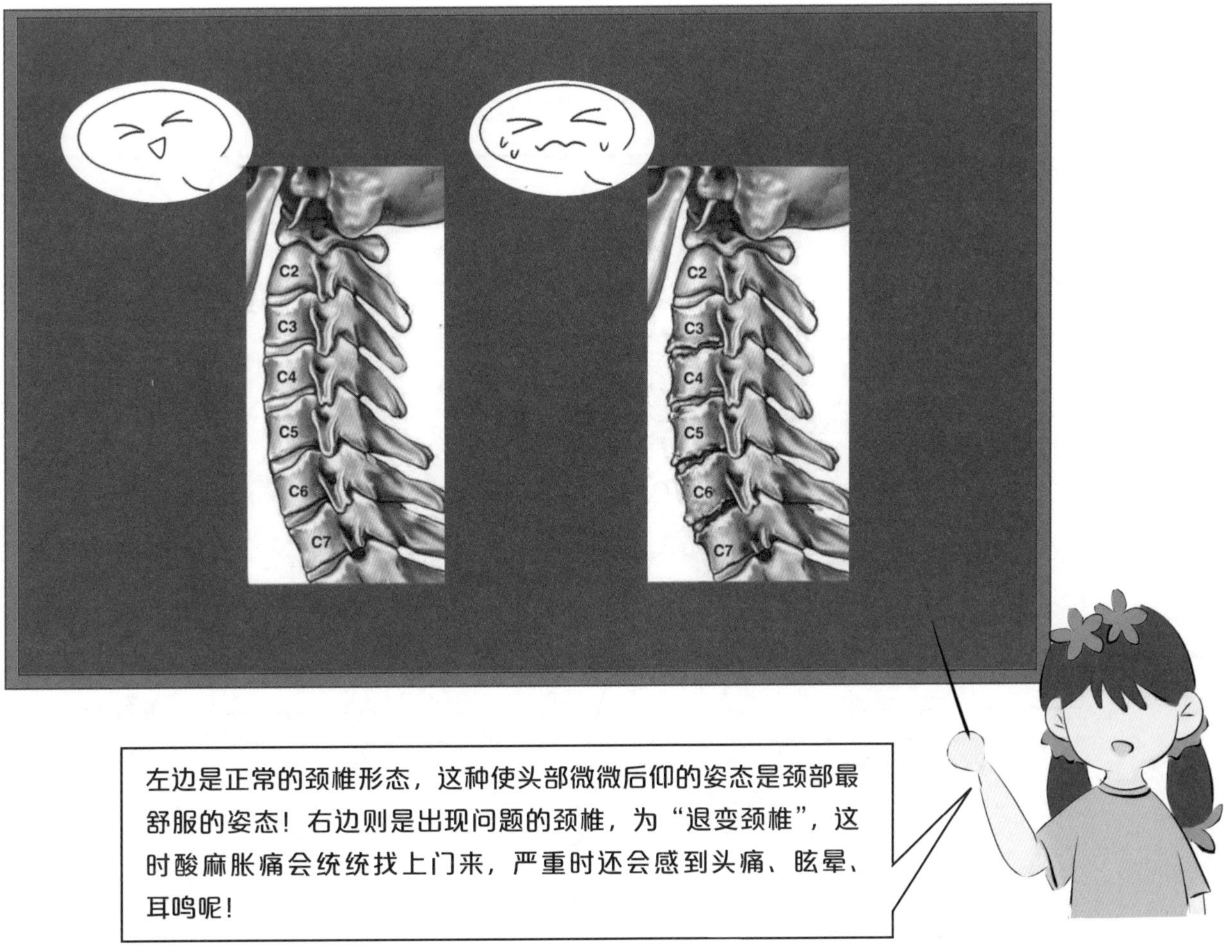
C2
C3
C4
C5
C6
C7
C2
C3
C4
C5
C6
C7
左边是正常的颈椎形态，这种使头部微微后仰的姿态是颈部最舒服的姿态！右边则是出现问题的颈椎，为“退变颈椎”，这时酸麻胀痛会统统找上门来，严重时还会感到头痛、眩晕、耳鸣呢！

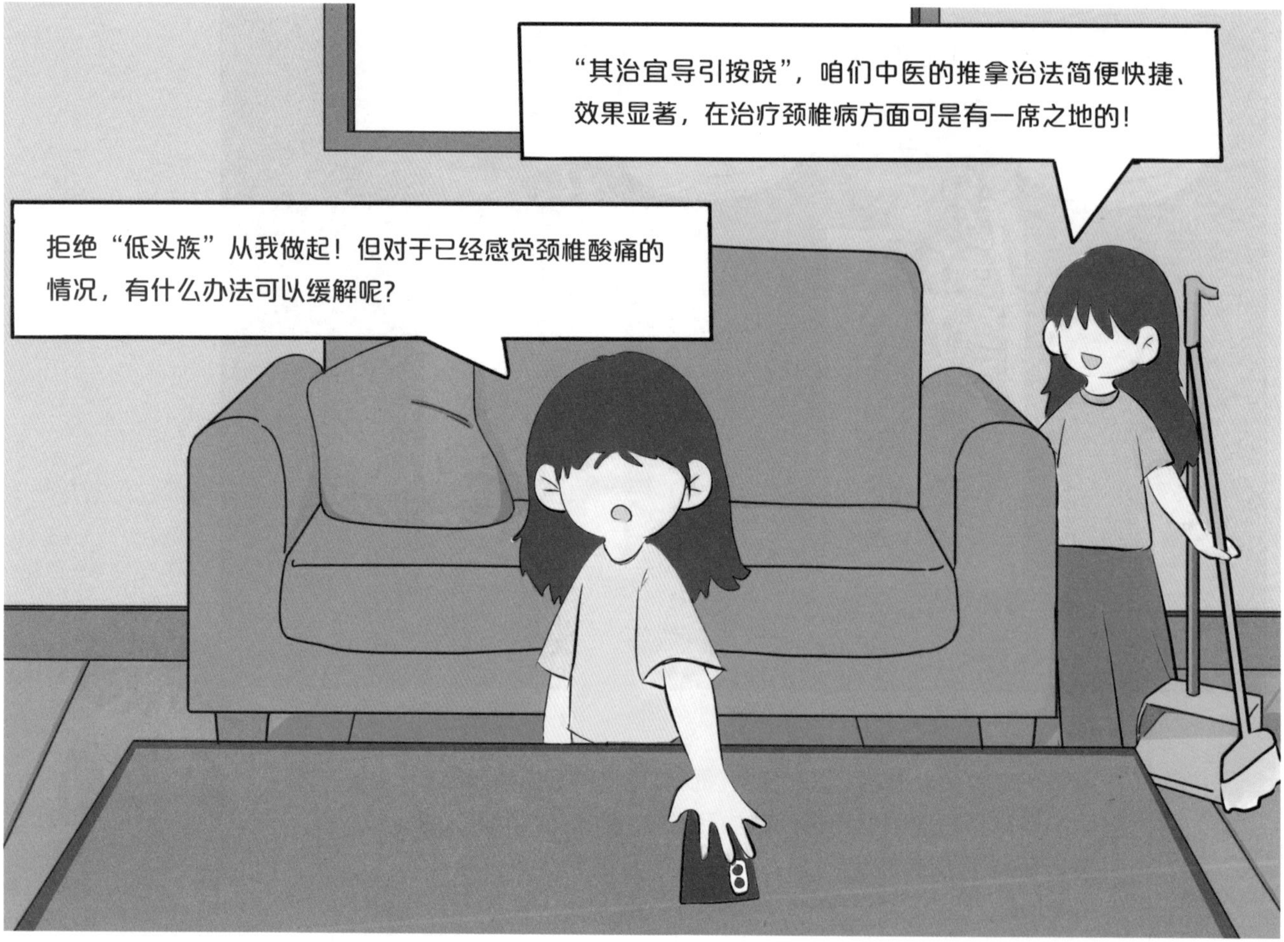
拒绝“低头族”从我做起！但对于已经感觉颈椎酸痛的情况，有什么办法可以缓解呢？
“其治宜导引按跷”，咱们中医的推拿治法简便快捷、效果显著，在治疗颈椎病方面可是有一席之地的！

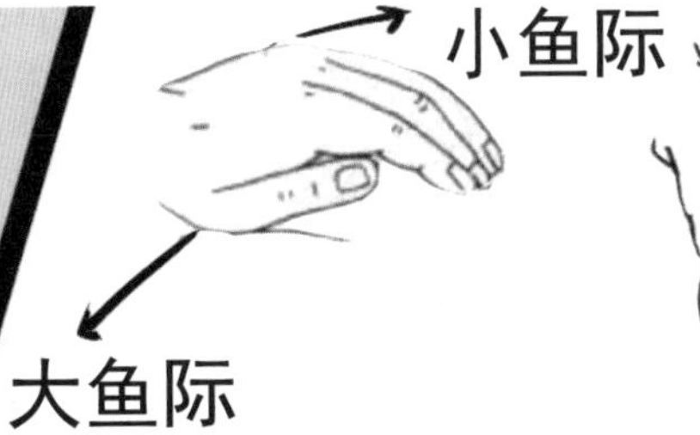

①鱼际揉法

②拿法

③拇指拨法

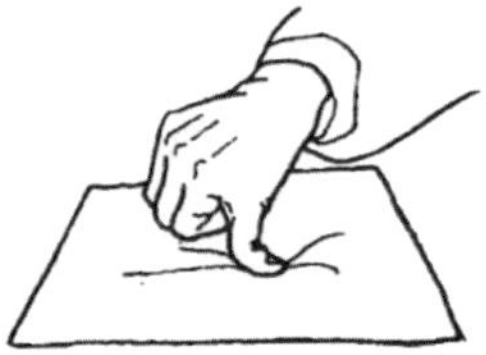
④一指禅推法

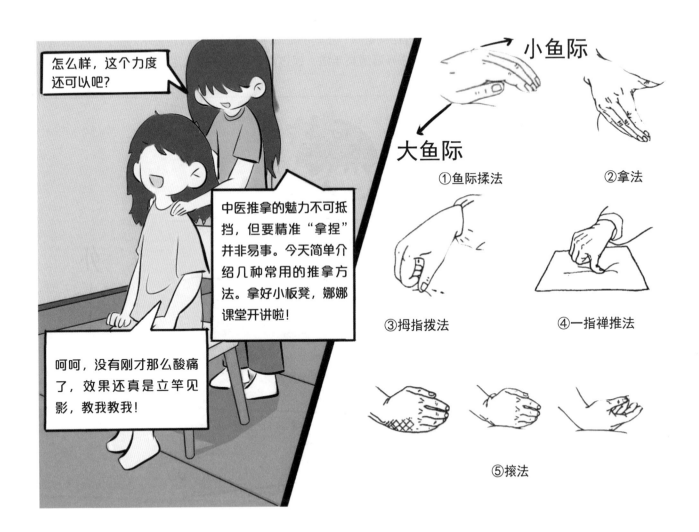
⑤擦法

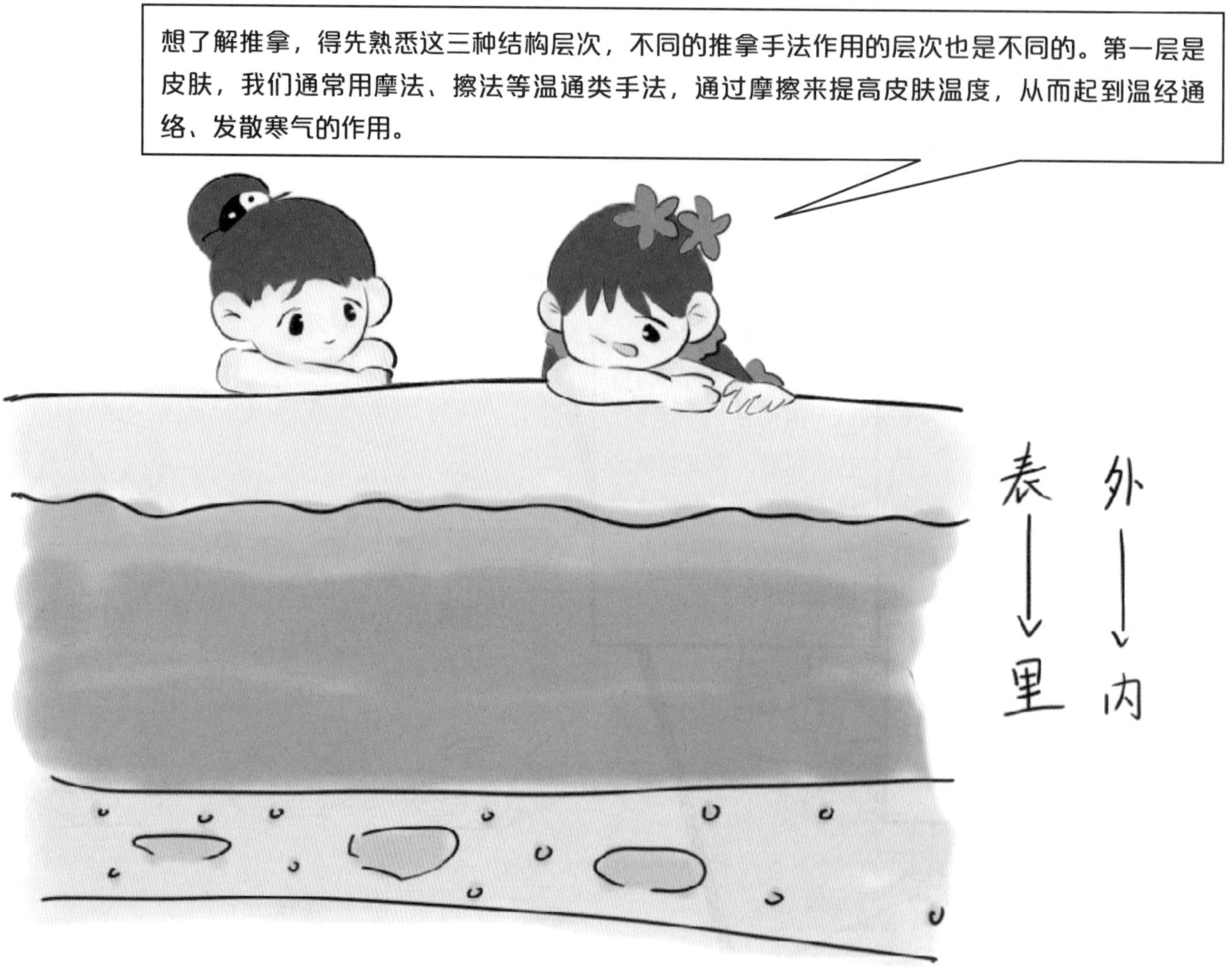
想了解推拿，得先熟悉这三种结构层次，不同的推拿手法作用的层次也是不同的。第一层是皮肤，我们通常用摩法、擦法等温通类手法，通过摩擦来提高皮肤温度，从而起到温经通络、发散寒气的作用。
表
里
外
内

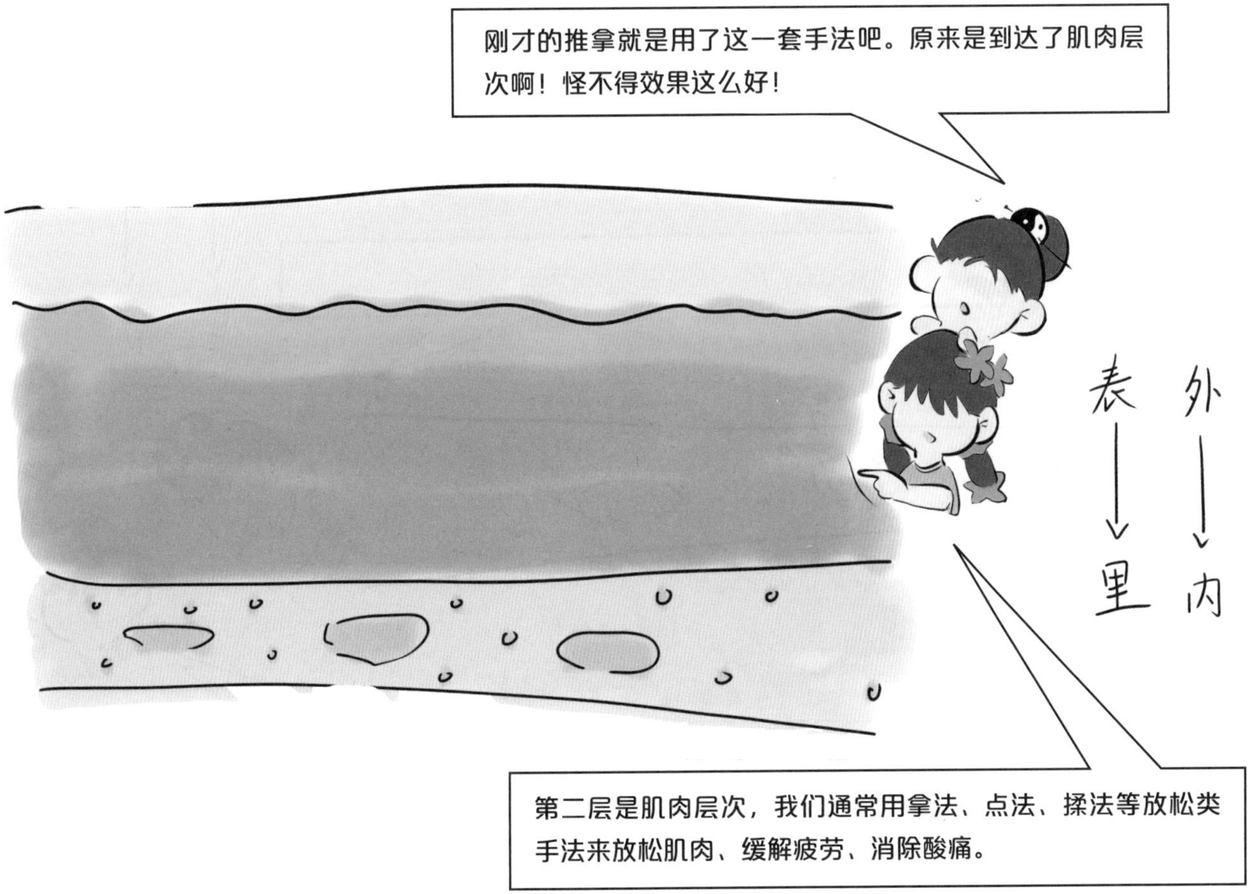
刚才的推拿就是用了这一套手法吧。原来是到达了肌肉层次啊！怪不得效果这么好！
表
↓
里
外
↓
内
第二层是肌肉层次，我们通常用拿法、点法、揉法等放松类手法来放松肌肉、缓解疲劳、消除酸痛。

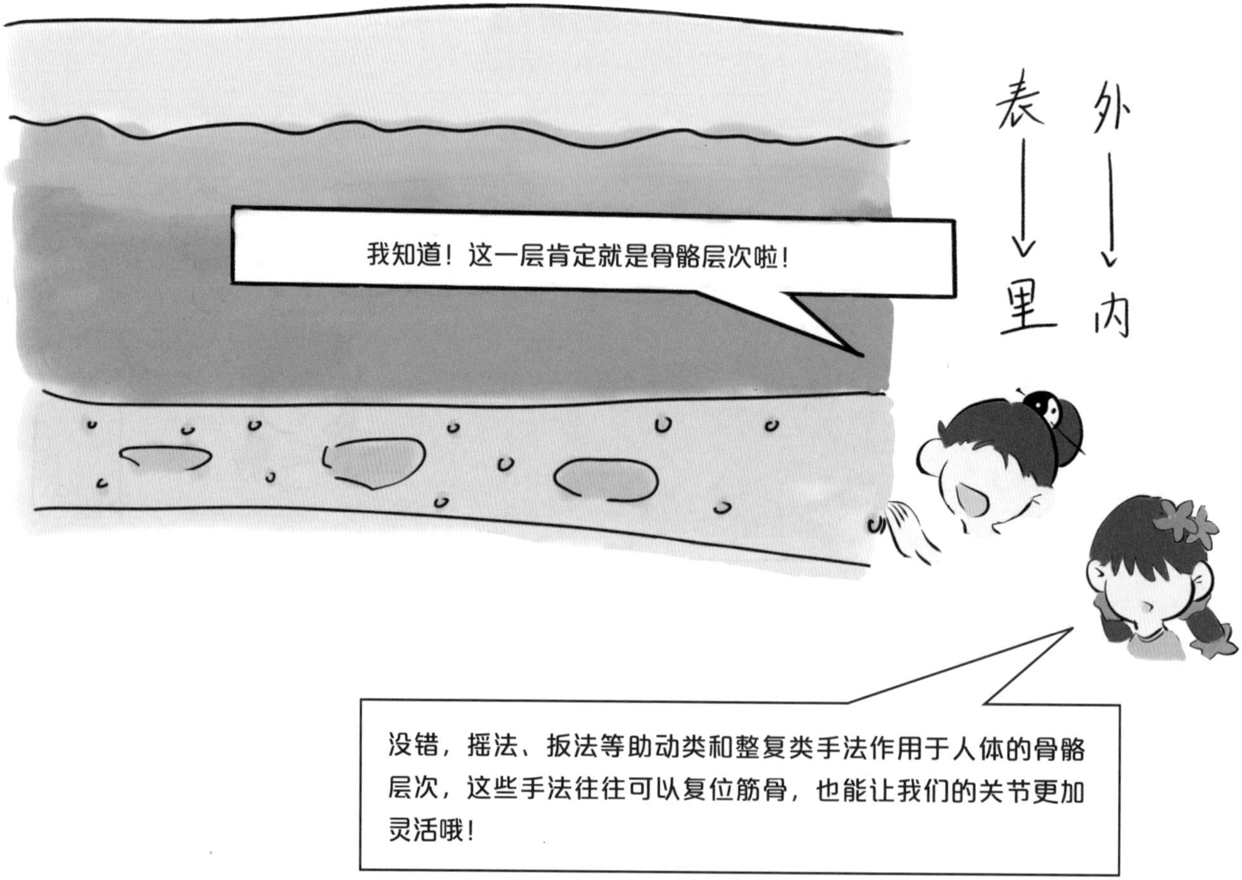
表
外
里
内
我知道！这一层肯定就是骨骼层次啦！
没错，摇法、扳法等助动类和整复类手法作用于人体的骨骼层次，这些手法往往可以复位筋骨，也能让我们的关节更加灵活哦！

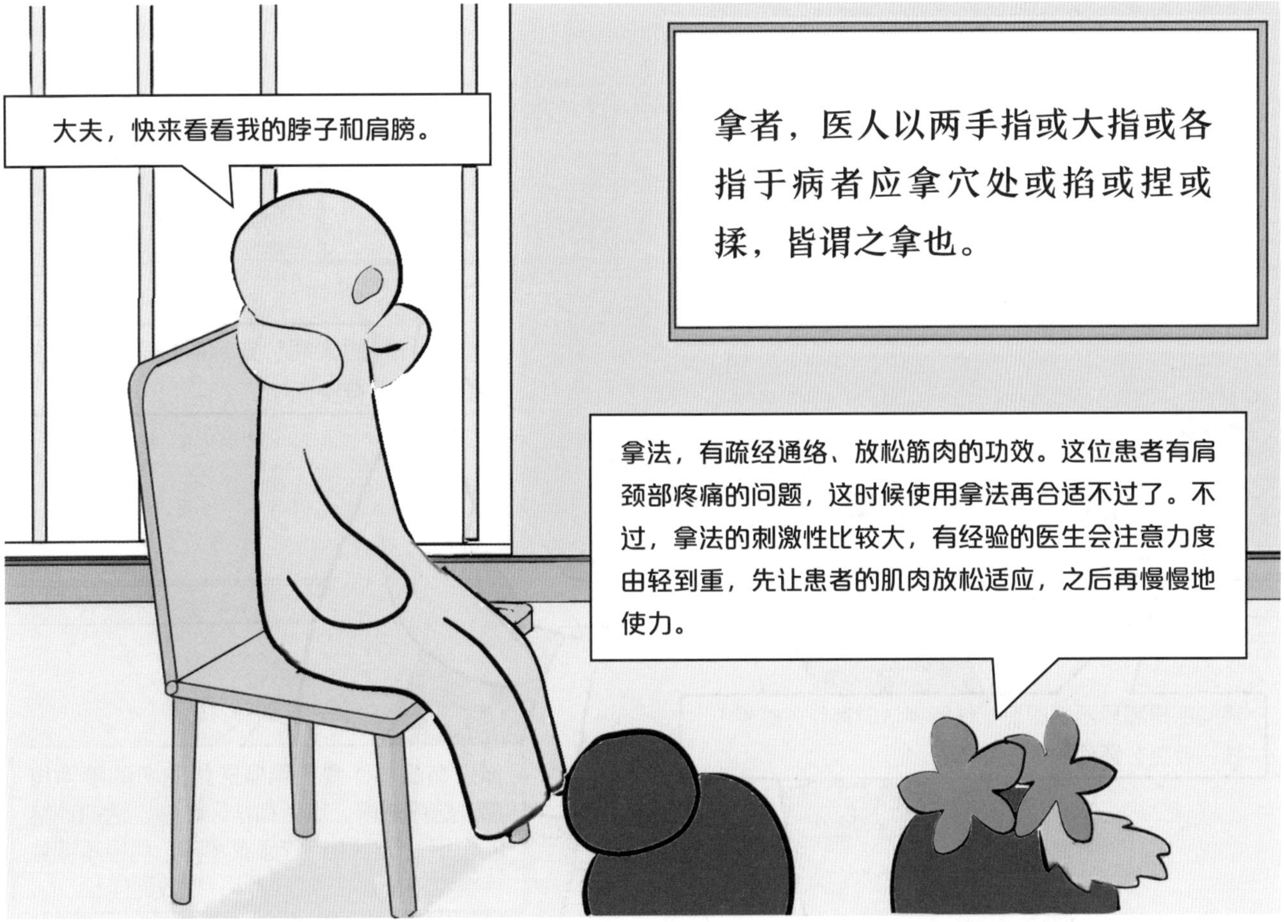
大夫，快来看看我的脖子和肩膀。
拿者，医人以两手指或大指或各指于病者应拿穴处或掐或捏或揉，皆谓之拿也。
拿法，有疏经通络、放松筋肉的功效。这位患者有肩颈部疼痛的问题，这时候使用拿法再合适不过了。不过，拿法的刺激性比较大，有经验的医生会注意力度由轻到重，先让患者的肌肉放松适应，之后再慢慢地使力。

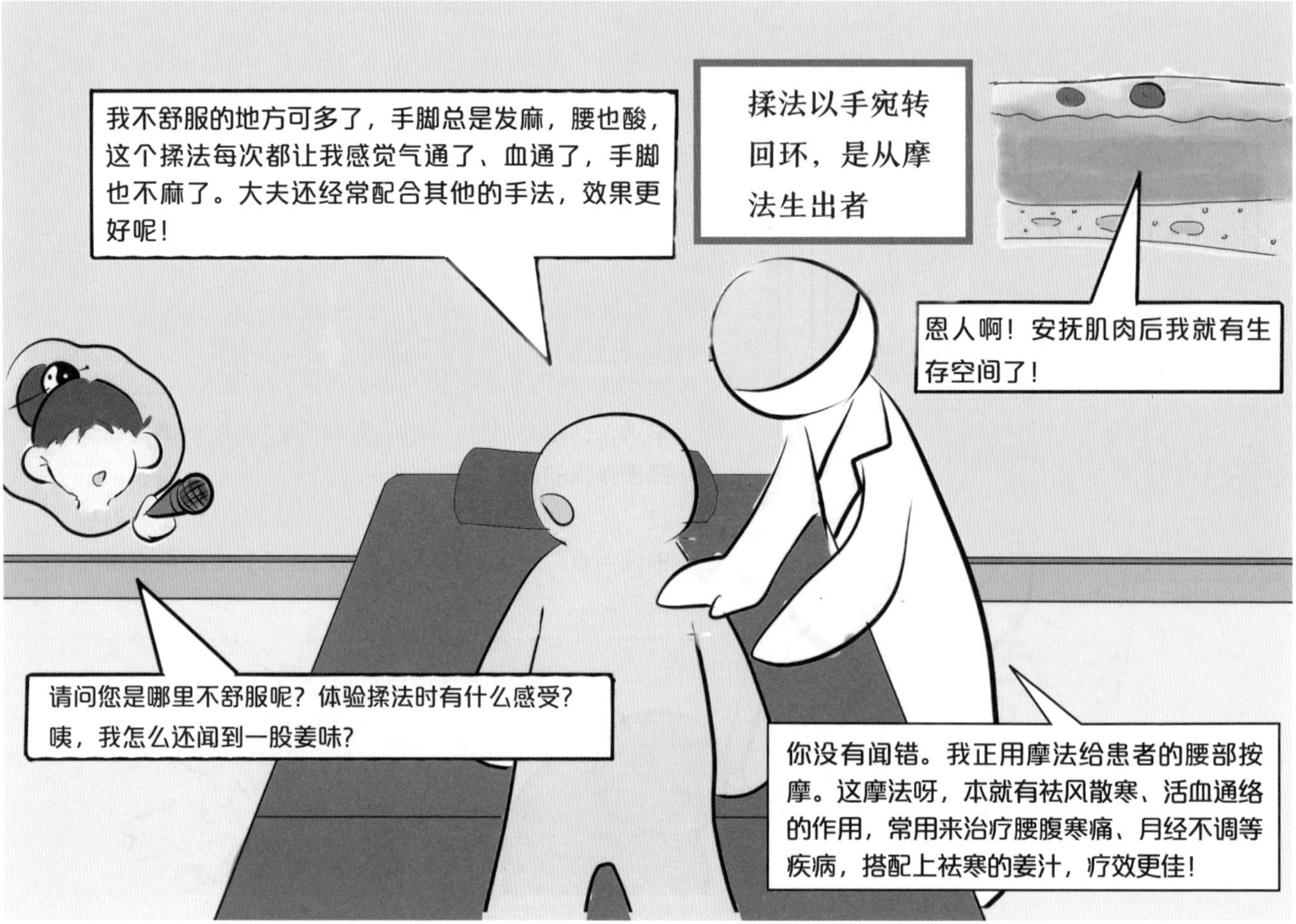
我不舒服的地方可多了，手脚总是发麻，腰也酸，这个揉法每次都让我感觉气通了、血通了，手脚也不麻了。大夫还经常配合其他的手法，效果更好呢！
揉法以手宛转回环，是从摩法生出者
恩人啊！安抚肌肉后我就有生存空间了！
请问您是哪里不舒服呢？体验揉法时有什么感受？咦，我怎么还闻到一股姜味？
你没有闻错。我正用摩法给患者的腰部按摩。这摩法呀，本就有祛风散寒、活血通络的作用，常用来治疗腰腹寒痛、月经不调等疾病，搭配上祛寒的姜汁，疗效更佳！

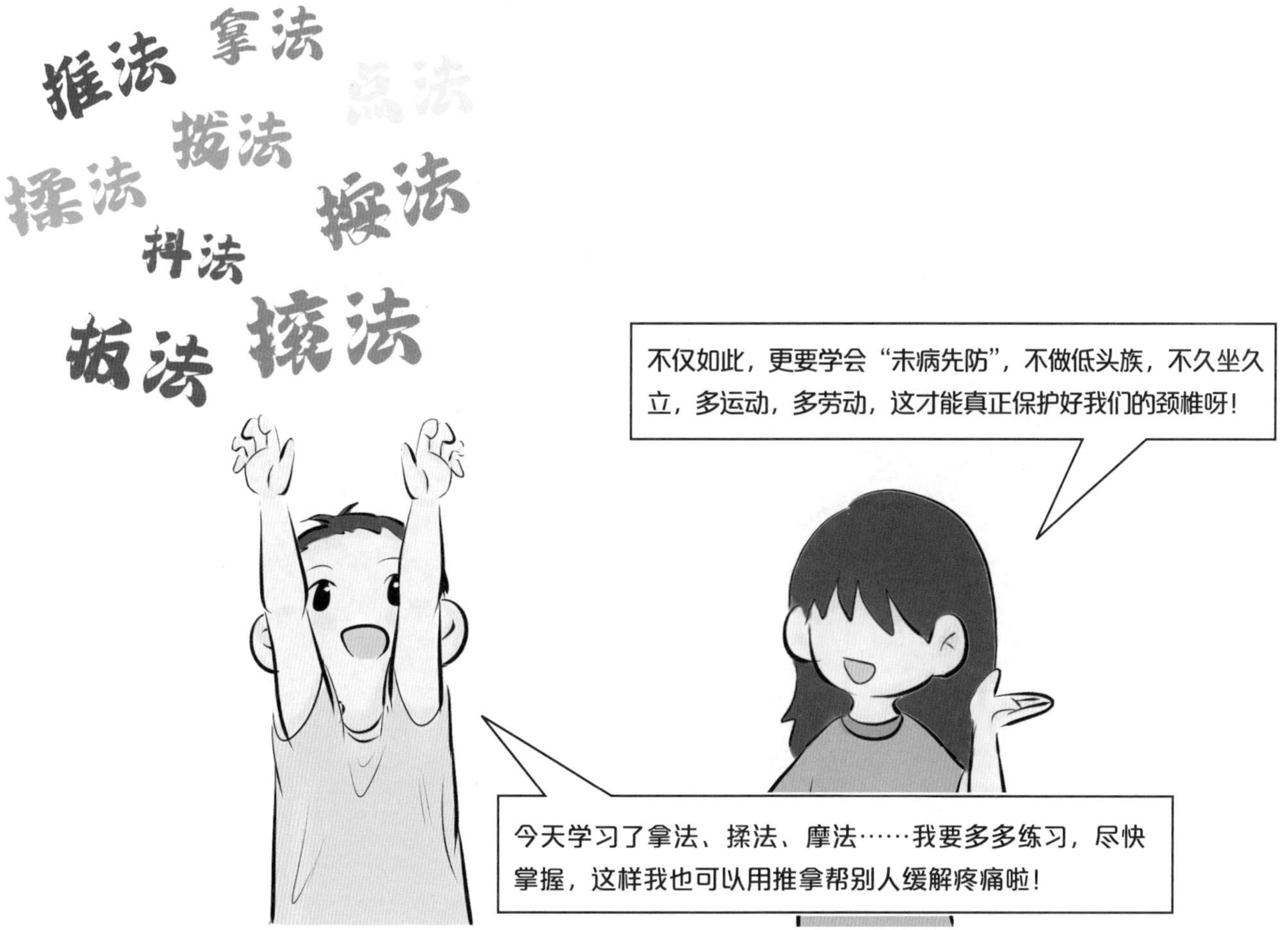
推法
拿法
点法
拨法
揉法
按法
抖法
扳法
擦法
今天学习了拿法、揉法、摩法……我要多多练习，尽快掌握，这样我也可以用推拿帮别人缓解疼痛啦！
不仅如此，更要学会“未病先防”，不做低头族，不久坐久立，多运动，多劳动，这才能真正保护好我们的颈椎呀！

中医知识小课堂

推拿手法对，疗效加一倍。若配上穴位，疗效更加倍！下面给大家介绍三个肩颈部常用穴位，与推拿并用效果更佳哦！

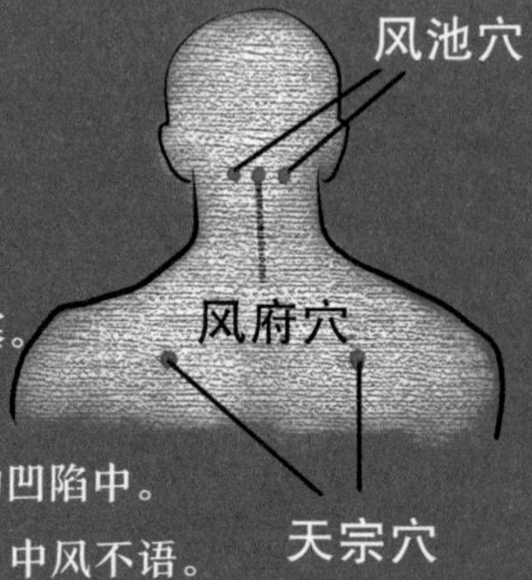

1. 风池穴

位置：头后部，枕骨之下，胸锁乳突肌和斜方肌之间的凹陷中。

主治：项强、肩痛、头晕、目眩、感冒、鼻塞。

2. 风府穴

位置：项部，枕外隆凸之下，两斜方肌之间的凹陷中。

主治：头痛、项强、眩晕、鼻衄、咽喉肿痛、中风不语。

3. 天宗穴

位置：肩胛部，冈下窝中央凹陷处。

主治：肩胛酸痛、肩周炎、上肢不举、肩背软组织损伤。

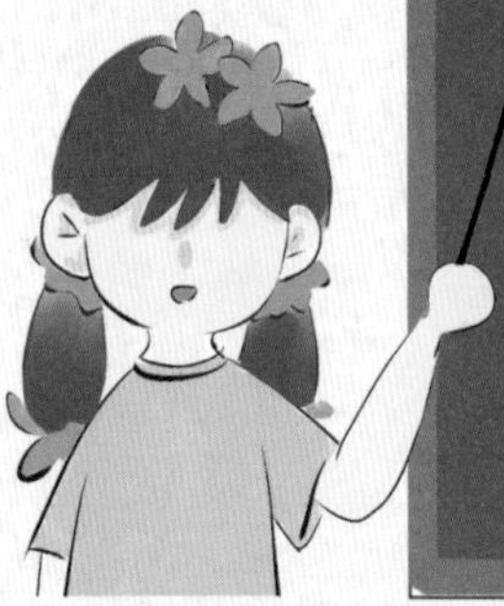

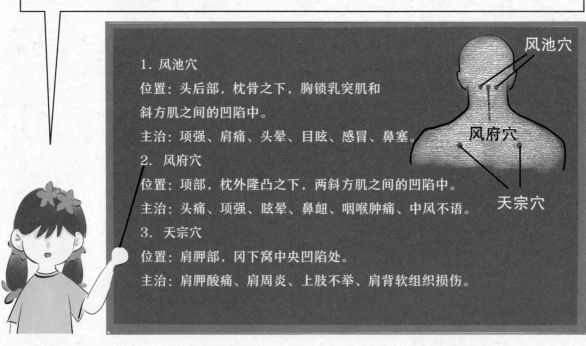